HEALTH

EDUCATION

5th Edition

보건교육학

메디컬에듀케이션

5th Edition

보건교육학

HEALTH EDUCATION

2009년 9월 9일 초판 발행
2012년 3월 5일 2판 발행
2016년 3월 4일 3판 발행
2018년 8월 31일 4판 발행
2023년 2월 28일 5판 발행

저 자 안옥희·차주애·김미정·송혜영·송명희·이주영
이경희·도은영·주영희·이현주·김민경·김하강 공저

발 행 인 이문수
발 행 처 메디컬에듀케이션(Medical Education)
등 록 제 2021-000122 호
주 소 경기도 용인시 수지구 신수로 767, B동 732호(동천동, 분당수지 U-TOWER)
전 화 Tel. 02-6482-3461 Fax. 02-6499-3463
이 메 일 medu@medupub.com
홈페이지 www.medupub.com

I S B N 979-11-6900-099-4
정 가 30,000 원

저자

대표저자

안옥희 우석대학교 간호대학 명예교수

편집위원

차주애 전남과학대학교 간호학과

김미정 두원공과대학교 간호학과

송혜영 우석대학교 간호학과

공저자

송명희 전북과학대학교 간호학과

이주영 중원대학교 간호학과

이경희 두원공과대학교 간호학과

도은영 광주여자대학교 간호학과

주영희 충북보건과학대학교 간호학과

이현주 우석대학교 간호학과

김민경 가톨릭상지대학교 간호학과

김하강 목포가톨릭대학교 간호학과

저자 서문

Preface

모든 국민은 양질의 보건의료서비스를 받을 권리가 있다. 사람이 건강하게 인간답게 살 권리는 기본적인 건강권이다. 그리고 평균수명보다 건강수명이 삶의 질에 중요한 요소임을 모두가 알고 있다.

조기 사망을 초래하는 건강결정요인으로 건강행태요인이 40.0% 이상을 차지하고 그중 흡연이 43.5%, 비만과 신체적 비활동이 36.5%, 알코올이 8.5% 순으로 보고되었다. 건강증진으로 향한 건강관리는 매우 중요하다. 건강 관련 지식과 정보를 인지하고 지각하고 있다고 건강행동을 하지는 않는다. 교육으로 지속적인 건강행동을 할 수 있는 동기를 만들어야 한다. 보건교육이 중요한 이유이다.

모든 보건의료전문가는 노인 인구의 폭발적 증가로 만성퇴행성질환 예방관리의 중요함과 중증급성호흡기증후군(SARS), 중동호흡기증후군(MERS), 코로나19 등 신종 감염병의 발생으로 추후 감염병 발생 주기가 짧아질 것을 예측한다. 만성질환과 감염병에 대응해야 함은 급성기 병상에서 지역사회 중심으로 보건의료체계가 확대되어야 함을 설명하고 있다. 숙련된 간호인력의 투입은 예방과 사망률의 질적 지표를 높이는 일이다.

이러한 시대적 변화를 반영하여 우리나라 「의료법」 제2조 제2항은 2015년도와 2019년도에 개정되었으며 의료인은 "국민 보건 향상과 국민의 건강한 생활 확보에 이바지할 사명을 가진다"라고 명시되었다. 특히 간호사는 환자의 간호 요구에 대한 관찰, 자료수집, 간호 판단 및 요양을 위한 간호, 의사, 치과의사, 한의사의 지도하에 시행하는 진료의 보조, 간호 요구자에 대한 교육·상담 및 건강증진을 위한 활동의 기획과 수행, 그리고 그 밖의 대통령령으로 정하는 보건 활동을 수행한다고 되어 있다.

선진국은 급성기 병상 수는 감소하고 지역사회와 자택에서 건강을 유지, 증진하며 관리하는 만성질환관리 중심으로 전환되어 급성기 병상의 간호사 수는 감소하고 지역사회 활동 간호사가 증가하고 있다.

간호사의 핵심 역량은 대상자의 건강행태를 개선하며 건강행위의 실천을 돕는 전문적이고 통합적인 전문 역할을 수행한다. 「의료법」의 "간호 요구자에 대한 교육·상담 및 건강증진을 위한 활동의 기획과 수행"은 국민건강증진종합계획의 달성을 위한 간호사의 핵심 수행 능력이다. 그러므로 보건교육은 간호사의 주요 핵심 중재이다. 보건교육에 대한 기초적인 지식은 의료기관, 지역사회 등 모든 실무현장에서 필수적으로 요구되며 간호대상자의 건강행태개선과 건강행위실천을 안내하고 교육할 수 있어야 한다.

질병을 하나 더 가르치기보다 보건교육으로 대상자가 삶의 질 향상을 위해 지식, 기술, 태도를 형성하도록 해야 한다. 보건교육은 간호사의 다빈도 high technology intervention이다.

본 교재는 3장으로 구성되었다. 제1장은 보건교육의 이해로 1절 건강과 건강증진, 2절 보건교육, 3절 학습이론, 4절 교수이론, 5절 건강증진 행위 이론, 6절 보건교육전문가 등으로 구성하여 통합적 개념을 돕도록 구성하였다. 제2장은 보건교육과정으로 1절 보건교육사정, 2절 보건교육계획, 3절 보건교육내용, 4절 보건교육방법, 5절 보건교육매체, 6절 보건교육평가 등으로 보건교육을 실무현장에서 활용하기 위해 필요한 구체적 내용으로 구성하였다. 제3장은 보건교육의 실제로 1절 인구집단별 보건교육, 2절 의료기관 보건교육, 3절 지역사회 보건교육, 4절 학교 보건교육, 5절 산업장 보건교육 등으로 실제 활용할 수 있는 교수학습계획안의 예시로 구성하였다.

제5판의 집필 저자는 보건교육 교재의 새로운 포맷이 필요하다고 공감하여 한 팀을 이루었다. 보건교육이 대부분 2학년에 1~2학점으로 편성되고 있다. 점차 확대되는 간호 실무현장에서 간호 중재로서 보건교육을 설명하는 교재로 활용되기를 기대하면서 특히 학습자의 가독성을 높이고자 노력하였다.

대면 회의는 물론이거니와 이제는 일상화된 Zoom과 Talk을 활용한 긴밀한 소통으로 교재가 완성될 수 있음에 감사한다. 메디컬에듀케이션 이문수 대표 외 임직원의 적극적인 지원 감사한다.

2023년 2월

대표 저자 **안옥희**

목차

Contents

목차

Contents

1 장

보건교육의 이해

학습목표

건강과 건강결정요인을 설명할 수 있다.

건강증진을 설명할 수 있다.

국제 건강증진회의에 대해 설명할 수 있다.

제5차 국민건강증진계획을 설명할 수 있다.

보건교육에 대해 설명할 수 있다.

보건교육 관련 이론을 설명할 수 있다.

보건교육사제도를 설명할 수 있다.

1

건강과 건강증진

1 건강

1) 건강의 정의

건강은 인간의 기본권리이며 인간의 삶의 질을 높이고 행복한 삶을 영위하는 데 필수적인 요소이다. 우리나라 「헌법」 제35조 제1항에 '모든 국민은 건강하고 쾌적한 환경에서 생활할 권리를 가지며, 국가와 국민은 환경보전을 위하여 노력해야 한다'라고 명시되어 있다.

건강의 가장 보편적인 견해는 개인의 신체적, 정신적, 정서적, 사회적 및 영적 측면이 복합적으로 이루어졌다는 것이다. 신체적으로 건강한 사람은 삶의 활동성에 에너지가 있어서 삶이 질병으로 방해받지 않는다. 정신적으로 건강한 사람은 정체성과 객관적 판단기준을 가지고 있어 삶으로부터 발생하는 문제에 유연하게 대처하므로 문제해결이 가능하다. 정서적으로 건강한 사람은 그들의 감정을 인식하고 받아들이며, 신뢰하고 공유할 뿐만 아니라 건설적으로 이끌어간다. 사회적으로 건강한 사람은 다른 사람과 함께 조화로운 관계를 형성하고 타인에 대한 책임감도 갖는다. 영적으로 건강한 사람은 일상생활 내의 도덕적 기준이 명확하며, 자신의 삶을 향상시키는 가치에 대한 믿음이 확실하다.

세계보건기구(WHO)는 1948년 4월 보건헌장(A Magna Carta for World Health)에서 "건강은 단지 질병이나 장애가 없는 상태가 아닌 신체적, 정신적, 사회적으로 완전히 안녕한 상태"라고 정의하였다.

그러나 WHO의 정의는 '완전히 안녕한 상태'란 어떤 상태를 의미하는지, 이 상태에 어떻게 하면 도달할 수 있는지 명료하게 설명하기 어려우므로 지속적인 비판을 받아왔다. 그러므로 WHO의 건강의 정의는 "신체적, 정신적, 사회적으로 안녕상태라는 표현보다 한 개인이 도달할 수 있는 최적의 수준이라고 하는 것이 더 적합하다. 건강은 한 영역을 강조하는 것이 아니라 총체적인 개념으로 이해해야 한다"라고 하였다.

건강에 대한 정의를 살펴보면 다음과 같다.

Rene Dobus (1968)
건강은 삶의 질이며, 개인적 입장에서 사회적, 정서적, 정신적, 영적 및 생물학적 적합성이 포함된 것이며, 이 적합성은 환경에 적응하면서 얻은 결과이다.

Wilson (1970)
건강은 어떤 심각한 불능의 상태가 없으며 적절하고 효과적으로 가능한 상태이다.

Murray & Zentner (1973)
건강은 안정과 편안함의 유지를 위하여 내적·외적 자극에 대한 목적적·적응적 반응(신체적·정신적·감성적·사회적 등)이다.

Orem (1980)
건강은 일상생활에서 기능의 심리적, 상호관계, 사회적, 그리고 신체적인 측면을 포함하는 통합이다.

Roy (1990)
건강은 통합된 전인적인 상태이고 또 그렇게 되는 과정이다.

이와 같이 건강이란 단순히 몸에 병이 없을 뿐만 아니라 신체적, 정신적 및 사회적으로 충분히 양호한 상태이며, 일상생활을 영위해 나가는 데 지장이나 고통이 없는 완전히 안녕한 상태라고 할 수 있다.

2) 다차원적 건강

여러 학자가 건강은 5~7가지 이상의 다차원이 서로 상호작용하는 동적인 차원으로 구성된다고 주장한다.

여기서는 Eberst (1984)가 제시하는 건강을 신체적, 사회적, 정서적, 지적, 영적 및 직업적 차원으로 나누어 설명하겠다.

(1) 신체적 건강

신체적 건강은 육체적인 활동과 필요한 일을 수행할 수 있는 힘이 있음을 말하며, 이때 힘은 신체기관이 건강할 뿐만 아니라 기능적으로도 수행할 수 있다는 것을 의미한다. 신체적 특징에는 신체의 크기와 모양, 감각의 예민성, 질병과 장애에 대한 감수성, 신체기능 정도, 회복능력, 시력, 근육의 상호작용 및 지구력 등이 포함된다.

(2) 사회적 건강

사회적 건강은 인간이 다른 사람과 함께 더불어 살며, 생존에 필요한 것을 얻기 위해 서로 협력하면서 생활을 영위하는 것을 의미한다. 사회적 건강은 타인과의 상호작용, 사회적 상황에 따라 적응하는 능력, 타인을 만족시킬 수 있는 능력 등이다. 사회적으로 건강한 사람은 가족 구성원이나 친구와 같이 도움을 청할 수 있을 뿐만 아니라 타인이 자신의 도움을 필요로 할 때 도와줄 능력이 있다.

(3) 정서적 건강

정서적 건강은 정서를 적절하게 통제하여 감정을 올바르게 표현하는 능력을 의미한다. 인간은 삶 속에서 즐거움, 기쁨, 행복뿐만 아니라 실패, 좌절, 체념 등 자신의 정서를 적절히 표현하는 과정은 건강에 영향을 준다. 정서적 건강 향상을 위해 지속적으로 노력하는 사람은 그렇지 못한 사람보다 더 큰 기쁨과 행복한 삶을 영위할 수 있다. 정서적 차원에는 스트레스나 갈등을 해소하고 대처할 수 있는 융통성의 정도가 포함된다.

(4) 지적 건강

지적 건강은 학습능력, 합리적 사고 및 지적 능력을 의미한다. 지적 차원은 정보에 대한 과정과 행동, 가치기준과 신념을 기반으로 의사결정할 수 있는 능력으로 건강에 중요한 역할을 한다. 지적 건강은 정보 이용, 새로운 것을 이해하는 능력, 그리고 대처하는 기술, 융통성 등의 개념이 포함된다.

(5) 영적 건강

영적 건강은 영적인 차원으로 인생의 의미를 발견하려는 종교적 측면을 생각할 수 있으나 반드시 그렇지 않다. 영적인 안녕은 우리의 천성을 변화시킬 수 있고 건강한 삶이 무엇인지 정의하거나 더 나아가 건강관리의 장기 목표를 확립하는 데 영향을 준다. 다른 사람과의 관계, 인간 행동의 본능, 다른 사람을 돕는 의지 등이 영적 건강에 속한다고 할 수 있다.

(6) 직업적 건강

직업적 건강은 개인이 속해 있는 집단에서 주어진 상황에 적응하여 자신의 능력을 어느 정도 발휘할 수 있는 것을 의미한다. 직업은 건강에 중요한 요소이다. 과업에 대한 성취 정도에 따라 직업적 성취감을 얻을 수 있으나 결과가 기대에 미치지 못할 때는 자신의 성과에 대해 신뢰하지 못하고 좌절하게 된다.

3) 건강결정요인

건강결정요인은 건강 지표로서 개인이나 집단의 건강상태에 영향을 미치는 요인이다.

건강결정요인에 대한 국제적 논의는 1974년 발표된 라론드 보고서(Lalonde Report)부터이다. 캐나다의 보건부 장관이었던 마크 라론드(Marc Lalonde)가 작성하였으며, 이 보고서에 의해 공식적으로 건강증진(Health Promotion) 이라는 개념이 표명화되었다. 이 보고서에서 건강을 결정하는 요인(Health Determinants)으로 크게 생물학적 요인, 환경적 요인, 개인의 생활습관, 보건의료조직 등으로 구분하였으며, 이 중에서 개인의 생활습관이 51%를 차지한다. 라론드 보고서는 건강결정요인을 확대하여 의료에 대한 의존을 감소시키고 건강에 대한 자기책임감의 중요성을 강조했을 뿐만 아니라 복합적이고 포괄적인 보건정책의 필요성을 강조하였다.

① **생물학적 요인**(human biology)

유전된 능력, 노화 작용 및 신체의 각 기관의 조직은 건강과 질병에 영향을 준다.

② **환경적 요인**(environment)

안전하고 건강한 생태계를 유지하는 데 필요한 맑은 공기, 물, 안전한 식품 및 위생, 쓰레기 처리, 저소음, 운송체계, 사회적 환경 등은 건강과 질병에 영향을 준다.

③ **생활습관**(life style)

운동, 수면의 질, 금연, 절주, 식습관 등은 건강을 유지하고 많은 질병을 예방하고 이겨내는 데 관여하며 더 나아가서는 삶의 질과 수명에 중요한 영향을 준다.

④ **보건의료조직**(health-care organization)

의사, 진료소, 병원 등에 대한 보건의료 대책 은 건강과 질병에 영향을 준다.

Dahlgren과 Whitehead(1991)는 건강의 주요 결정요인을 [그림 1-1]과 같이 제시하였다. 첫째, 성(sex), 연령 및 유전적 요인의 선천적 요인, 둘째, 개인의 생활양식 요인, 셋째, 사회적 및 지역사회 네트워크, 넷째, 생활 및 근로 조건, 다섯째, 일반적인 사회, 경제적, 문화적 및 환경적 조건 등의 4개 층의 후천적 요인이다.

또한 Seedhouse(1986)는 성별, 인종, 문화, 사회적 지지 및 자원, 사회계층, 정부 정책, 환경(직장이나 가정), 여가시설 및 활동, 대인관계(사적 관계), 교육수준, 경제수준, 직장 여부, 질병, 의학, 건강 관련 사회서비스, 사회정책, 식습관, 흡연 및 운동습관 등 18가지 요인이 건강에 영향을 미친다고 하였다. 그밖에도 인간의 건강에 영향을 주는 요인에는 정치적 요인, 선천적 요인, 보건의료전달체계, 교육수준, 제공되는 보건사업의 질, 산업장의 보건상태, 의사소통, 환경, 생활습관, 종교 등이 있다.

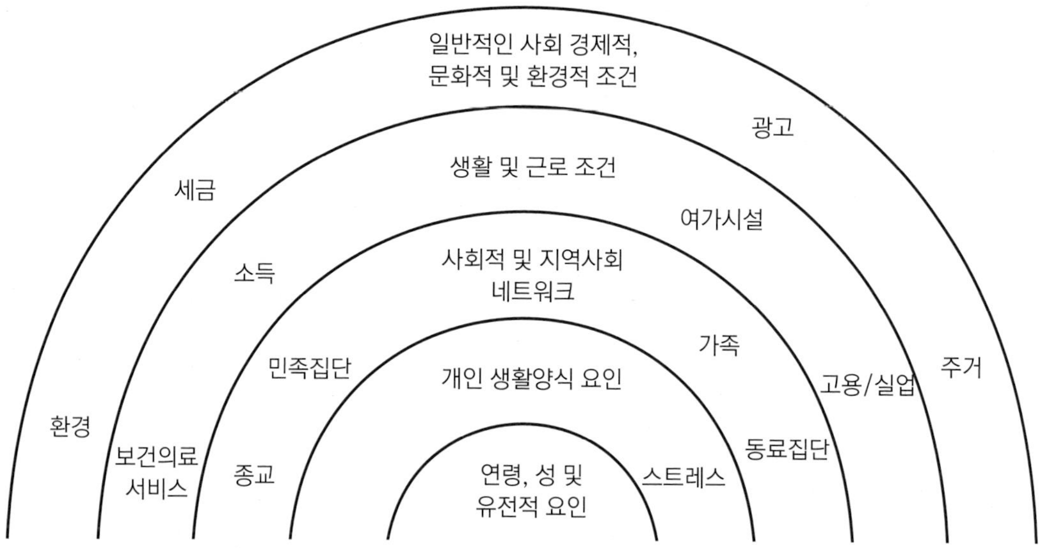

그림 1-1 Dahlgren과 Whitehead(1991)의 건강의 주요 결정요인
출처: 제니 나이두와 제인 윌스(2000), 건강증진 이론과 실제, 지역보건연구회 역(2001). p.41, 재인용.

2 건강증진

1) 건강증진의 정의

건강증진의 정의는 시대와 학자에 따라 차이를 보이나 건강유지에 필요한 모든 포괄적인 활동을 포함하는 개념으로 발전되어 왔다. 건강증진에 관한 정의를 연도별로 정리하면 다음과 같다.

미국 공중보건국(1979)

건강증진이란 건강한 사람이 자신의 안녕감을 유지, 증진시킬 수 있는 생활습관을 개선할 수 있도록 개인과 지역사회의 건강관리 방법을 개발하는 활동이다.

오타와 헌장(1986)

건강증진이란 사람이 자신의 건강에 대한 관리능력 또는 통제력을 높이고 건강수준을 향상시키는 과정이다. 즉 건강증진의 목적은 개인이나 지역사회의 자기관리 능력을 높여 건강수준을 향상시키는 것이며, 건강증진사업은 특정 건강관리사업 내용의 변화보다 건강관리사업 수행과정의 변화가 핵심이 되어야 한다.

그린과 크로이터(Green L. W. & Kreuter, 1991)

건강증진이란 건강한 행동이나 생활습관을 실천하도록 교육적, 환경적인 지원의 조합이다.

김모임, 조원정 등(1996)

건강증진이란 개인의 생활방식 또는 생활환경의 변화를 통하여 건강의 수준을 안녕수준, 자아실현, 그리고 삶의 만족감을 유지하거나 높이기 위한 방향으로 취하는 활동이다.

김화중, 윤순녕(1998)

건강증진이란 건강을 개선시키고, 조정능력이 증가되도록 이끌어가는 과정이다.

건강증진을 성취하기 위해서는 건강보호와 질병예방 개념을 이해하여야 한다. 건강보호는 위해요인의 접촉 기회와 해로운 행동을 줄이며 건강한 환경 속에서 생활할 수 있는 기회를 확대하고 적극적인 건강증진을 위한 생활양식을 갖도록 유도하는 활동이다. 질병예방은 불건강 위험요인을 조기 발견하고 관리하여 질병 발생 및 악화 예방을 위한 예방의학적인 사업 활동으로 건강검진, 상담, 지도 및 예방접종 등의 서비스 활동을 포함한다.

건강보호와 질병예방은 건강의 위험과 질병에 대한 구체적인 보호행위로 질병의 발생을 예방하고 질병의 위험요인을 감소시킬 뿐만 아니라 일단 발생된 질병의 진행을 저지하여 질병의 결과를 축소시키려는 대책까지 포함된다고 한다. 또한 건강보호와 질병예방은 건강진단이나 조기치료, 예방접종 등의 의료서비스와 건강보호적 환경위생 및 안전시설 등의 수단을 통하여 현재의 건강상태를 유지하려는 소극적 개념의 건강증진을 의미한다.

보다 적극적 개념의 건강증진은 보건교육적 수단, 건강보호적 수단, 예방의학적 수단 등을 통하여 건강잠재력을 기르고 불건강의 위험요인을 감소시킴으로써 건강을 유지, 증진하려는 건강향상활동을 의미한다.

2) 건강증진의 발전

오늘날 건강 개념의 변화는 질병이 아닌 건강관리에 대한 교육을 강조하는 것으로 확대되면서 건강증진이 강조되고 있다. 지금까지 건강관리를 위한 교육 시, 신체에 위험한 운동방법과 체중 감량의 방식, 식이요법의 병폐에 중점을 두는 것과는 달리 적절한 몸무게 유지, 알맞은 운동의 선택과 칼로리 소비에 따른 음식물 섭취의 균형 등을 강조하고 있다.

최근 보건위생 수준의 향상과 의료기술의 발달로 모든 연령층의 사망률이 저하되고 평균수명이 연장되었다. 평균수명의 연장은 건강수명의 연장을 강조하면서 행복하게 살고자 하는 삶의 질 향상에 대한 요구를 더욱 증대시키고 있다.

고도의 경제성장과 과학기술 및 첨단의료기술의 발달은 인구의 기대 여명을 현저히 증가시키고 질병구조의 변화를 가져왔다. 이는 질병 상태에서 오히려 약물이나 사람, 장비 및 시설에 의존하는 장애를 가진 여명이 늘어나 결국 자기관리 능력의 적정수준 향상을 위해 보건교육의 필요성을 점점 더 부각시키고 있다.

현대사회에서 의료의 관심은 인간 질병의 근원을 특정 원인에서가 아니라 전체적인 맥락에서 찾고자 하는 다원주의적 병인론 쪽으로 관심이 쏠리고 있다. 성인병이 생활습관과 높은 상관관계가 밝혀지면서 '생활습관병'이라는 1차 예방 지향의 보건행정 용어로 변경되었다. 특히 일본은 생활습관형 질병대책의 기본방향에 관한 회의(1996년)에서 성인병이라는 2차 예방 중심의 치료개념을 생활습관병으로 변경함에 따라 1차 예방적인 사고로 전환하였다.

즉 생활습관병 개념이 종전의 성인병 대책처럼 '2차 예방' 즉 '조기발견, 조기치료'의 의료 중심에서 '1차 예방', '건강증진, 질병예방'을 중시하는 방향으로 전환되었다.

현대는 대중매체와 인터넷의 발달로 우리는 이제 건강 관련 정보의 홍수 속에 살고 있다. 건강정보가 너무나 다양하여 적절히 활용한다면 건강생활실천에 많은 도움을 받을 수 있는가 하면 검증되지 않은 지식으로 오히려 해가 되는 경우도 있다. 특히 과학적인 근거가 없는 수많은 건강관리방법에 관한 가설이 발표되고 있고, 대중 매체가 이를 부추기고 있어 대중은 큰 혼란을 겪고 있다. 그러므로 보건교육자는 보건교육을 통하여 대상자가 올바른 정보를 선택하여 스스로 건강관리능력이 함양될 수 있도록 도와야 할 것이다.

또한 만성질환자의 증가, 평균수명의 연장, 짧은 건강수명, 가족구조의 변화, 정보화의 발달, 건강증진운동 등의 변화가 과거 공중보건(public health) 시대에서 신공중보건(new public health) 시대로 옮겨가고 있다.

3) WHO 건강증진 발전 과정

(1) 제1차 캐나다 오타와 국제회의(1986. 11.)

WHO는 제1차 건강증진 오타와 국제회의에서 오타와 헌장을 선포하였다. 오타와 헌장은 **건강증진의 개념을 명확히 제시**하면서 1978년 알마아타 회의에서 채택한 'Health for all by the year 2000'을 달성하기 위한 전략이다.

오타와 헌장의 건강증진사업 주요 활동 영역(5가지)

- 건강증진을 위한 공공정책을 수립하라(Build Healthy Public Policy)
- 건강증진을 위한 지지적 환경을 조성하라(Create Supportive Environments)
- 건강증진을 위한 지역사회활동을 강화하라(Strengthen Community Actions)
- 건강증진을 위한 개인의 능력/역량을 개발하라(Develop Personal Skills)
- 건강증진에 적합하도록 보건의료서비스 방향을 재설정하라(Reorient Health Services)

오타와 헌장의 건강증진 기본 접근전략(3가지)

① 옹호(Advocate)

건강은 개인, 사회, 경제 발전에 기여하는 기본적인 자원이며, 삶의 질에 막대한 영향을 미치는 요소이다. 그러므로 건강의 중요성을 알리고 대상자의 보건의료의 수요를 충족하도록 옹호할 수 있는 건강한 보건정책을 수립하도록 촉구해야 한다.

② **지원/역량강화**(Enable)

건강증진의 초점을 건강형평성에 두고 어느 시점의 건강상태의 차이를 감소시키고, 스스로 자신의 건강상 잠재력을 최대한 성취할 수 있도록 기회와 자원의 제공을 평등하게 배분해야 한다.

③ **조정/중재**(Mediate)

건강수준을 향상시키기 위해서 여러 수준과 분야 간의 통합과 조정이 절대적으로 필요하다. 보건 관련 전문가와 보건인력은 상반되는 이해관계를 조정해야 할 책임과 의무가 있다.

(2) 제2차 호주 아델레이드 국제회의(1988. 4.)

WHO는 아델레이드 권장사항을 채택하여 오타와 헌장의 5개 건강증진전략 중 공공정책을 구체화하여 **보건정책 수립을 지원하기 위한 사회적 노력**을 부각시켰다. 건강은 인간 기본권의 하나이므로 건전한 사회적 투자라는 명제를 가지고 출발하였다. 사회경제정책과 건강정책의 연계, 정부와 민간 그리고 지역사회 집단의 연계를 통한 건전한 공공정책을 건강증진의 수단으로 강조하였다.

아델레이드 국제회의의 건강증진 우선 분야(4가지)

- 여성 건강증진
- 식품과 영양
- 담배와 알코올
- 지지적 환경의 조성

(3) 제3차 스웨덴 선드볼 국제회의(1991. 6.)

WHO는 선드볼 국제회의에서 오타와 헌장의 5개 건강증진 전략 중 **건강을 위한 지지적 환경**에 대한 건강과 물리적인 환경 간의 필수적인 관계를 집중 조명하였다.

선드볼 국제회의의 건강증진 분야(6가지)

- 교육
- 식품과 영양
- 가정과 이웃
- 업무
- 운송
- 사회적 지지와 돌봄

(4) 제4차 인도네시아 자카르타 국제회의(1997. 7.)

WHO는 자카르타 국제회의에서 **'건강증진은 가치 있는 투자'**라는 대전제하에 건강증진을 보건의료 중심에 두었으며, 공공부문과 민간부문의 동반자(partnership)관계를 강조하였다.

자카르타 국제회의의 21세기 건강증진 우선순위(5가지)

- 건강증진을 위한 사회적 책임감 증진
- 건강증진사업 수행를 위한 투자 증가
- 지역사회의 능력 증대 및 개인의 역량 강화
- 건강증진을 위한 하부구조 확립
- 건강을 위한 민관기관의 동반관계 구축과 확대

(5) 제5차 멕시코 멕시코시티 국제회의(2000. 6.)

WHO는 멕시코시티 국제회의에서 **'건강 격차 감소'**란 주제를 채택하였다. 제4차 회의까지의 기본전략 외에 취약한 환경에 거주하는 대상자의 건강과 삶을 향상시키고, 계층 간, 지역 간의 건강불균형의 해소에 대하여 심층 토의하였다.

멕시코시티 국제회의에서 논의된 주제(6가지)

- 건강증진의 적절성에 대한 재정의
- 건강결정요인의 중요성 강조
- 건강불균형 해소
- 건강증진의 정치적 민감성
- 건강증진에서의 여성의 역할
- 의료체계와 서비스 재정비

(6) 제6차 태국 방콕 국제회의(2005. 8.)

WHO는 방콕 회의에서 **'실천을 위한 정책과 파트너십-건강결정요소'**라는 주제를 채택하였고, 방콕헌장을 선언하였다. 방콕 헌장은 전 지구적, 지역적 차원의 실천과 더불어 건강증진을 위한 전 세계적 파트너십에 모든 사람이 참여할 것을 촉구하였다. 이 회의에서는 지역사회 임파워먼트와 건강 및 건강형평성 증진을 위한 정책과 파트너십이 국가개발의 중심이 되어야 함을 재확인하였다.

방콕 국제회의의 건강증진 우선순위(4가지)

- 건강증진
- 건강결정요소에 대한 대처

- 모든 사람에 대한 건강을 위한 노력
- 건강증진정책의 실행을 위한 전 세계적 서약

건강결정요인에 능동적이고 발전적으로 대처하기 위한 서약(4가지)

- 건강증진이 세계개발 의제에 중심이 되게 한다.
- 모든 정부가 건강증진을 위한 핵심적인 책임자가 되게 한다.
- 건강증진이 지역사회와 시민사회 활동의 주요 초점이 되게 한다.
- 건강증진을 기업 경영의 필수조건이 되게 한다.

(7) 제7차 케냐 나이로비 국제회의(2009. 10.)

WHO는 나이로비 국제회의에서 **'수행역량 격차 해소를 통한 건강증진과 개발'**이라는 주제를 체택하였다. WHO는 지난 20년간 건강증진의 정책과 수행 내용을 분석하여 성과와 비평을 반영해야 할 필요성을 제기하였다. 그동안 WHO의 헌장과 선언문에서 건강증진의 중요성은 부각되고 지지되었지만 실제적인 수행은 그에 미치지 못하였다. 이에 7차 회의에서는 WHO 이사회에서 지지한 일차보건의료의 재조명과 더불어 건강증진을 필수적이고 효과적인 접근방법으로 인식하게 되었다.

나이로비 국제회의의 주요 논의 내용(5가지)

- 보건체계 강화
- 지역사회 역량강화
- 건강이해력과 건강행동
- 파트너쉽과 부문 간 활동
- 건강증진을 위한 역량구축

(8) 제8차 핀란드 헬싱키 국제회의(2013. 6.)

WHO는 헬싱키 국제회의에서 **'모든 정책에 건강을**(Health in All Policies)'이라는 주제를 체택하였으며, 헬싱키 선언을 발표하였다.

헬싱키 국제회의의 주요 의제(5가지)

- 건강체계(health system)의 지속 가능성
- 건강의 사회적 결정요소에 관한 권고사항의 실시
- 비감염성 질병의 예방과 관리에 관한 UN 총회 고위급 회담
- 새천년개발목표에 대한 검토
- 지속가능한 개발 의제 선정

(9) 제9차 중국 상하이 국제회의(2016. 11.)

WHO는 상하이 국제회의에서 **'모든 사람에게 건강을, 모든 것은 건강을 위해(Health for All and All for Health)'**라는 주제를 채택하였다. 주요 의제로는 지역사회와 도시가 건강을 위해 구조화되는 것이 지속 가능한 사회건설의 가장 효과적인 지표(most effective markers)이며, 건강문해력(health literacy)은 건강증진을 위한 역량 강화와 형평성을 가능하게 한다고 강조하였다.

상하이 국제회의의 주요 논의 내용(4가지)

- 건강과 웰빙이 지속 가능성의 필수요건
- 지속가능한 개발목표(SDGs)의 실행을 통한 건강증진
- 좋은 협치를 위한 조직(good governance)이 건강의 필수요건
- 도시와 지역의 구조화·조직화가 건강의 필수요건

(10) 제10차 스위스 제네바 국제회의(2021. 12.)

WHO는 온라인으로 개최된 제네바 국제회의에서 **'웰빙, 형평성 및 지속 가능한 개발(SDGs)을 위한 건강증진'**이라는 주제로 웰빙을 위한 제네바 헌장을 선포하였다. 웰빙(well-being)은 개인과 사회가 경험하는 긍정적인 상태이며, 사회적, 경제적, 환경적 조건에 의해 결정되는 일상생활의 자원이다. 이 헌장은 오타와 헌장을 기반으로 하고 있으며 지구를 파괴하지 않으면서 미래 세대의 건강 형평성과 지속가능한 개발을 위한 필요성을 강조하였다.

제네바 헌장에서 권장하는 주요 활동(5가지)

- 인간성장에 기여하는 평등한 경제를 설계하라
- 공익을 위한 공공정책을 수립하라
- 보편적 의료 보장을 달성하라
- 피해 및 권한 박탈에 대응하고 혜택을 강화하기 위해 디지털 전환을 주장하라
- 지구를 소중히 여기고 보존하라

4) 우리나라 건강증진 발전 과정

국민의 건강수준 향상을 위해 가장 먼저 설정되어야 하는 것은 건강을 위한 사회적 책임을 강조하는 것이다. 우리나라는 1995년 「국민건강증진법」이 제정되고 「지역보건법」이 개정되면서 건강증진사업이 본격화되었다. 중앙정부와 지방자치단체가 국민건강증진을 위한 사업홍보와 사회분위기 조성을 추진하였으며, 건강증진사업을 위한 법적 기반을 마련하였다.

1996년에 지역보건법에 의해 제1차 지역보건의료계획이 수립되었고, 1998년에 보건복지부에 건강증

진과가 설치되었으며, 1999년에는 건강증진거점보건소 18개를 지정하여 확대 운영하였다. 이는 우리나라 건강증진사업의 전국적인 확산을 위한 계획과 기틀이 마련되었다고 할 수 있다.

2002년에는 전국 100개의 보건소를 시범 선정하여 금연, 절주, 운동, 영양 등 4대 건강생활실천사업을 지역여건에 따라 선택적으로 운영하도록 하였고, 제1차 국민건강증진종합계획(Health Plan 2010)을 수립하여 국가의 중·장기 보건목표를 설정하여 추진함으로써 건강증진사업이 전국적으로 확대되었다.

건강증진종합계획은 10년마다 수립하며, 5년마다 중간평가를 시행하여 수정보완하고 있다. '국민건강증진종합계획 2010'은 2005년 사업수행을 평가하여 '새국민건강증진종합계획(2차)'를 수립하여 2006년부터 2010년까지 진행하였다. 2011년에 '국민건강증진종합계획 2020'을 수립하여 시행해 온 것은 2015년 중간평가를 실시하여 '제4차 국민건강증진종합계획 2020'을 수립하여 실행되었다. 현재는 제5차 국민건강증진계획(2021~2030년)이 수립되어 실행되고 있다.

2004년 10개 보건소에서 금연클리닉 시범사업을 실시하여 4대 건강생활실천사업 이외의 새로운 보건소 건강증진사업이 시작되었다. 2005년에 전국 모든 보건소에서 4대 건강생활실천사업을 실시하였고, 이후 보건소 건강증진사업 운영을 체계화하기 위하여 중앙과 광역자치단체별로 조직된 '건강증진사업지원단'을 활용하고 있다. 2006년에서 2008년에는 노인건강증진 허브보건소 시범사업, 비만클리닉 시범사업, 맞춤형 방문보건관리사업 등의 전국적 실시와 더불어 건강증진사업의 일환으로 지역특화 건강형태개선사업을 추진하였다.

5) 제5차 국민건강증진종합계획(Health Plan 2030)

제5차 국민건강증진종합계획(2021~2030년)은 「국민건강증진법」 제4조에 근거하여 국민의 건강증진·질병 사전예방을 위한 건강증진정책의 방향을 제시하는 범정부적 중장기 종합계획이다. 이 계획은 건강결정요인에 대한 재평가와 함께 건강증진에 대한 정책적 노력과 투자는 보건의료부문의 필수 과제라는 인식확대에서 출발하였다(보건복지부, 2011).

2021년 보건복지부는 만성질환이 국민의 주요 사망원인이라는 결과에 따라 예방을 중심으로 한 보건정책과 사업이 절대적으로 필요했으며, 건강정책의 문제점과 미래 여건 변화에 대처하기 위한 국가 차원의 비전과 목표를 설정하고 실천전략을 제시하기 위해 제5차 국민건강증진종합계획을 수립하였다. 제5차 HP2030의 비전은 **'모두 사람이 평생 건강을 누리는 사회'**이며 최종목표는 **'건강수명연장, 건강형평성 제고'**로 선정하였으며 6대 기본원칙을 선정하였다. 또한 건강생활실천, 정신건강관리, 비감염성질환 예방관리, 감염 및 기후변화성 질환예방 관리, 인구집단별 건강관리, 건강친화적 환경 구축 등 6개 분과 28개 중점과제가 선정되었다[그림 1-2].

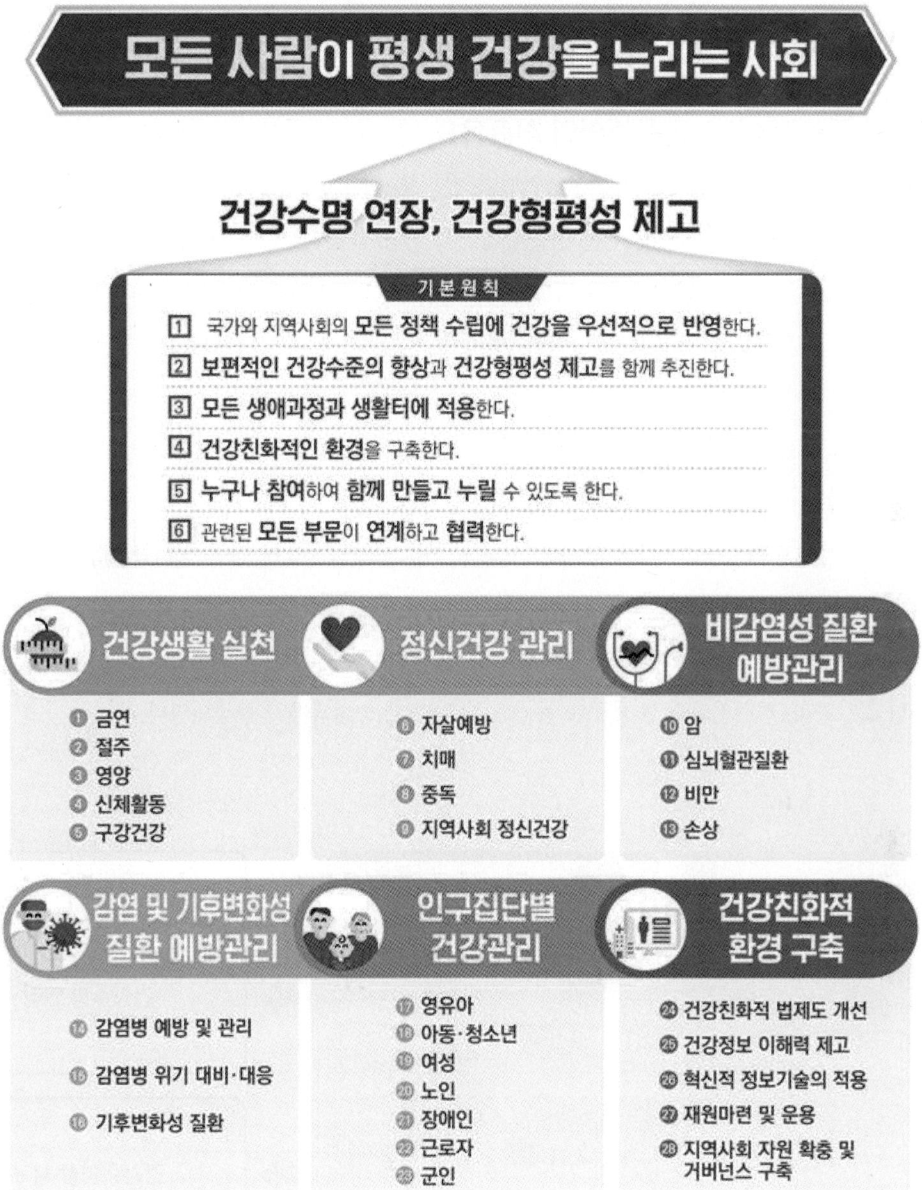

그림 1-2 제5차 국민건강증진종합계획 체계도
출처: 제5차 국민건강증진종합계획(2021~2030). 보건복지부·한국건강증진개발원

(1) 제5차 국민건강증진종합계획의 비전

HP 2030의 비전은 “모든사람이 평생 건강을 누리는 사회”로 성, 계층, 지역 간 건강형평성을 확보하고 적용대상을 모든 사람으로 확대하고 출생부터 노년까지 전 생애주기에 걸친 건강권 보장, 정부를 포함한 사회 전체를 포괄하는 개념을 포함하고 있다.

(2) 제5차 국민건강증진종합계획의 최종목표

제5차 HP2030의 최종목표는 “건강수명연장과 건강형평성 제고”이다. 건강수명의 목표는 73.3세로 건강수명(Healthy Life Expectancy)은 평균수명에서 질병이나 부상으로 활동하지 못한 기간을 뺀 기간으로, ‘단순히 얼마나 오래 사는가’에 중점을 둔 지표가 아니라 ‘얼마나 건강하게 오래 사는가’에 중점을 두고 산출되는 지표이다. 건강형평성은 건강수명의 소득 간, 지역 간 형평성을 확보하는 데 목표를 두고 있다.

(3) 제5차 국민건강증진종합계획의 분과

최종목표를 달성하기 위하여 건강결정요인별로 우선적으로 달성해야 하는 정책목표를 분과로 선정하였고, 각 분과 내에서 우선적으로 추진해야 하는 과제를 중점과제로 선정하였다. 제5차 국민건강증진종합계획에서는 건강생활실천, 정신건강관리, 비감염성질환 예방관리, 감염 및 기후변화성 질환예방 관리, 인구집단별 건강관리, 건강친화적 환경 구축 등 6개 분과 28개 중점과제가 선정되었다.

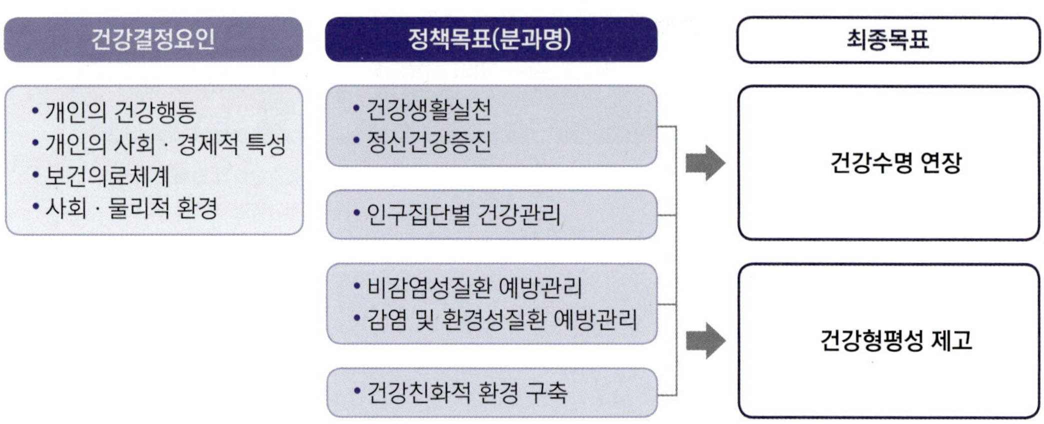

그림 1-3 제5차 국민건강증진종합계획 최종목표 흐름도
출처: 제5차 국민건강증진종합계획(2021~2030). 보건복지부·한국건강증진개발원

① 1분과: 건강생활실천

건강생활실천 분과의 내용은 개인의 금연, 절주, 형동변화 및 위해물질에 대한 규제 강화와 취약계층과 생활터 중심의 영양, 신체활동, 건강생활실천 환경조성이다.

② 2분과: 정신건강관리

정신건강 관리 분과의 내용은 자살 고위험군, 치매, 정신질환 조기발견 및 개입 체계강화와 정신건강 서비스 인식개선 및 지역사회 지지체계 확립이다.

③ 3분과: 비감염성질환 예방관리

비감염성 질환 예방관리 분과의 내용은 취약계층 대상 조기발견·예방 사업 강화 및 위해요인 개선 환경 조성과 비감염성 질환 전주기 연속적 관리를 위한 다부처, 다기관 협력이다.

④ 4분과: 감염 및 기후변화성 질환 예방관리

감염 및 기후변화성 질환 예방관리 분과의 내용은 감염병 조기감지, 신속진단 등 감염병 대응 기술 혁신, 운영인력과 체계 구축과 감염병으로 인한 취약계층 보호 및 필수의료 공백으로 인한 초과사망 감소이다.

⑤ 5분과: 인구집단별 건강관리

인구집단별 건강관리 분과의 내용은 영유아, 청소년의 건강한 성장 지원으로 평생건강 토대 마련, 여성, 노인, 장애인 건강을 위한 환경 구축, 건강을 지킬 수 있는 근로환경 개선과 군 생활 보장이다.

⑥ 6분과: 건강친화적 환경 구축

건강친화적 환경을 구축 분야의 내용은 모든 정책에 건강(Health in All Policies, HiAP)을 고려하기 위한 중앙 및 지방정부 거버넌스와 법·제도 개선, 건강형평성 제고 전략으로서 건강정보 이해력과 혁신적 정보기술 활용이다.

(4) 제5차 국민건강증진종합계획의 대표지표

모든 중점과제별 1개 이상의 대표지표를 선정하였고, 중장기 계획 성격에 따라 가능한 '결과지표' 중심으로 선정하되, 중점과제 특성에 따라 과정지표를 포함하고 있다. 또한, 제4차 계획의 15개 중점과제 및 19개 대표지표 지속 유지하는 원칙을 가지고 있다. 중점과제별 대표지표를 선정하였고, 대표지표에 대한 성, 소득, 지역 격차를 모니터링할 수 있는 형평성 지표도 선정하였다.

표 1-1 HP2030 대표지표

중점과제	대표지표			형평성 지표		
	지표명	'18	'30	지표명	'18	'30
금연	성인남성 현재흡연율(연령표준화)	36.7%	25.0%	소득 1-5분위 성인남성 현재 흡연율 격차(연령표준화)	9.1%p	8.0%p
	성인여성 현재흡연율(연령표준화)	7.5%	4.0%	소득 1-5분위 성인여성 현재 흡연율 격차(연령표준화)	7.5%p	5.0%p
절주	성인남성 고위험음주율(연령표준화)	20.8%	17.8%	소득 1-5분위 성인 남성 고위험음주율 격차(연령표준화)	1.8%p	0.7%p
	성인여성 고위험음주율(연령표준화)	8.4%	7.3%	소득 1-5분위 성인 여성 고위험음주율 격차(연령표준화)	2.3%p	1.2%p
영양	식품 안정성 확보 가구분율	96.9%	97.0%	소득 1-5분위 식품안정성 확보 가구율 격차	11.4%p	7.0%p
신체활동	성인남성 유산소 신체활동 실천율(연령표준화)	51.0%	56.5%	소득 1-5분위 성인남성 유산소 신체활동 실천율 격차(연령표준화)	9.2%p	7.0%p
	성인여성 유산소 신체활동 실천율(연령표준화)	44.0%	49.3%	소득 1-5분위 성인여성 유산소 신체활동 실천율 격차(연령표준화)	5.9%p	3.7%p
구강건강	영구치(12세이상) 우식 경험률(연령표준화)	56.4%	45.0%	-		
자살예방	자살사망률(인구 10만명당)	26.6명	17.0명	지역 상-하위 20%의 남성 자살사망률 격차 (인구 10만명당)	19.1명	12.2명
	남성 자살사망률(인구 10만명당)	38.5명	27.5명			
	여성 자살사망률(인구 10만명당)	14.8명	12.8명	지역 상-하위 20%의 여성 자살사망률 격차 (인구 10만명당)	8.9명	5.7명
치매	치매안심센터의 치매환자 등록·관리율(전국 평균)	51.5%('19)	82.0%	지역 상-하위 20% 치매안심센터의 치매환자 등록·관리율 격차	52.2%p('19)	35.0%p
중독	알코올 사용장애 정신건강 서비스 이용률	12.1%('16)	25.0%	-		
지역사회 정신건강	정신건강 서비스이용률	22.2%('16)	35.0%	-		
암	성인남성(20~74세) 암 발생률(인구10만명당, 연령표준화)	338.0명('17)	313.9명	지역 상-하위 20%의 성인남성 암 발생률 격차 (인구 10만명당, 연령표준화)	78.3명('17)	62.6명
	성인여성(20~74세) 암 발생률(인구 10만명당, 연령표준화)	358.5명('17)	330.0명	지역 상-하위 20%의 성인여성 암 발생률 격차 (인구 10만명당, 연령표준화)	97.3명('17)	70.4명

표 1-1 HP2030 대표지표 (계속)

중점 과제	대표지표			형평성 지표		
	지표명	'18	'30	지표명	'18	'30
심뇌혈관	성인남성 고혈압 유병률 (연령 표준화)	33.2%	32.2%	소득 1-5분위 성인남성 고혈압 유병률 격차 (연령 표준화)	5.4%p	4.4%p
	성인여성 고혈압 유병률 (연령 표준화)	23.1%	22.1%	소득 1-5분위 성인여성 고혈압 유병률 격차 (연령 표준화)	8.5%p	7.5%p
	성인남성 당뇨병 유병률 (연령 표준화)	12.9%	11.9%	소득 1-5분위 성인남성 당뇨병 유병률 격차 (연령 표준화)	7.6%p	3.4%p
	성인여성 당뇨병 유병률 (연령 표준화)	7.9%	6.9%	소득 1-5분위 성인여성 당뇨병 유병률 격차 (연령 표준화)	5.4%p	4.4%p
	급성 심근경색증 환자의 발병 후 3시간 미만 응급실 도착 비율	45.2%	50.4%	급성심근경색증 환자의 발병 후 3시간 미만 응급실 도착비율의 최고-최저 시도 간 격차	23.0%p	17.5%p
비만	성인남성 비만 유병률 (연령 표준화)	42.8%	≤ 42.8%	소득 1-5분위 남성 비만 유병률 격차(연령 표준화)	-1.1%p	0.0%p
	성인여성 비만 유병률 (연령 표준화)	25.5%	≤ 25.5%	소득 1-5분위 여성 비만 유병률 격차(연령 표준화)	15.6%p	4.6%p
손상	손상사망률(인구 10만명당)	54.7명	38.0명	-		
감염병 예방 및 관리	신고 결핵 신환자율 (인구10만명당)	51.5명	10.0명	-		
감염병 위기 대비 대응	MMR 완전접종률	94.7% ('19)	≥ 95.0%	-		
기후 변화성 질환	기후보건영향평가 평가체계 구축 및 운영	-	구축 완료	-		
영유아	영아사망률 (출생아 1천명당)	2.8명	2.3명	영아사망률 최고-최저 시도 간 격차(출생아 1천명당)	2.4명	1.2명
청소년	고등학교 남학생 현재흡연율	14.1%	13.2%	-		
	고등학교 여학생 현재흡연율	5.1%	4.2%			
여성	모성사망비 (출생아 10만명당)	11.3명	7.0명	-		

표 1-1 HP2030 대표지표 (계속)

중점 과제	대표지표			형평성 지표		
	지표명	'18	'30	지표명	'18	'30
노인	노인 남성 주관적 건강인지율	25.1%	30.6%	소득 1-5분위 노인 남성의 주관적 건강인지율 격차	16.2%p	14.0%p
	노인 여성 주관적 건강인지율	15.4%	20.9%	소득 1-5분위 노인 여성의 주관적 건강인지율 격차	7%p	4.8%p
장애인	성인 장애인 건강검진 수검률	64.9% ('17)	69.9%	성인남성 장애인 건강검진 수검률	66.6% ('17)	71.6%
				성인여성 장애인 건강검진 수검률	62.5% ('17)	67.5%
근로자	연간 평균 노동시간	1,993 시간	1,750 시간	-		
군인	군 장병 흡연율	40.7% ('19)	33.0%	-		
건강정보 이해력 제고	성인남성 적절한 건강정보이해능력 수준	-	70.0%	소득 1-5분위 성인남성 적절한 건강정보이해능력 수준 격차	-	6.0%p
	성인여성 적절한 건강정보이해능력 수준	-	70.0%	소득 1-5분위 성인여성 적절한 건강정보이해능력 수준 격차	-	10.0%p

출처: 제5차 국민건강증진종합계획(2021~2030), 보건복지부·한국건강증진개발원
http://www.mohw.go.kr/react/jb/sjb030301vw.jsp?PAR_MENU_ID=03&MENU_ID=0319&CONT_SEQ=365340

3 건강증진과 보건교육

1) 건강증진과 보건교육의 관계

최근 건강증진이 국가적인 주요 관심사가 되면서 각국 정부는 개인을 건강 유해 요인으로부터 보호하기 위하여 제반 법규들을 재정하는 노력을 하였다. 보건교육과 건강증진의 용어는 매우 밀접한 관련성을 가지고 있기 때문에 종종 혼용하여 사용되어 왔는데 건강증진은 보건교육이란 용어보다 나중에 생긴 용어이다.

개인의 건강수준을 결정하고 건강을 향상시키기 위해 무엇을 할 것인지는 바로 개인 자신이므로 건강증진을 위한 가장 기본적인 해결방안은 보건교육을 통하여 가능해진다.

보건교육은 크게 학교 보건교육, 산업장 보건교육, 의료기관 보건교육, 지역사회 보건교육으로 분류되는데, 보건교육은 교육적 활동에 그치는 것이 아니라, 조직적, 정책적 노력과 경제적인 지원, 환경운동과 각종 지역단위 프로그램을 포함한다. 보건교육은 질병예방과 최상의 건강을 위한 건강증진으로부터 질병의 검진, 치료, 재활과 장기요양까지의 연속선상의 모든 행위를 포함한다.

우리나라의 「국민건강증진법」에 보건교육은 '개인 또는 집단으로 하여금 건강에 유익한 행위를 자발적으로 수행하도록 하는 교육'으로서 국민건강증진사업의 목적을 달성하기 위해 활용되는 하나의 수단으로 제시되고 있다. 보건교육이 대상자에게 건강과 질병 문제에 대한 정보를 제공하는 것이라면 건강증진은 건강을 유지 및 증진시키고 질병을 관리하기 위해 고안된 모든 방법을 통합한 것이다. 즉, 입법, 재정, 경제 및 환경 공학 등의 다양한 방식을 통해 사회를 변화시킬 수 있는 건강에 좋은 공공정책의 중요성이 바로 그것이다.

오타와 헌장에는 건강증진의 정의에 건강관련 정책의 입안, 지지적인 환경의 조성과 치료적 의료의 범위를 넘어서는 의료서비스의 방향전환까지도 포함시켰다. 결국 건강증진은 보건교육과 건강옹호의 결합이라고 설명할 수 있고, 보건교육은 건강증진사업에 없어서는 안 되는 중요한 수단이자 방법이라 할 수 있다.

그러므로 건강증진과 관련하여 보건교육의 목적은 모든 사람에게 건강 및 건강증진에 관한 기본지식과 함께 건강증진을 실현할 수 있는 방법을 알려주고, 건강증진에 관한 동기를 부여하고, 건강증진을 위한 행동 실천을 유도하고, 건강과 관련하여 올바른 도움을 구할 수 있는 능력을 길러주는 것이라 할 수 있다. 올바른 보건교육은 단순히 교육하는 것으로만 만족하는 것이 아니라 교육 후에 나타나는 학습의 결과를 중요하게 고려해야 한다.

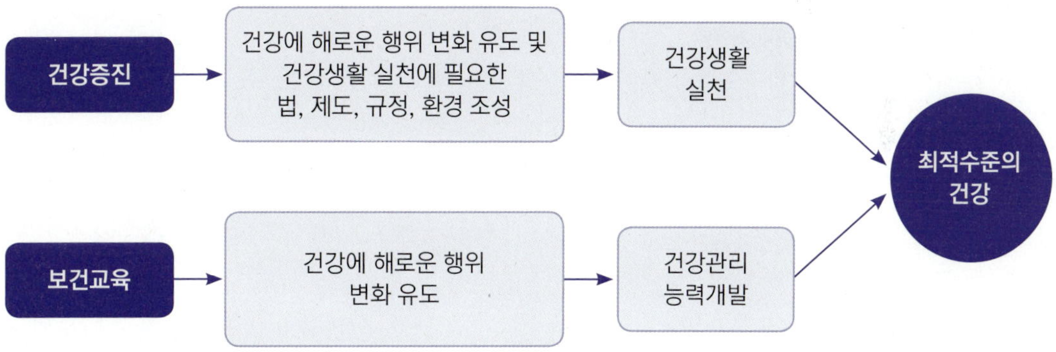

그림 1-4 건강증진과 보건교육의 개념 차이
출처: 강영미 외(2019). 보건교육학. 현문사.

2) 건강증진과 보건교육 관련 모형

(1) Tannahill (1985)의 모형

타나힐은 건강증진의 3요소로 보건교육, 예방, 건강보호로 규명하고, 이들 요소는 개인과 집단의 건강 유지와 향상에 필수적인 역할을 하며 상호관련성을 갖는다고 하였다. 이 모형은 보건교육을 통해 학습자의 지식, 태도, 행동에 영향을 주고 자기건강관리능력을 갖출 수 있다고 하였고, 3개의 개념이 하나의 원으로 각자의 영역을 갖고 있으면서도 이들 영역이 서로 중복되기도 하는 모형이다.

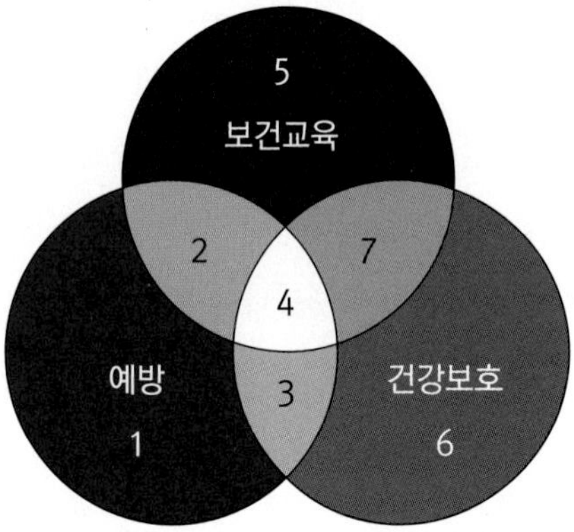

1. 예방(예: 예방접종, 자궁암 검진 등)
2. 예방적 보건교육(예: 금연권고와 정보제공 등)
3. 예방적 건강보호(예: 수돗물 불소첨가 등)
4. 예방적 건강보호를 위한 보건교육(예: 안전벨트 의무 사용 입법을 위한 로비활동 등)
5. 적극적 보건교육(예: 청소년대상 삶의 기술교육 등)
6. 적극적 건강보호(예: 작업장 금연정책 등)
7. 적극적 건강보호에 목적을 둔 보건교육(예: 담배광고 금지를 위한 로비활동 등)

그림 1-5 타나힐의 건강증진모형
출처: 지역보건연구회 역(2019)에서 재인용

2

보건교육

1 보건교육의 개념

1) 보건교육의 정의

보건교육은 건강에 대한 정보를 교육적인 방법으로 전달함으로써 사람들의 건강위험행동을 중재하는 것으로 이해되었었다. 그러나 건강의 개념이 복잡하고 다양화하면서 보건교육의 기본 개념과 영역, 역할이 확장되었다.

즉, 보건교육(health education)은 건강(health)을 교육(education)한다는 의미의 합성어로 학습된 경험의 조합이 개인 삶의 질을 유지하고 향상시키도록 돕고 안내하는 과정이다. 또한 보건교육은 개인이 최상의 상태에서 자신의 행복을 유지하고 촉진시키는 수단을 제공함으로써 지식과 정보에 근거한 행위를 결정할 수 있게 해준다. 건강의 개념에는 목표와 내용이, 교육의 개념에는 형식과 방법이 기타의 요소보다 지배적이므로 건강한 방향으로 목표를 세우고, 교육이라는 형식과 방법으로 이를 달성하는 것이 보건교육이다.

보건교육은 간호학, 영양학, 생물학, 의학 등의 자연과학을 교육내용으로 하고 교육방법에 있어서는 행동과학, 철학, 교육학, 심리학, 사회학, 경영학, 행정학 등 사회과학 분야의 접근을 필요로 하는 응용 학문으로 보건의료에 대한 기초 지식을 충분히 쌓고 전문적으로 준비가 된 보건교육가에 의해서 실시되는 것이 가장 바람직하다.

보건교육은 기관이나 학자에 따라 다양하게 정의되고 있다. 세계보건기구(WHO, 1998)의 보건교육 서비스 기획평가 전문위원회는 보건교육을 '사람의 건강 행위에 중점을 두고, 사람이 건강한 삶을 선택하고 유지하며 유용한 의료서비스를 합리적으로 사용하며, 개인 또는 지역사회가 바람직하게 습관화되도록 바꾸어 놓는 것'이라고 하였다. 미국의 학교보건용어 제정위원회(Joint Committee on Terminology in School Health Education, 2001)에서는 보건교육을 '개인이나 집단을 대상으로 건강에 관한 지식(knowledge), 태도(attitude), 행위(practice or behavior)의 변화가 오도록 영향을 주는 모든 경험의 총합(sum of experience)'이라고 하였다.

보건교육 정의를 살펴보면 다음과 같다.

Griffiths (1972)

보건교육은 '이상적인 건강행위와 현실에서 행해지고 있는 건강행위 간의 격차를 줄이기 위한 시도'이다.

Simonds (1976)

보건교육은 '개인, 집단 또는 단체의 차원에서 건강에 위해한 행위를 현재와 미래의 건강을 위하여 이로운 행위로의 변화를 유도하는 것'이다.

Green 등(1980)

보건교육은 '건강에 도움이 되는 자발적인 적응 행위를 조장하는 여러 학습 경험들'이다.

보건교육자를 위한 모임(National Task Force on the Preparation and Practice of Health Educators, 1983)

보건교육은 '자신과 다른 사람들의 건강에 영향을 미치는 문제들에 대하여 정보를 얻은 후 동의할 수 있도록 돕는 과정'이다.

Tones (1986)

보건교육은 '건강과 관련된 학습을 향상시키는 일련의 활동이다. 건강과 관련된 개인의 역량이나 성향이 비교적 영구적으로 변화시키고 이해나 사고방식의 변화를 유발하고 신념이나 태도의 변화, 혹은 기술 습득을 촉진하며 행위와 생활방식의 변화를 가져 올 수 있게 하는 과정'이다.

즉 보건교육은 개인이나 집단의 건강을 유지·증진하는 데 필요한 지식으로 올바른 건강태도를 형성하고 바람직한 건강습관을 행하도록 하는 활동으로, 건강증진을 실현하기 위한 효과적인 수단 중의 하나이다.

2) 보건교육의 중요성

보건교육은 「국민건강증진법」 제2조 제1항에 건강증진사업 중 첫 번째 사업이다. 또한 「국민건강증진법 시행령」 제17조에서 제시한 보건교육의 내용으로는 금연, 절주 등 건강생활실천에 관한 사항, 만성퇴행성질환 등 예방에 관한 사항, 영양 및 식생활에 관한 사항, 구강건강에 관한 사항, 공중위생에 관한 사항, 건강증진을 위한 체육활동에 관한 사항, 기타 건강증진 사업에 관한 사항 등이 있다.

질병예방사업의 가장 으뜸이 되는 수단은 역시 보건교육이다. 자신의 건강을 스스로 지키는 데 필요한 지식(knowledge), 태도(attitude), 행동(behavior)의 무지는 다른 일반지식의 무지보다 심각한 사안이다.

현대는 조기사망과 장애의 중요 원인으로 만성퇴행성질환이 대두되고 있다. 현대과학의 발달과 보건의료 분야의 끊임없는 노력에도 불구하고 만성퇴행성질환은 줄어들기보다 오히려 복잡한 양상을 띠며 증가하고 있다. 특히 지난 10년간 우리나라의 3대 사망원인은 암, 뇌혈관질환 및 심장질환이다. 그러나 사망 당시의 최종 질병이 사망원인이라고는 할 수 없는 관점에 주목해야 한다. 예로써 1990년 미국 질병통제예방센터(Centers for Disease Control & Prevention, CDC)에서 주요 사망원인 데이터를 다른 각도로 분석하는 과정에서 유전성과 비유전성 요인만을 포함한 데이터를 재분석하였다. 그리고 '실제 사망원인'이라는 용어를 따로 사용하기 시작하였는데, 이는 보건학에서 매우 중요한 의미를 지니고 있다. 실제 사망원인으로 밝혀진 요인의 대부분 건강하지 못한 생활양식에 기인하였으며, 이런 원인은 보건교육과 건강증진사업으로 예방할 수 있음이 확인되었기 때문이다.

건강한 생활습관을 갖기 위해서는 스스로 건강한 행동을 실천할 수 있도록 동기화하는 것뿐만 아니라 지역사회 전체가 건강한 지역사회를 만들기 위하여 건강을 지지하는 환경을 만들어야 한다. 이러한 건강 지지환경을 만들기 위해서는 보건교육이 제공되어야 하며, 지방자치단체의 보건교육 기회 제공의 활성화 정책 수립이 요구된다.

우리나라 일부 지역의 건강문제를 보았을 때 보건교육으로 예방 가능한 문제가 40%, 간단한 치료를 요하는 건강문제 20%, 심리적인 문제 10%, 일반의에 의해 치료될 수 있는 건강문제 20%, 전문의에 의한 치료를 요하는 건강문제 10%로 조사되었다. 이는 누군가가 이 지역주민의 건강에 대한 보건교육만 올바로 실시하였다면 40%의 건강문제를 사전에 예방할 수 있었다는 의미이기도 하다.

보건교육사업의 결과는 다른 사업과 같이 양(quantity)으로 비교할 수 없으며 그 결과 또한 쉽게 측정할 수 없는 어려움이 있으나 일단 성공하면 그 결과는 영구적으로 건강유지·증진의 기본이 되는 것으로 보건사업에서 보건교육의 중요성이 강조되고 있다.

보건교육의 내용, 방법, 활동내용 등은 매우 다양하며 학자들에 따라 견해의 차이도 있다. 그러나 공통으로 주장한 내용을 요약하면 건강문제의 분석연구(analysis of the health problem), 홍보(sencitilization), 출판 및 홍보물 발행(publication, brochure), 교육(education), 동기부여(motivation) 등이 포함된다.

교육을 받고 새로이 알게 된 지식이나 건강습관을 실생활에서 계속 행동화하도록 하기 위해서는 일시적인 교육만으로는 불가능하고 지속적인 동기부여가 유지되어야 한다.

3) 보건교육의 목적

WHO가 주최한 제1차 보건교육전문위원회에서는 보건교육을 '주민들로 하여금 스스로의 행동과 노력으로 자기들의 건강을 유지할 수 있도록 돕는다. 따라서 보건교육은 주민들이 그들의 생활수준을 향상시키는 일에 관심을 갖도록 하는 데에서 시작하여 개인, 가족, 지역사회 또는 국가의 일원으로서 자기의 건강을 자기가 지킨다는 책임감을 갖도록 하는데 있다'라고 하였다.

보건교육의 목적은 다음과 같다.

첫째, 지역사회 구성원의 건강은 지역사회 발전에 중요한 자산임을 인식시키는 것이다.

둘째, 개인이나 지역사회의 집단이 건강을 스스로 관리할 수 있는 능력을 갖도록 하는 것이다.

셋째, 자신이 속한 지역사회의 건강문제를 스스로 인식하고, 스스로 문제를 해결하려는 노력을 통하여 지역사회의 건강을 자율적으로 유지·증진시키는 있는 능력을 갖게 하는 것이다.

즉, 보건교육의 목적은 건강행위의 변화이며 이는 보건교육을 받은 사람이 그 내용을 실제 수행한 결과로서 나타나는 것이다.

보건교육의 목적을 달성하기 위한 목표는 다음과 같다.

첫째, 건강에 대한 기본 개념과 지식을 갖도록 하기 위함이다.

둘째, 건강이 중요한 자산이 됨을 이해하고 건강에 대한 긍정적 태도를 갖도록 하기 위함이다.

셋째, 의사소통 기술능력을 향상시키기 위함이다.

넷째, 의사결정 기술능력을 향상시키기 위함이다.

다섯째, 유용한 건강 관련 자원을 발견하고 접근하도록 해주기 위함이다.

여섯째, 건강실천행위로 이끌기 위함이다.

일곱째, 예방적 행위를 하도록 하기 위함이다.

4) 보건교육의 대상

교육의 대상은 교육을 통해 유능해지고, 잠재력을 갖고 있는 행동의 주체이다. 잠재력을 가진 학습자는 교육을 통해 스스로 개발하고 성장·발달할 수 있다. 따라서 교육의 대상인 학습자는 적극적이고 능동적인 인격체라 할 수 있다.

보건교육의 대상자는 다양한 관점에 따라 분류할 수 있다. 생애주기에 따라 영아·유아·학령기·청소년기·성년기·중년기·노년기로 나눌 수 있고, 대상자의 크기에 따라 개인·집단·지역사회·국가로, 예방수준에 따라 1차·2차·3차 예방으로 나눌 수 있다. 질병의 구분에 따라 만성질환·급성질환 교육으로 구분하고 생활터별로 의료기관·지역사회·학교·산업장 등으로 구분할 수 있다. 보건교육 대상자는 모든 사람이라 할 수 있는데, 보건교육은 언제, 어디서나, 필요에 따라 목적을 갖고 실시할 수 있기 때문이다.

5) 보건교육의 내용

보건교육의 내용은 대상에 따라 질병예방부터 질병치료, 재활, 장기요양 그리고 최적의 건강을 이루기 위한 증진에 이르기까지 연속선상에서 다루어질 수 있다.

우리나라 「국민건강증진법 시행령」 제17조에 의한 보건교육의 내용은 다음과 같다.

- 금연·절주등 건강생활의 실천에 관한 사항
- 만성퇴행성질환등 질병의 예방에 관한 사항
- 영양 및 식생활에 관한 사항

- 구강건강에 관한 사항
- 공중위생에 관한 사항
- 건강증진을 위한 체육활동에 관한 사항
- 그 밖에 건강증진사업에 관한 사항

2 보건교육 프로그램

1) 프로그램의 이해

프로그램이라는 용어는 광범위하게 사용되고 있으며, 일상생활에서도 흔히 접할 수 있다. 프로그램의 사전적 의미는 '진행 계획이나 순서', '계획표', '차례표', '어떤 문제를 해결하기 위하여 그 처리 방법과 순서를 기술하여 컴퓨터에 주어지는 일련의 명령문 집합체'이다. 즉 프로그램은 '사건이나 실행자의 목록', '조직이나 부서에서 해야 될 일의 개요', '추진 절차에 관한 사전 계획', '조직에서 계획한 모든 종류의 활동' 등으로 표현할 수 있다.

프로그램이 내포한 의미는 어떤 업무의 진행과정을 순서에 따라 구체적으로 제시한 계획표라고 할 수 있지만, 활동내용이나 순서만을 의미하는 것이 아니라 특정한 활동을 구체적으로 실행하기 위해 필요한 총체적 내용이라 할 수 있다. 이처럼 프로그램은 활동 목적과 목표, 내용, 주체, 대상, 방법, 장소 등의 모든 요소를 포함한다.

최근 보건분야에서도 보건프로그램이라는 용어가 많이 사용되고 있으며 다양한 형태의 프로그램이 많이 적용되고 있다. 보건프로그램은 사람이 생활하고 일하는 환경, 행위 그리고 건강에 영향을 미치는 생물학적·사회적 요인, 건강관리서비스 등을 말한다. 즉 보건프로그램은 인구집단의 건강증진, 질병 및 상해 예방, 재활 등의 중요한 건강문제를 해결을 위한 모든 활동이다.

2) 보건교육 프로그램의 계획과 단계

(1) 보건교육 프로그램의 계획

프로그램 계획, 프로그램의 내용구축, 평가를 보건교육 프로그램의 3대 구성요소라 할 수 있다. 보건교육 프로그램의 선정기준은 필요성(need), 관심도(interest), 이해능력(comprehensive ability), 의존도(dependency), 지역사회 가치관(community values) 등이다.

(2) 보건교육 프로그램의 기본요소

보건교육 프로그램의 기본요소는 교육과정과 건강과학의 기본원리 아래 행동과학을 접목시키고 건강

지식과 태도, 행위의 변화를 유도하여 궁극적인 건강목표에 도달하는지를 규정하는 것이다.

① 교육과정

교육과정이란 교육의 목표를 달성하기 위하여 그 내용을 체계적으로 조직한 교육의 전체 계획을 말한다. 교육과정을 논의하기 위해 교육과정심의회를 운영할 수 있다.

② 건강과학

건강과학은 과학의 경험적 방법을 심층적으로 연구해서 새로운 차원의 기법으로 정보계의 차원을 활용하는 첨단 과학이다. 건강과학의 특징은 인체를 육신, 기신(에너지 체계) 및 지신(의식체)의 3가지 몸이 복합되어 있다는 전제와 인체는 자연의 한 부분으로 물질과 에너지 및 정보가 교류되고 있다는 전제하에서 인체 건강의 과학적 측면을 다룬다.

③ 행동과학

보건교육이 올바르지 못한 건강행위를 올바른 건강행위로 변화시키는 것이므로 인간의 행동을 어떻게 하면 효과적으로 변화시킬 수 있는지에 대한 심리학, 사회심리학, 사회학, 인류학 등의 학문이 상호 관련을 가진다.

보건교육에서 건강보다 질병을 강조하는 부정적 접근보다 바람직한 행동 수정을 위해 긍정적 접근을 유도한다.

④ 건강지식

건강지식은 건강과 관련된 지식이나 정보를 총칭한다. 건강의 유지와 증진 및 질병 발생의 원인과 치료 및 예방 등과 관련된 것도 건강지식에 포함된다.

⑤ 건강행위

보건교육의 핵심은 건강행위이며, 건강행위의 변화는 보건교육 프로그램의 최종 목표이다. 건강행위에 관한 이론은 건강전문직으로 하여금 행동변화의 목표물을 확인하도록 할 뿐만 아니라 변화를 달성할 수 있는 방법을 확인하도록 도와준다. 또한 보건교육 후 측정되어야 할 결과와 이를 측정할 시간 및 방법을 확인하도록 변화를 위한 노력을 평가하는 데 유용한 정보를 준다.

(3) 보건교육 프로그램의 단계

① 요구사정

인간이 적정한 수준에서 안정된 생활을 영위하는 데 필요한 모든 요소를 요구라 하며 이를 사정하는 방법으로는 표본조사, 관찰, 자원조사 열람, 지역사회 포럼, 명목집단과정, 델파이기법, 건강위험요인 조사 등이 있다.

② 기획

- 프로그램을 협조하고 지지할 인적, 물적 자원을 갖춘다.
- 프로그램 기획을 위한 논리적인 영역과 절차를 개발한다.
- 프로그램의 목적과 목표를 설정한다.
- 프로그램 중재의 전략과 평가를 기획한다.

③ 수행

보건교육 프로그램을 처음 큰 틀로 기획하는 과정에서 계획한 모든 활동을 실행에 옮기는 과정이 보건교육 프로그램 수행이다. 지식, 태도, 기술로 행동의 변화를 가져오기 위해 고안된 모든 학습활동과 서비스 등이 포함된다.

수행의 단계는 다음과 같다. 첫째, 프로그램 수혜자와 제공자로부터 프로그램을 실시해도 좋다는 승인을 받는다. 둘째, 프로그램 수행에 필요한 인적 자원과 물적 자원을 개발하고, 모든 활동과 업무를 구체적으로 파악한다. 셋째, 프로그램 관리를 위한 체계를 확립한다. 넷째, 모든 자료와 자원 이용, 업무 체계 등을 실행에 옮길 때 전체적인 수행, 단계별 수행, 파일럿 테스트(pilot test)의 과정을 따른다. 프로그램을 유지하거나 종료를 결정한다.

④ 평가

보건교육 프로그램의 평가란 단순히 성공과 실패를 확인하는 것이 아니라 프로그램에 투입된 모든 요소가 원래 기획된 대로 실시되었는지, 또한 이러한 요인에 의해 효과적인 산출을 얻게 되었는지를 확인하는 과정이다. 또한 보건교육평가를 하는 이유로는 프로그램을 널리 홍보하고 프로그램을 명확한 목적 아래 시행하기 위하여 프로그램의 장·단점과 장애요인을 파악하고 프로그램의 질을 관리하며 수행 시 표준활동 지침을 모니터링하기 위해서이다. 마지막 평가 이유는 프로그램 디자인에 대한 지식을 제공하기 때문이다.

학습이론

학습이론은 인간이 의식, 기능, 신념, 가치관, 태도 및 행동 등을 어떻게 학습으로 촉진시키고 발전해 가는지에 초점을 두고 있다. 즉, 유기체가 어떤 과정을 통하여 행동변화를 일으키고, 어떻게 주어진 환경에 적응하며, 변화되어 가는가에 관하여 설명하고 있다. 학습이론에는 행동주의, 인지주의, 인본주의, 구성주의 학습이론 등이 있으며, 보건교육자는 대상자의 요구도와 특성에 따라 다양한 학습이론을 효과적으로 적용하여 학습의 효율성을 높이도록 한다.

1 행동주의 학습이론

1) 이론에 대한 이해

행동주의(behaviorism) 학습이론은 자극에 반응하는 유기체의 행동변화에 초점을 두어 경험을 통한 지식 습득의 결과가 행동의 변화로 나타난다고 설명하고 있다. 행동주의의 근본적인 학습원리는 지속적으로 특정 자극을 가하여 특정 반응을 유도하는 자극과 반응의 연합이다. 이 연합과정이 충분한 반복을 통하여 점차 강화되면 학습자는 특정 자극에 대하여 특정 행동을 하게 된다. 반응과정 중에 행동을 유발하는 자극과 반응의 연쇄를 밀접하게 연합하는 강화를 조작함으로써 학습과정을 통제한다. 따라서 교육자는 특정 반응을 나타내는 자극을 발견하여 그 자극이 학습자에게 긍정적인 결과를 나타내도록 교수학습 환경 속에 효과적으로 배치하여 그 속에서 연합이 잘 이루어지도록 강화를 체계적으로 관리하는 것이 중요하다.

행동으로 나타나는 모든 변화가 경험에 의한 것이 아니므로 노화, 부상, 약물, 질병으로 인한 행동변화는 학습으로 분류하지 않는다. 행동주의 학습이론의 대표적인 학자로는 파블로프(Pavlov), 왓슨(Watson), 손다이크(Thorndike), 스키너(Skinner), 반두라(Bandura) 등이 있다.

행동주의 학습이론의 기본 내용

- 행동은 강화에 의해 증가하며 처벌에 의해 억제된다.
- 행동은 이전의 경험에 의해 영향을 받으며, 다음 결과에 의해 더 큰 영향을 받는다.

- 즉각적이고 일관성 있는 강화가 효과적이다.
- 불규칙적인 강화가 오히려 행동을 지속시킨다.
- 행동과 연결된 명백한 상벌(보상)이 행동을 강화시킨다.
- 욕구를 충족시키지 못하면 행위는 소멸된다.

(1) 고전적 조건형성이론

파블로프(Pavlov)[1]는 개의 소화기관의 생리를 연구하던 중 입에 음식이 들어가기도 전에 개가 침을 흘리는 것을 발견하고 이를 심리적 반사(psychic reflex)[2]라 명명하였다. 중성자극(종소리)이 무조건자극(고기)과 결합하여 조건자극(종소리)이 된다. 반복 실험 결과 무조건반응(타액분비)이 조건자극(종소리)에 반응하여 조건반응하는 이러한 일련의 과정을 '조건반사의 형성' 또는 '조건화(conditioning)'라 한다. '조건반사'란 조건자극을 무조건자극과 결합시켜 조건반응을 일으키는 것을 말한다. 그의 조건반사실험은 먼저 종소리를 울리고 몇 초 뒤에 개가 고기를 먹도록 하는 것으로 시작한다. 개는 처음에 고기를 보고 고기가 입 속에 들어갈 때는 침을 흘렸으나, 나중에는 종소리만 울려도 침을 흘리게 되었다. 이때, 개의 먹이인 고기는 무조건자극(unconditional stimulus, UCS), 먹이에 의해 유발되는 타액분비 반응은 무조건반응(unconditional response, UCR), 먹이와 연결된 종소리는 조건자극(conditional stimulus, CS), 종소리와 연관된 타액분비 반응인 침은 조건반응(conditional response, CR)에 해당한다.

실험에서 종소리를 울린 후 반복하여 고기를 주지 않으면 타액 분비량이 감소하는데, 이는 일단 형성된 조건반사라도 조건자극이 철회되면 점차 소거(extinction)됨을 알 수 있다.

파블로프의 실험은 체계적이고 계획적으로 자극과 반응을 연합하였다. 학습자가 자극에 반응하도록 유도하여 긍정적인 정서와 연결지어 학습의 효과를 나타낼 수 있음을 보여 주었다.

(2) 인간의 조건형성이론

왓슨(Watson)[3]은 어린 알버트 실험을 통하여 파블로프의 조건형성이론을 인간에게 적용하였다. 그는 중립자극에 대한 정서반응을 고전적인 조건형성을 이용해서 통제할 수 있다는 자신의 이론을 증명하기 위하여 흰 토끼를 좋아하지만 큰 소리를 내면 무서워서 울던 어린 알버트가 생후 8개월에서 11개월 사이에 '공포감을 갖도

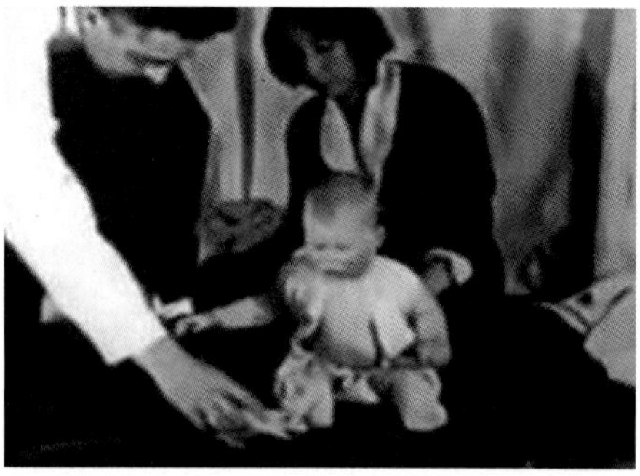

그림 1-6 어린 알버트 실험
출처: Journal of Experimental Psychology, 1920

---

1 Pavlov(1849~1936): 러시아 출생. 조건반사의 창시자. 임종 시 신경병리학자에게 자신을 관찰하게 함
2 심리적 반사(psychic reflex): 동물의 생각, 기억 또는 소망에 의해 생리적 반사가 유발된다고 가정함
3 Watson(1878~1958): 최초로 인간의 정서를 체계적으로 연구함. 어떤 자극은 공포나 강한 정서반응을 일으키며, 정서를 일으키는 물체나 그 물체와 짝지어진 것들도 그런 정서를 일으키게 됨을 발견함

록 하는 정서적 조건형성' 실험을 하였다[그림 1-6].

왓슨은 실험을 통하여 흰 토끼를 보여주면서 큰 소리의 자극을 반복적으로 들려주니 알버트는 그때마다 놀라며 울었다. 나중에는 흰쥐만 봐도 두려워하며 우는 반응을 보였는데, 처음의 중립자극이었던 흰 토끼가 큰 소리와 연합하여 조건화된 반응을 보이게 된 것이다. 왓슨은 흰색의 토끼, 쥐, 털코트로 일반화되는 인간실험으로 대부분의 정서반응은 고전적 조건형성을 통해 학습된다는 것을 증명하였다.

공포반응을 제거하는 방법으로 흰 토끼를 무서워하는 아이를 높은 의자에 앉혀놓고 간식을 준 후 우리에 넣은 토끼를 멀리서 보여주면서 아이가 경미한 두려움을 느낄 정도로만 토끼를 가까이 접근시킨다. 이때 아이가 너무 두려워하지 않도록 주의하면서 이를 반복하자 마침내 아이는 한 손으로 과자를 먹으면서 다른 손으로는 토끼와 놀 수 있게 되었다. 왓슨의 실험연구는 비윤리적이라 문제가 되었지만 조건형성된 정서를 탈조건형성(deconditioning) 시키는 실용적인 업적을 인정받았다. 이러한 탈조건형성은 행동수정기법의 하나인 체계적 둔감법에 적용되었다.

(3) 도구적 조건형성이론

손다이크(E. L. Thorndike)[4]는 특정한 자극(S)이 특정한 반응(R)에서 결합한다는 자극-반응(S-R)설을 설명하는 실험을 하였다. 파블로프와 마찬가지로 자극과 반응을 주요 개념으로 보고 학습은 감각적인 경험(자극)과 행동으로 나타나는 반응(신경 충동) 간의 연합 형성이라고 주장했으며, 이 실험을 통해 신경이 이들을 결합시켜, '시행착오(trial and error)'를 거치는 것을 증명하였다.

실험을 위해 나무토막을 연결해서 끈을 당기면 문이 열리는 문제상자(problem box)를 만들었다. 고양이를 상자 속에 넣고 빗장을 잠근 후 고양이가 볼 수 있게 생선을 문 밖에 놓아 고양이의 변화를 관찰하였다. 손다이크는 고양이가 생선을 먹으려면 상자 문에 연결되어 있는 '끈'을 잡아당겨 문을 열어야 하는데, 고양이가 다양한 방법을 시도하다가 우연히 '끈'을 잡아당겨 문을 열고 나가 생선을 먹게 되는 과정을 시행착오라고 하였다. '끈'(자극)과 자극과 '잡아당기는'(반응)이 연결되어 문제가 해결되는 학습이 형성된다고 보았다. 따라서 고양이는 이러한 학습경험을 바탕으로 '끈을 잡아당기는' 행위를 반복하여 생선을 먹을 수 있으므로 만족감과 성취감을 경험하고 학습 행위가 강화된다고 보는 것이다.

손다이크의 실험은 동물에서 이루어졌지만 유사성에 근거하여 기본적인 학습의 3대 법칙을 설명하였다.

4 E. L. Thorndike(1874~1949): 하버드 대학원 시절 영문학에서 생리학으로 전공을 바꾸고 동물의 지능을 연구함

손다이크의 학습의 3대 법칙

① 효과의 법칙

효과의 법칙(law of effect, 결과의 법칙)은 반응의 결과가 만족스러우면 자극-반응 간의 결합이 잘 일어나 학습이 잘 되고, 불만족스러우면 결합이 약화되어 학습이 잘 이루어지지 않는 것이다. 즉, 상은 결합을 강화하고 벌은 결합을 약화한다는 것이다.

② 연습의 법칙

연습의 법칙(law of exercise)은 연습을 하면 결합이 강화되고(사용의 법칙), 연습하지 않으면 결합이 약화(불사용의 법칙)된다는 것이다. 즉, 학습이 성립하기 위해서는 반복연습에 의한 특정한 반응의 성립과 문제 발생상황의 결합 강도를 높일 필요가 있다.

③ 준비성의 법칙

준비성의 법칙(law of readiness)은 어떤 행동을 행할 준비가 미리 갖추어져 있을 때 행동을 하면 만족감을 준다. 준비가 갖추어지지 않은 상태에서의 행동은 불만족을 초래하며, 행동이 자율적이 아니고 강요될 때는 그 행동을 하지 않게 되거나 적극적으로 임하지 못한다는 것이다.

(4) 조작적 조건형성이론

스키너(Skinner)[5]는 고전적 조건형성을 발전시켜 인간행동(반응)의 대부분은 물리·사회적 환경으로부터 받는 자극제(강화물)에 의해 일정한 유형의 행동(반응)을 일으키는 조작적 조건형성 이론을 제안하였다. 스키너 상자(Skinner box)로 흰쥐나 비둘기를 이용한 학습과 행동에 관한 반복적인 실험연구로 자신의 이론을 증명하였다[그림 1-7].

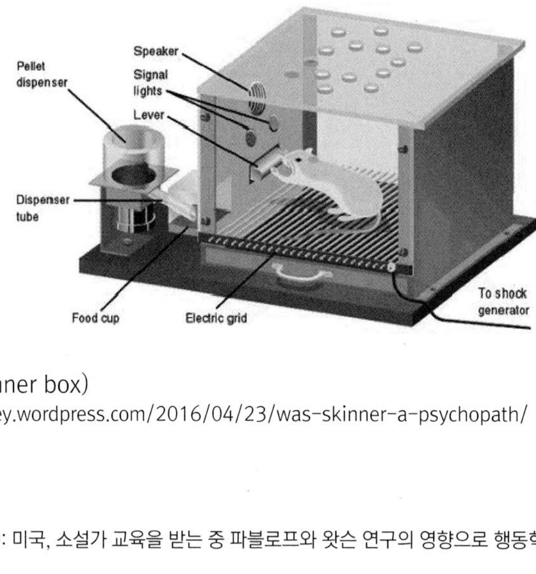

그림 1-7 스키너 상자(Skinner box)
출처: https://kiasherosjourney.wordpress.com/2016/04/23/was-skinner-a-psychopath/

---

5 B. F. Skinner(1904~1990): 미국, 소설가 교육을 받는 중 파블로프와 왓슨 연구의 영향으로 행동학자가 됨

지렛대를 누르면 먹이가 제공되는 상자에 배고픈 쥐를 넣고, 쥐가 어떻게 행동하는지 관찰하였다. 쥐는 우연히 지렛대를 눌렀을 때 먹이가 나오는 것을 발견하고는 계속 지렛대를 누르는 행동을 하였는데 이 실험에서 지렛대를 누르는 행동은 그 행동의 결과로 제공된 먹이에 의하여 학습된 것이다. 조작적 조건화는 이처럼 유기체가 먼저 어떤 행동을 하면 이를 강화하여 그러한 행동의 빈도가 높아지도록 하는 것이다. 지렛대를 누르는 행위는 먹이(정적 강화인자, positive reinforcement) 또는 전기 쇼크와 같은 벌(부적 강화인자, negative reinforcement)에 의해 강화된다. 지렛대를 누를 때 먹이는 나오지 않고 혐오스러운 효과를 일으키면 지렛대 누르기는 극적으로 감소하여 고전적 조건반응과 마찬가지로 소거현상을 보인다.

스키너는 쥐가 환경에 스스로 작용하여 어떤 결과를 만들어내는 것을 '조작(operant)'이라고 하고, 이러한 절차로 학습되는 과정을 '조작적 조건화'라고 하였다. 조작적 조건형성의 특징은 반응에 뒤따르는 긍정적 강화와 부정적 강화에 의해 학습이 일어난다는 점이다.

스키너의 조작적 조건형성이론의 주요 특징

- 강화자극, 즉 보상이 따르는 반응은 반복되는 경향이 있다.
- 반응확률을 증가시켜주는 정적(상) 또는 부적(벌) 강화 모두 강화자극(보상)이 될 수 있다.
- 조작적 조건화에서는 행동과 행동의 결과가 강조되며 그 결과에 의해 통제된다.
- 유기체는 강화물이 주어지는 방법에 따라 달리 반응한다. 이 과정은 연속강화의 사례가 되는데, 보상을 얻기 위해서는 유기체가 특정한 반응을 해야 하기 때문이다.
- 보건교육에서는 이차적 강화물로 대체하도록 한다.

(5) 사회학습이론

반두라(Bandura)[6]는 사회학습이론(social cognitive theory)을 통하여 개인의 내적·인지적 과정과 환경의 영향력이 서로 상호작용하여 행동이 결정된다고 보았다. 반두라는 사회적 상황 속에서 직접적인 자극을 통한 경험에 의해 행동이 이루어지므로 사회적 관찰이 중요함을 강조하였다. 반두라는 공격적인 행동을 하는 모델에 대해서 나타나는 피험자의 반응으로 간접적인 '대리경험(vicarious experience)'이 아동의 행동을 어떻게 발전시키는지를 증명하였다[그림 1-8].

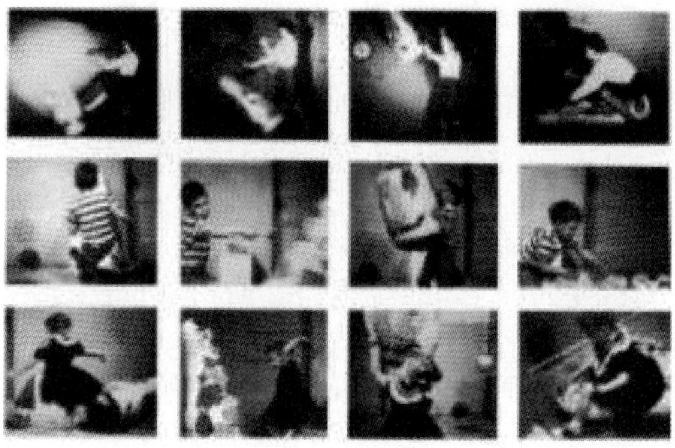

그림 1-8 반두라의 보보인형실험
출처: 현성용 외(2015). 현대심리학의 이해. 학지사.

반두라는 3~6세의 아동을 세 그룹으로 나누어 그들 앞에 각각 다른 3개의 방을 보여주는

6 Albert Bandura(1925~2021): 폴란드계 캐나다인 심리학자, 아이오와대학교에서 심리학을 전공하고 자기반영능력, 자기효능감이론 등을 개발, 스탠퍼드 대학교에서 공격적 행동의 대리경험실험을 통해 사회학습이론을 증명함

모니터 화면을 놓고 10분 동안 관찰하게 하였다.

첫 번째 그룹은 공격적인 어른이 보보인형을 마구 때리며 고함을 치는 행동을 지켜보게 하고, 두 번째 그룹은 어른이 얌전히 놀이만 하는 장면을 관찰하게 하였으며, 세 번째 그룹은 통제집단으로 아무 모델에도 노출되지 않도록 하였다.

10분 후, 세 그룹의 아동들은 두 번째 방으로 안내 받는데 그 방에는 온갖 장난감으로 가득했다. 아동이 장난감을 가지고 놀기 시작한 후 1분 만에 그 방을 다른 아이를 위해 비워주어야 한다고 말하고 아동들을 세 번째 방으로 데려갔다.

세 번째 방에는 어른들 없이 아동과 보보인형, 장난감 몇 개만 남아 있는데, 이때 장난감이 가득한 방을 빼앗기고 속상해 있던 첫 번째 그룹의 아동에서 어른의 행동을 그대로 따라 보보인형을 마구 때리며 고함을 치는 것이 관찰되었다. 두 번째와 세 번째 그룹의 아동은 폭력을 거의 행사하지 않았고 보보인형에 관심 없이 다른 장난감을 가지고 놀았으며, 간혹 보보인형에 관심을 보이는 아이가 있다고 해도 가볍게 건드리는 정도였다.

반두라는 인간행동을 관찰함으로써 지각하고 기억에 저장하며 필요할 때 생산해내는 과정에서 행동을 강화하는 실험을 통하여 학습자가 경험하는 환경이 학습자의 행동에 영향을 미친다고 하였다. 즉, 학습자가 환경조성에 적극적으로 참여한다고 보았다.

반두라의 관찰학습의 단계

① 주의집중 단계

주의집중(attention) 단계는 행동을 관찰하고 깊이 있게 집중하며 정확하게 지각하는 과정이다. 모델을 모방하는 데 이용할 적절한 관련 정보를 이끌어낼 수 있도록 충분한 지각적 정확성을 가지고 주의를 기울인다.

유명하거나 잘 알려진 사람의 행위는 모방 가능성이 더욱 높아진다.

② 정보 보존 또는 파지 단계

정보 보존 또는 파지(retention) 단계는 모델을 통해 받은 내용과 인상을 기억하여 장기간 보존하는 과정이다. 모델의 행동을 보고 즉각적인 반응을 보이는 것이 아니라 필요할 때 사용할 수 있도록 어떤 방법을 통하여 기억하는 것이다.

장기간 보존하기 위해서 심상적(imaginal) 및 언어적(verbal)인 부호를 이용하여 저장한다.

③ 재생 또는 재현 단계

재생 또는 재현(reproduction) 단계는 저장된 이미지를 적절한 행동으로 전환하는 과정이다. 관찰된 행동의 재생에는 운동동작의 반복과 교정을 통하여 행동적인 실천 감각을 익히고 각 하위기술을 되풀이할 수 있는 반응패턴으로 조직할 수 있는 능력이 필요하다.

④ **강화 또는 동기화 단계**

강화 또는 동기화(motivation) 단계는 정적 강화가 주어지면 모델의 행동을 따라하는 과정이다. 모델의 행동을 수행할 수 있는 능력이 있더라도 그 행동이 부정적이거나 바람직하지 않게 받아들여진다면 행동으로 이어질 수 없으므로 충분한 보상이 이루어져야 한다.

모델을 통한 관찰학습은 긍정적인 자극이 주어질 때 비로소 동기화되며 행동이 수반된다.

2) 행동주의 학습이론의 보건교육 활용

- 학습목표는 명확하고 구체적으로 진술하고 이를 근거로 교수·학습이 실시되어야 한다.
- 학습목표는 행동을 관찰하거나 측정할 수 있는 학습성과로 기술되어야 한다.
- 학습목표에서 진술한 행동을 반복해서 학습할 수 있는 기회와 성공할 수 있는 기회를 준다.
- 학습정보를 쉬운 것에서 어려운 것으로 순차적이고 체계적인 순서로 제공한다.
- 학습 초기에 단서(cue)를 제공하여 바람직한 행위를 유도하도록 한다.
- 학습자가 집중하도록 교육내용의 준비, 활용하기 쉬운 정보의 제공, 정리된 정보의 습득에 대한 보상이 필요하다.
- 고전적 조건형성이론의 긍정적인 강화원리는 교육 및 상담 분야에 널리 응용되고 있는데, 칭찬을 하거나 가산점을 주는 것이 대표적인 예이다.
- 정서적 조건형성의 적용 사례로 발표수업을 두려워하는 학습자에게 먼저 교단에 서서 몇 번의 반복연습을 통하여 두려움을 감소시키도록 하는 것이다.
- 도구적 조건형성의 시행착오를 줄이는 방법으로 시계를 보지 않고 10초를 측정하게 하여 '맞다'와 '틀리다'를 반복하면 오차를 줄일 수 있다.
- 조작적 조건형성의 적용으로 수업을 위해 예습을 해오거나, 답변을 잘할 때 가점을 주는 정적강화(상)의 방법과 수업태도가 나쁘거나 졸 때마다 벌점을 주어 감점하는 부적강화(벌)의 방법이 있다.
- 학습결과와 관련된 정보를 활용하여 학생의 학습 진도를 조정함으로써 성취수준을 높일 수 있다.
- 학습결과 성취수준에 도달하지 못한 경우에는 성취수준에 도달할 때까지 동일한 또는 유사한 수업을 계속 실시하여 학습 행동을 강화시켜야 한다.
- 교육이 성공적으로 이루어졌을 때는 긍정적 강화를 제공하여 향후에 올바른 행위(반응)를 다시 하도록 한다.
- 외부 환경과 상호작용하는 인간의 행동에 대한 자극과 반응의 결과물을 관찰하여 건강행위실천에 적용한다.

2 인지주의 학습이론

1) 이론에 대한 이해

인지(cognition)는 인간의 머릿속에서 일어나는 일련의 지적 과정이다. 인지이론은 직접 관찰할 수 없지만 우리 두뇌 속에서 벌어지는 일련의 정보처리과정을 얼마든지 객관적·과학적으로 연구할 수 있다고 주장한다. 인지론적인 접근법은 일반적으로 교육에 많이 활용된다.

인지이론은 학습을 통한 변화를 유도하는 것으로 개인의 인지가 중요하다고 보며, 인지는 외부 감각적 자극의 변형, 기호화 또는 부호화(encoding), 파지(retention), 재생 또는 인출(recall)이라는 일련의 정보처리과정을 의미한다.

인지적 접근방법은 인지발달이론과 기억모델, 형태주의 심리학으로 구분한다. 인지발달이론은 인간의 지적 발달이 어떠한 단계를 거치는지를 연구한다. 기억모델은 인간의 인지를 정보처리과정(information-processing)으로 보고, 이를 컴퓨터에 비유하여 객관적·과학적으로 연구한다. 이는 인간의 지각, 기억, 상상, 문제해결, 사고 등 인지의 가설적 과정을 설정하고 연구하는데, 특히 지식의 획득과정에 주목한다. 형태주의 심리학에서는 학습이 점진적인 연합에 의해 일어나는 것이 아니라, 어느 순간 문제 상황 속 사물의 관계 구조를 파악하는 '통찰'에 의해 일어나는 것으로 본다.

인지주의 학습이론의 활용은 단계별 또는 학습을 통하여 인지된 정보가 학습자에게 단기기억된 후 내적 과정을 통하여 장기기억으로 저장되는 과정에서 지식의 확장을 가져오도록 교육하는 데 있다.

인지주의 학습이론의 대표적인 학자로는 피아제(Piaget), 블룸(Bloom), 앳킨스(Atkinson), 쉬프린(Shiffrin), 쾰러(Köhler), 레윈(Lewin) 등이 있다.

(1) 인지발달이론

피아제(Piaget)[7]는 인간의 지능과 지식이 유아기에서 시작하여 노년에 이르기까지 성숙이 진행되며, 물리적·사회적 환경과 상호작용에 의해 자연스럽게 발달한다고 하였다. 발달적 변화의 촉진제는 내부에 있어서 환경이 발달에 영향을 줄 수는 있지만 발달을 직접 유도하지는 않는다는 관점이다.

피아제는 도식(schema), 동화(assimilation), 조절(accommodation), 평형(equilibration)의 4가지 개념을 주장하였다.

7 Piaget(1896~1980): 스위스 출생, 중세문학 교수의 아들, 발달심리학, 생성 및 인식론학자

스키마는 유기체가 외부환경으로부터 사물이나 현상을 받아들여 도식화하는 인지구조이고, 동화는 이미 갖고 있는 도식 또는 체계에 의해 새로운 대상이나 사건을 해석하고 이해하는 인지과정이며, 조절은 기존의 인지구조로 새로운 대상을 받아들일 수 없는 경우 기존의 구조를 변경시키는 인지발달과정으로 동화와 조절은 상호유기적으로 작용하여 인지구조가 평형상태를 유지하려고 노력한다고 보았다.

인지발달론 측면에서 교육자는 학습을 촉진하기 위해 발달 수준을 고려한 후 인지적 갈등을 경험하도록 도전적 과제나 자료의 제시를 통하여 학습자 간 상호작용을 능동적으로 촉진할 수 있는 구성이 필요하다.

(2) 텍사노미

블룸(Bloom)[8]은 학습자가 단순한 기억에서 새로운 관념이나 물질을 조합하며 합성하는 독특한 계층적 텍사노미(taxonomy)[9] 학습 배열을 개발하였다. 지식, 이해, 응용, 분석, 종합, 평가의 6단계이며 이는 저차원적 사고력(lower order thinking skills)에서 고차원적 사고력(higher order thinking skills)으로 이어지는 연속체로 보았다.

'지식'을 기억하는 것은 분류체계의 가장 낮은 단계이지만 학습에서는 가장 중요하다. 기억하기가 사실이나 모양에 대해 배운 것을 암기하는 것일 필요는 없으며, 고차원적 학습활동에 의해 강화되며 기억하기는 정의나 사실, 목록을 만들거나 자료를 인용할 때 사용된다.

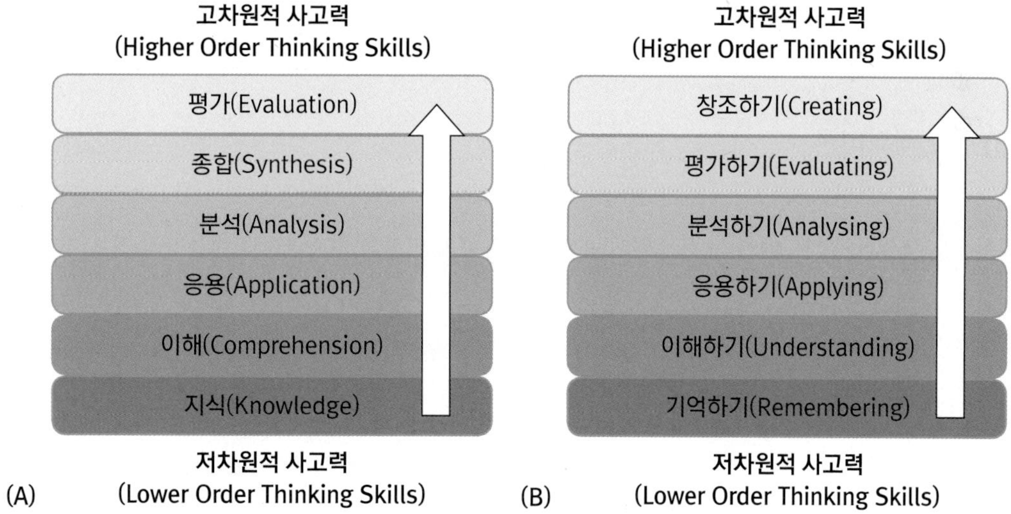

그림 1-9 (A) Bloom's Taxonomy, (B) Bloom's Revised Taxonomy

8 Bloom(1913~1999): 미국의 교육심리학자. 인지영역에 대한 분류를 통해 학교현장에서의 학습활동을 하는 교육과정에 대한 연구 업적이 많음. 우·열 학생은 학습조건에 의한 결과로 말함

9 텍사노미(Taxonomy)는 분류의 실천이며 과학. 그리스어의 taxis("순서") + nomos("법률" 또는 "과학")에서 비롯됨

'이해'는 관계를 수립하고 지식을 연결시킨다. 학습자는 과정과 콘셉트를 이해하며, 자신의 언어로 요약하고 말할 수 있다. '응용'은 정보화의 구조에서 가장 수준 높은 단계로 수행(carrying out), 사용(using), 실행(executing), 구현(implementing), 보기(showing), 전시(exhibiting) 등의 용어로 절차를 이용하거나 수행한다. '분석'은 자료나 개념을 부분으로 나누는 것으로, 각 부분이 상호 또는 전체 구조나 목적과 어떻게 관계를 맺는지 결정한다. 정신적 활동은 구성요소 간의 구분 능력뿐만 아니라 분별하기, 조직화하기, 속성 파악하기 등을 포함한다. '종합'은 여러 요소를 결합하여 하나의 새로운 무엇을 구성하는 능력으로 여러 요소나 부분을 하나로 묶어 범주화하고 편집한다. '평가'는 모니터링 및 비평하기 등을 통한 활동으로 기준 및 표준을 바탕으로 판단하는 것이다.

2000년대, 블룸의 제자들에 의해 개정된 텍사노미(Bloom's Revised Taxonomy)가 발표되었는데 핵심 개정사항은 각 분류수준을 설명하는 행위를 명사형에서 동사형으로 변경하였다.

- 우리가 어떤 개념을 이해하기 위해 기억하고 있어야 한다.
- 우리가 어떤 개념을 응용하기 위해 이해하고 있어야 한다.
- 우리가 어떤 개념을 분석하기 전에 응용할 수 있어야 한다.
- 우리가 그 개념의 영향을 평가하기 위해 분석이 완료되어야 한다.
- 우리가 창조하기 위해 기억하고, 이해하고, 응용하고, 분석하고, 종합하고, 평가해야 한다.

블룸의 텍사노미와 개정된 텍사노미는 일상적인 교실 수업에서 발생하는 다양한 형태로 학습과정을 설명하고 있지만, 정보통신기술(ICT)의 출현과 통합에 의해서 발생되는 새로운 수업활동을 설명하는 데는 한계가 있다.

(3) 정보처리이론

앳킨슨과 쉬프린(Atkinson[10] & Shiffrin[11])에 의해 체계적으로 정립되어 현대 이론으로 발전한 정보처리이론은 컴퓨터의 하드웨어, 소프트웨어 용어를 사용해서 인간의 인지과정과 컴퓨터의 정보처리과정을 비교한다. 인간은 외부로부터 받은 정보를 감각기관을 통해 등록하고, 습득한 정보를 부호화하는 과정을 거쳐 저장하였다가 필요할 때 꺼내어 사용하는 정신적인 조작으로 정보를 처리하는 과정을 통해 학습한다고 본다.

인간의 기억 현상을 설명하기 위한 정보처리체계는 감각등록(sensory registrators, SR), 단기기억(short-term memory, STM)[12], 장기기억(long-term memory, LTM)[13]으로 구성된다[그림 1-10].

10 Richard Chatham Atkinson(1929~): 미국 심리학 교수이자 학술 행정가
11 Richard Shiffrin(1942~): Bloomington의 Indiana University의 심리학 및 뇌과학과의 인지과학 교수
12 단기기억(short-term memory): 보존할 수 있는 양과 기간이 제한적인 기억, 1회에 5~6개의 정보가 20~30초간 저장되고 반복적인 연습이 이루어져야 지속됨
13 장기기억(long-term memory): 저장되는 정보의 양이 제한적이지 않고 오랫동안 기억됨. 이름, 의미 등 어떤 단서와 연결되어 저장되어 있으며 필요할 때 정보를 꺼내 쓸 수 있음

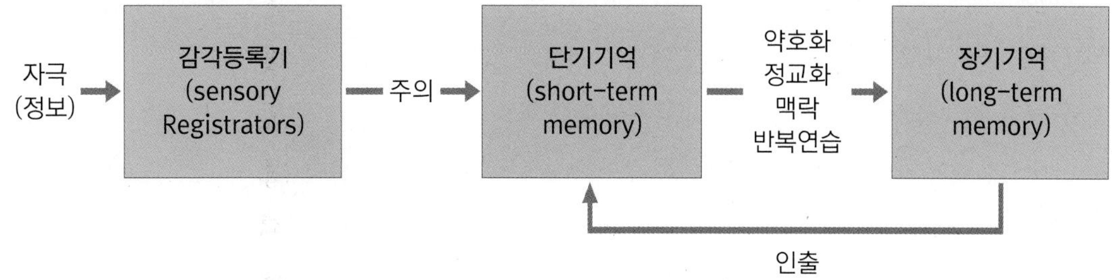

그림 1-10 정보처리이론 모형
출처: 강갑원 외(2008). 교육심리학의 이론과 실제. 시그마프레스.

모든 정보는 정보가 필요할 때 잘 기억해낼 수 있는 형태로 부호화하여 학습자가 눈, 귀 등 오감을 통해 정보를 최초로 인지하는 감각기억장치에 등록하고 매우 짧은 시간(시각 약 1초, 청각 약 4초) 동안 정보가 유지(정보가 즉시 처리되지 않으면 그 정보는 잃어버림)된다.

이는 다시 외부로부터 들어온 정보를 선별하여 필요한 것만 저장하는 단기기억 상태로 있다가 경험으로 습득된 일반화 지식, 학습을 통한 저장, 서로 연관된 의미기억이 장기기억 상태가 되어야 오랫동안 기억이 유지된다. 즉, 기억이 오래 유지되려면 반복적인 정보인식이 필요하며 저장된 정보를 필요한 때에 꺼내는 인출과정을 거치게 된다.

인출은 정보처리의 핵심적인 구성요소로 부호화의 성공적인 결과이지만 학습을 촉진할 수도 있다.

(4) 통찰이론

쾰러(Köhler)[14]는 침팬지의 학습과정을 형태주의 심리학에 근거한 인지주의 학습인 통찰이론으로 설명하였다. 손다이크의 주장처럼 학습이 시행착오에 의해 성립되는 것이 아니고 통찰(insight)에 의해 이루어진다고 하였다. 학습은 목적을 가지고 탐구하여 창조적인 활동을 하는 것이므로 학습 과정을 통찰을 통한 변화로 설명하였다.

쾰러는 실험에서 침팬지 6마리가 있는 우리의 천장에 바나나를 매달아 놓고 그것을 따먹으려는 침팬지를 관찰하였다. 바나나는 침팬지가 뛰어서 닿을 수가 없는 높이에 있었지만 침팬지는 계속 뛰었다. 이때 쾰러가 기른 우수한 침팬지는 몇 번 뛰어 보다가 닿지 않자 멈추어 서서 주위를 두리번거리더니 한쪽에 놓아 둔 상자를 가져다 놓고 그 위에 올라가서 바나나를 따먹었다.

---

14 Wolfgang Köhler(1887~1967): 독일의 심리학자 현상학자로 막스 베르트하이머, 쿠르트 코프카와 함께 게슈탈트 심리학을 처음 형성한 것으로 유명함

주변에 이용할 수 있는 대상이 없는 경우 침팬지는 쾰러에게로 가서 그의 팔을 끌어당겨 과일 아래로 데리고 간 후 등을 타고 올라갔다. 침팬지의 이러한 문제해결 행동은 과거에 전혀 학습한 적이 없는 새로운 관계를 갑자기 파악했기 때문이라고 설명하였다. 즉, 침팬지는 자극-반응연합을 형성한 것이 아니라 문제 상황 전체에 대한 통찰을 통해 원하는 것을 획득했던 것이다[그림 1-11].

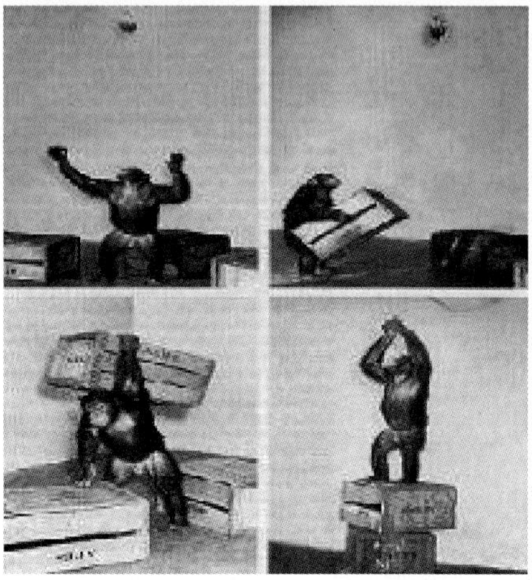

그림 1-11 Köhler의 침팬지 실험(1920)
출처: http://wkprc.eva.mpg.de/english/files/wolfgang_koehler.htm

학습자는 문제해결에 대한 모든 요소를 생각해보고 문제가 해결될 때까지 여러 가지 방법을 생각하게 된다. 이 과정에서 학습자는 문제해결에 대한 통찰력을 얻는다. 학습자는 문제를 이해하고, 분석하여 전체적으로 인지함으로써 주어진 문제를 목표달성을 위한 행동과 결부시켜서 재구성 또는 재구조화하여 결과적으로 인지구조를 변화시키게 된다. 즉, 통찰이란 상황을 구성하는 요소 간의 관계를 파악하는 것이다.

(5) 장이론

레윈(Lewin)[15]은 인간의 행동은 자신을 둘러싼 생활공간에서 경험하는 모든 심리적 사실에 의미를 부여하고 해석함으로써 영향을 받고 변화하는데, 이러한 현상을 개인과 환경의 상호작용이란 함수로서 설명하면서 심리학적 장이론(field theory)이라 하였다. 장이론은 태도, 기대, 감정, 욕구 등을 인간의 내면적 힘으로 보고, 내면적 힘은 개인의 환경인 외면적 힘과 상호작용하는 것으로 본다. 개인의 심리적 장은 내면적인 힘을 지닌 개인이 지각한 환경으로 이루어진다. 즉, 과거의 사건도 현재 개인에게 심리적 경험의 일부분으로 작동하는 경우에는 그 행동의 결정인자가 되며 환경은 개인이 해석하는 것으로 본다.

따라서 레윈은 학습을 생활공간에 대한 인지구조의 변화과정이라고 하였다. 생활공간이란 장(field)을 의미하며, 장은 유기체의 행위를 결정하는 복합적인 모든 상황이다. 그는 행위 결정 공식 B는 행위(behavior)로서 생활공간의 기능이며, B = F (L), L = P + E로 설명하였다. 그러므로 장 또는 생활 공간에는 유기체를 둘러싸고 있는 환경뿐만 아니라 인간도 포함된다. 장은 환경과 사람 간의 동시적 상호작용에 의해 결정된다(P = F(E), E = F(P))[그림 1-12].

객관적으로 동일한 환경에 처해 있더라도 심리적 장은 그 사람의 욕구에 따라 전혀 다를 수 있다. 인지(cognition)는 통찰, 이해와 같은 의미이며, 장을 이해하고 있는 상태를 지각하는 방식을 의미한다. 생활공간을 인지하는 구조는 언어·정서·활동·사회적 상호관계의 발달에 따라 달라진다.

---

15 Lewin(1890~1947): 프러시아(현 폴란드) 출생. 독일계 미국인, 사회심리학, 산업조직심리학, 응용심리학 등의 현대 심리학 분야

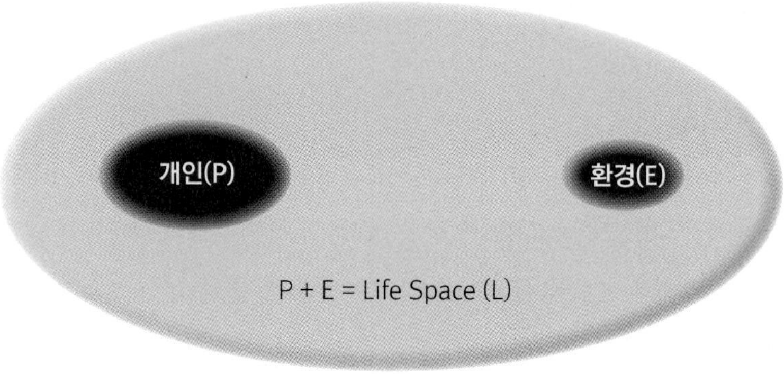

그림 1-12 레윈의 생활공간으로서의 장
출처: 김인수(1978). Lewin의 위상심리학의 특징, 영향, 비판 및 공적점. 부산교육대학논문집.

2) 인지주의 학습이론의 보건교육 활용

- 학습 촉진을 위해 도전적 과제나 자료 제시를 통해 내적 동기유발을 경험하도록 한다.
- 학습자의 발달 수준에 따라 상호작용을 촉진할 수 있는 수업상황을 구성하도록 한다.
- 다양한 상황에서의 적용은 일반화란 원리나 규칙을 발견하게 하고, 다음에 비슷한 상황에서 용이하게 대처할 수 있도록 돕는 것이다.
- 학습자의 지식, 이해, 응용, 분석, 종합 평가의 순서로 새로운 정보를 조직하게 한다.
- 학습자가 새로운 정보를 분석하여 기존의 지식이나 경험과 연결하도록 한다.
- 지식을 부호화할 때 망각을 최소한으로 줄이기 위하여 반복학습은 필수적이다. 예를 들면 평가를 위한 시험이나 퀴즈로, 학습과 파지를 신장시키는 것이다. 평가 압박을 줄이는 방법으로는 점수를 매기지 않는 퀴즈 풀기도 있다.
- 정보처리이론을 학습에 적용한 예를 들면 혈액장애 학습주제에서 혈액의 기본 요소인 혈장, 백혈구, 적혈구, 혈소판을 복습한 다음, 교수자는 다양한 범주의 혈액장애인 빈혈, 출혈, 백혈병, 골수질환 등을 열거한다. 학습자는 이 내용을 기초로 다른 형태의 질병을 파악하고 각 조건에 맞는 증상과 대처법을 학습할 수 있다.
- 학습의 결과는 지식의 습득이 아니라 사고과정의 변화이므로 문제상황에 대한 통찰, 즉 스스로 발견하도록 하는 학습과정이 강조되어야 한다.
- 개개인의 학습경험이 다양하게 나타날 수 있으므로 대상자의 환경과 개인의 변화를 예측하여 평가기준을 만들어야 한다.

3 인본주의 학습이론

1) 이론에 대한 이해

인본주의(humanism)는 인간이 자신의 삶을 스스로 결정할 수 있고 무한한 잠재력을 가진 존재로 충분히 발달시킬 수 있는 자아실현을 전제로 한다. 그리고 학습은 개인이 주위 환경과의 능동적인 상호작용을 통하여 자아성장과 자아실현을 이루어가는 과정이라고 보았다. 인간 발달에서 자아 및 대인관계에 대한 인식은 창조적인 문제해결과 효과적인 정보처리과정에 중요하다. 인본주의에서 중요한 점은 자기결정에 대한 자율성(autonomy)으로, 자율성은 자신의 행위를 선택하며, 환경의 자극에 반응하는 방법을 결정하는 것이다.

'학습'을 지식과 정의(情意)가 결합된 유의미한 실존적 경험이라고 간주하고 특정 상황에 대한 개인의 지각·해석·의미 등 인간의 주관적 경험을 강조하며, 사랑, 창조성, 선택, 의미, 가치, 자아실현과 같은 인간의 긍정적인 측면에 초점을 두고 있다. 인본주의 이론에서 학습은 학습자의 느낌과 판단에 따라 학습자 중심으로 이루어져야 하며, 학습자 개개인의 특성에 적합한 개별화된 형태의 수업이 필요하다.

인본주의 학습이론의 대표적 학자로는 매슬로(Maslow)[16], 로저스(Rogers)[17] 등이 있다.

(1) 동기이론

매슬로(Maslow)는 인간의 동기이론(motivation theory)을 통하여 인간은 무엇인가를 필요로 하는 결핍의 존재로서, 충족되지 않은 욕구가 행동을 일으킨다고 보았다. 또한 인간의 욕구는 계층화되어 있어서 하위 욕구가 충족되면 다음 단계의 충족을 위해 동기화된다고 주장하였다. 일단 욕구가 한번 충족되어 원하는 것을 이루면 또다시 그 다음 단계의 고수준 욕구를 또다시 추구하게 되는데, 동기유발에 작용하는 욕구는 충족되지 않은 욕구이고, 충족된 욕구는 다시 그 욕구가 나타날 때까지 동기유발의 힘을 상실한다.

매슬로의 욕구계층 단계(Maslow's hierarchy of needs)는 사람이 어떻게 동기를 갖고 목표를 실현시키려는 힘을 가지게 되는지에 대하여 설명하였다. 욕구계층 단계 중 아랫단계의 욕구인 생리욕구, 안전욕구와 윗단계의 욕구인 애정·소속욕구, 존경욕구, 자기실현의 욕구 등 5단계로 나뉜다. 이중 자기실현의 욕구는 자신을 계속 발전하게 하고자 자신의 잠재력을 최대한 발휘하려는 욕구로 다른 욕구와 달리 욕구가 충족될수록 더욱 증대되는 경향을 보여 '성장 욕구'라고 하기도 한다.

---

16 Abraham Harold Maslow(1908~1970): 미국의 심리학자, 매슬로의 욕구단계설 제안으로 유명함
17 Carl Rogers(1902~1987): 미국의 심리학자, 1940년대에 인간중심 치료를 개발하여 인간성 심리학을 개척함

상호 이해하려는 인지욕구나 심미욕구 등이 여기에 해당된다. 학습은 자기실현의 욕구이므로 학습자가 스스로 학습내용을 학습할 수 있는 것으로 판단하고 자기발전을 통하여 성장하도록 해야 한다. 보건교육자는 자아실현을 위한 성장욕구를 충족시켜주는 촉진자가 되어야 한다.

(2) 자아지시적 학습이론

칼 로저스(Carl Rogers)는 인간은 본질적으로 학습동기를 가지고 있기 때문에 자아지시적 모형의 학습을 교육에 사용할 수 있다고 하였다. 즉, 학습자가 수용적이고 위협이 없는 상태에서 자신에게 중요하다고 생각해야만 학습이 일어나므로 자기주도적으로 개인의 정서적·인지적 측면이 학습에 개입되어야 자발적 참여가 일어난다고 하였다. 스스로 발견한 인식이 자아에 변화를 가져온 학습은 잘 변하지 않음은 물론 행동, 태도, 개성 등에 영향을 미친다. 학습은 학습자의 지적인 측면과 정의적 측면이 통합될 때 지속성이 크며, 자기 책임이 강조되고 자기평가가 이루어질 때 더 증진된다.

교수자는 학습자가 감정 표출, 통찰, 행동, 새로운 방향으로의 통합과정을 경험하도록 유도하여 학습자가 자신의 문제를 해결해 나가도록 돕고 촉진할 수 있다. 이 이론은 교수자가 학습자의 동기를 강화시키는 경우 유용하다.

2) 인본주의 학습이론의 보건교육 활용

- 학습자는 경험을 통하여 의미를 이끌어내는 자발적인 주체이므로 교수자는 조력자, 촉진자가 된다.
- 학습환경은 학습자의 자율성이 보장된 개방적이고 편안하며, 수용적이고 신뢰가 바탕이 되어야 한다.
- 자아지시적 관점에서 교수자는 학습자를 존중하고 선택과 기회를 제공하며 학습을 촉진한다.
- 학습내용은 학습자와 관련성이 깊을 때 유의미하며, 더 빠르게 이루어진다.
- 학습은 학습자의 자기책임이 강조되고 자기평가가 이루어질 때 더 증진된다.
- 인간의 행동은 위계적 욕구를 충족시키기 위해 노력하며 목표달성을 위한 열망이 있으므로 교수자는 학습자가 성취할 수 있는 활동을 제공한다.
- 학습에 흥미가 없는 소극적인 학습자를 조별활동 리더로 임명하여 다양한 활동에 우선적으로 참여시키고 개인의 성장을 촉진시킨다면 향상된 결과를 가져올 수 있다.
- 학습자가 소음 등으로 학습에 집중할 수 없다면 강의실 환경을 개선하고, 학교폭력이나 집단 행동과 관련된 문제가 있다면 학교, 부모, 관련 기관이 함께 해결을 위한 노력을 하여야 한다.

4 구성주의 학습이론

1) 이론에 대한 이해

구성주의(constructivism)는 개인의 인지작용과 사회구성원 간의 사회적 상호작용을 통해서 학습이 이루어진다. 교수-학습과정에서 학습자중심의 학습설계를 특징으로 볼 수 있다. 구성주의에서 사람은 적극적인 학습자이며 스스로 지식을 구성한다고 하였다(Simpson, 2002). 서로 다른 분야의 교수자가 교육과정을 함께 설계하고 학습과정을 점검하며, 평가하고, 요구되는 기준 이외의 관심분야를 탐구하는 등 학습자가 능동적으로 학습에 임하도록 지도한다(Bruning, Schraw, & Norby, 2011).

구성주의는 크게 인지적 구성주의(cognitive constructivism)와 사회적 구성주의(sociocultural constructivism)로 나뉜다. 인지적 구성주의는 지식의 형성과정에서 인간의 개별적인 인지적 작용을 주요 요인으로 본다. 지식이란 경험이나 교수 또는 사회적 상호작용을 통해 습득된 외부 세계를 그대로 반영하는 것이 아니라 추상적인 인지활동을 통해 일련의 예측이 가능한 절차에 따라 형성된다고 본다(Learn Therories, Dale H. Schunk, 2016). 사회적 구성주의는 사회적 상호관계를 개인의 인지적 발달뿐만 아니라 지식을 구성하는 데 가장 중요한 요소로 보고 있다. 경험이나 교수, 모델의 관찰처럼 사회관계가 지식구성에 중요한 영향을 미친다고 보는 것이다[표 1-2]. 이론적 근거를 살펴보면 피아제는 인지발달이 보편적

표 1-2 인지적 구성주의와 사회적 구성주의의 비교

구분	인지적 구성주의	사회적 구성주의
대표학자	Jonassen, Piajet, von Glasersfeld, Fosnot, Cobb, Duffy, Bransford, Sprio, Brown, Collins	Vygotsky, Rorty, Rogoff, Bruffee, Lave, Cole, Cunningham, Wertsch
이론적 근거	피아제의 발달심리	비고츠키의 발달심리
인지적 발달 기원	머릿속에	사회 관계에 참여하는 개인
학습의 정의	적극적인 인지적 구조의 재편성	관련 공동체에서의 문화적 동화
최종목표	개인경험의 사회문화적 타당성 검증	개인 간의 활발한 상호작용에 의한 사회문화적 관습 습득
이론적 관심	개인의 인지적 발달과정	사회문화적 과정
분석내용	사회적 상황에 의거한 인지적 재구성 과정	관련 공동체에 참여를 통한 사회문화적 행동양식 습득 및 동화과정
수업환경	교사와 학생 간에 형성되는 문화를 조사	공동체의 문화를 반영하는 학습 교육의 실태조사

출처: 이화여자대학교 교육공학과(2008). 교육방법 및 교육공학.

인 성격을 가지고 있으며, 축적된 문화의 지혜를 한 세대에서 다음 세대로 전달하는 사회적 전달이 지식의 내용에 영향을 준다고 하였다. 비고츠키는 문화적 맥락을 통해 인지발달이 결정된다고 하였으며, 지식이 먼저 사회적 차원에서 구성되고, 인간의 상호작용을 통하여 개인 안에 내면화됨으로써 재구성된다고 보았다.

구성주의적 교수-학습 모형에는 인지적 도제 모형(cognitive appreticeship), 상황학습 모형(situated learning), 앵커드 모형(anchored instruction), 문제중심학습 모형(problem based learning), 인지적 융통성 모형(cognitive flexibility model), 목표중심 시나리오(goal based scenario) 등이 있다.

이러한 다양한 모형은 각각 다른 배경에서 도출되었지만, 학습자중심의 학습환경에 중점을 둔다는 점에서 구성주의에 포함된다.

구성주의 학습이론에 학습자는 학습의 주체이며, 학습과정에 능동적으로 참여하여 자신의 경험의 의미를 구성할 때 학습이 일어난다. 그러므로 보건교육에서 활용 시 교수자는 실제와 같은 복잡하고 역동적인 상황이나 문제를 제시하고 다양한 관점을 개발할 수 있는 기회와 학습에 대한 안내를 줄 수 있는 학습환경을 제공하여야 한다.

구성주의 학습이론의 대표적인 학자로는 피아제(Piaget), 비고츠키(Vygotsky) 등이 있다.

(1) 인지적 구성주의

인지적 구성주의 학습환경은 학습자가 학습활동에 자발적이고 주도적으로 참여하여 조성된 학습환경을 의미한다. 구성주의에서 지식은 학습자의 경험 또는 이전 지식과 환경의 상호작용을 통하여 의미를 새롭게 구성해가는 과정이기 때문에 교수설계는 지식 구성을 촉진할 수 있는 풍부한 학습환경을 설계하는 것이다(한국교육공학회, 2005).

조나센(Jonassen)[18]은 이러한 학습환경을 어떻게 설계해야 하는지를 보여주는 구성주의 학습환경 설계 모형(Constructivist Learning Environment, CLE)을 제시하였는데, 설계모형은 문제/프로젝트 배경을 중심에 두고 구성주의 학습환경을 이루는 핵심적인 요소(관련 사례, 정보자원, 인지 도구, 대화/협력도구, 사회적/맥락적 지원)들을 동심원으로 표현하고 교수자의 교수활동은 모델링, 코칭, 스캐폴딩이라는 화살표로 제시하였다.

학습은 학습자가 경험을 통해 세계를 이해하고 해석하는 것이며, 이러한 해석은 외부에 전달될 수 없는 것이다. 따라서 학습을 촉진하기 위해서는 직접적인 교수가 아닌 학습이 발생할 수 있는 학습환경을 개발하는 것이 교수설계의 중요한 목적이 된다.

---

18 David Jonassen(1947~2012): 미국 뉴저지 출생, 구성주의와 문제해결학습의 발전에 공헌함

(2) 사회적 구성주의

비고츠키(Vygotsky)[19]는 발달심리이론에 근거하여 인간의 인지적 발달과 기능은 사회적 상호작용이 내면화되어 이루어지는 것이라 하였으며, 교육을 인지적 발달과 함께 사회문화적 행위에 중요한 요소로 보았다. 특히 근접발달영역(the zone of proximal development)의 개념을 통해 "독자적으로 문제를 해결함으로써 결정되는 실제적 발달 수준과, 성인의 안내나 보다 우월한 또래와 협동하여 문제를 해결하면서 결정되는 잠재적 발달 수준 간의 거리"(Vygotsky, 1978/1994, p.130)를 제시하였다.

비고츠키는 오늘 잠재적 발달 수준을 실제적 발달 수준으로 끌어올리면 내일 새로운 잠재적 발달 수준이 형성된다고 하였다. 학습의 핵심적인 특징은 새 근접발달영역을 만들어낸다는 것이다. 즉, 학습은 학습자가 주변 사람과 상호작용하거나 친구와 협동할 때만 작동할 수 있는 다양한 내적 발달 과정을 일깨운다.

이 과정이 내면화되면 그것은 학습자의 독립적인 발달적 성취의 일부가 된다. 이런 관점에서 보면 적절하게 조직된 학습은 정신발달을 가져오고 학습과 분리하는 것이 불가능한 다양한 발달 과정을 작동시킨다. 따라서 학습은 인간에게만 존재하는 문화적으로 조직된 심리기능을 개발하는 과정의 필수적·보편적 측면이다.

구성주의적 설계방식에서는 학습내용을 실제와 같이 제시하여 학습자로 하여금 실제에서 요구되는 다양한 경험이나 관점을 접하면서 사건이나 문제를 해결하게 한다. 즉, 학습자가 스스로 성찰하고 판단하면서 스스로 목표를 설정하고 달성하도록 해야 한다. 이와 같은 구성주의의 실현을 위한 학습환경의 조성을 위해서는 학습자가 다양한 각도에서 문제를 접해보고 해석해 볼 수 있도록 교수자가 다양한 맥락 또는 상황을 제시하여야 한다.

2) 구성주의 학습이론의 보건교육 활용

- 교수자는 조언자, 촉진자, 동료학습자로서의 역할을 수행한다.
- 환자의 기왕력을 문진할 때 경험을 듣고 효과적인 방법을 설명해 줄 수 있다.
- 학습한 지식이 실제로 사용될 수 있고 실제상황과 유사한 맥락과 함께 제공되어야 한다.
- 선배 및 후배와 토론하고 지역사회활동의 유경험 교수자와 함께 훈련할 수 있는 기회를 제공한다.
- 학습자가 주도적이고 능동적인 학습활동을 할 수 있도록 학습자 중심의 학습환경을 조성한다.
- 교수자는 대상자의 흥미를 유발하고, 지속적인 피드백과 지지를 통해서 대상자의 의미구성과정을 촉진하도록 한다.

---

19 Lev Vygotsky(1896~1934): 소련의 심리학자, 인간의 문화 및 생물 사회 발전에 관한 미완성 이론의 창시자

- 지역사회 근무를 희망하는 간호학생은 학교, 산업장, 보건소 실습을 통하여 다양한 환경의 업무경험을 하도록 한다.
- 문제상황은 학습자의 학습동기를 유발하고, 관련 지식을 점검하거나 습득하게 하며, 지식을 문제해결에 적용하도록 유도한다.
- 평가는 학습과정에서 이루어져야 한다. 평가는 학습자가 문제를 해결하는 과정에서 지식과 기능을 새로운 상황에 적용할 수 있는 능력에 초점을 두고 이루어져야 한다.
- 학습환경은 학습자가 문제상황에서 관련 정보를 회상하고 문제해결과정에 집중하며, 전문가는 실세계의 문제해결과정에서 경험하는 사고력을 촉진하고자 문제상황을 제공한다.
- 학습자는 사회공동체 내에서 다른 사람과 아이디어를 공유하고 다양한 관점을 접하게 된다. 이때 모순과 불일치를 경험하면서 반영적 사고를 통해서 자신의 관점을 재해석하거나 변형하는 등 조정할 수 있으며, 공동체와 공유된 의미를 갖게 된다. 뇌졸중인 할아버지를 간호한 경험이 있는 간호학생이라면 실습과정에 경험을 말할 수 있으며, 교수자는 이러한 경험을 활용하여 학습에 도움을 줄 수 있을 것이다.

표 1-3 학습이론의 특성 비교

구분	행동주의	인지주의	인본주의	구성주의
학습목표	지식과 기능의 습득	인지기능의 최적발달	자아성장과 실현	학습자의 이해구성
교육내용	지식과 기능 습득이 가능한 내용	감각운동·언어·인지적 발달을 촉진할 수 있는 내용	사회적 발달을 촉진시킬 수 있는 통합적 내용	다양한 학습자료에 근거하여 지식을 구성할 수 있는 내용
학습자 관(觀)	외부 자극에 반응하는 수동적 학습관	내적으로 정보처리하는 능동적 학습자	자기주도적 학습자	환경과 상호작용하여 의미를 구성하는 능동적 학습자
교육방법	• 교수자 중심 • 지식 및 기능의 발달을 위한 구체적인 방법과 교육공학의 활용 • 외적 보상에 의한 동기유발 • 과제·훈련·보상의 개별화 강조 • 학습자의 수동적 참여(기계적 학습) 강조	• 학습자 중심 • 지식과 정보의 전달 또는 발견 • 인지기능 발달을 촉진 • 내적 보상에 의한 동기유발 • 지적 호기심 만족 • 학습자의 발달 수준별 개별화 강조 • 학습자의 능동적 참여, 이해와 통찰 강조	• 학습자 중심 • 통합된 프로젝트에 의한 접근방법 • 내적 보상에 의한 동기 유발 • 학습자의 개성·욕구에 기초한 개별화 강조 • 학습자의 능동적, 자기주도적 학습 강조	• 학습자 중심 • 다양한 자료에 근거한 구성활동 강조 • 개인의 이해를 위한 사고 안내 • 지식의 공동 구성 • 학습자가 생활에서 학습의 필요성을 느껴 스스로 지식과 의미를 추구
교수자 역할	관리자, 감독자	정보처리 활성자	조력자, 촉진자	자료와 학습환경 제공자, 촉진자, 안내자, 조언자, 공동 참여자
학습자 역할	정보의 수동적 수용자, 청취자, 추종자	정보의 능동적 처리자	개인적 성장과 발달에 동기화되는 자기주도적 존재	의미의 능동적 공동구성자, 산출자, 설명자, 해석자, 학습 주체
학습전략	연습과 피드백	정보처리 전략	동기화를 통한 학습 강화	풍부한 학습 기회를 학습자와 공동으로 구성하는 협동학습

출처: 이영란 외(2021). 보건교육학. 수문사.
강경숙 외(2018). 보건교육학. JMK.

4

교수이론

1 교수·수업

교수(教授)와 수업(授業)의 개념은 때로는 혼용되어 사용되기도 한다. 교수는 교수자와 학습자 간의 활동이 상호관계에 있다는 것이 전제이다. 수업은 '가르쳐 주는 것'으로, 학습자의 학습목표를 달성시키는 것으로 수업은 단순히 가르치는 것에 머물러서는 안 된다. 그러므로 교수-수업으로서의 개념 확인과 활동이 필요하다고 보며, 'instruction'을 교수로, 'teaching'을 수업으로 구분하여 교수와 수업의 개념을 분명히 적용하는 것이 중요하다.

1) 교수의 3대 변인

교수설계자로서 교수자는 교수의 조건변인, 방법변인, 성과변인에 포함된 하위요소에 대해서 체계적인 지식과 기능을 획득하고 수행해야 한다. 라이거루스(C. M. Reigeluth, 1983)[20]는 교수의 3대 변인에 속해 있는 하위요소 간의 상호관계를 다음과 같이 나타냈다[그림 1-13].

교수의 조건변인

① **교과내용의 특성**

개념, 원리, 절차 및 기법 등을 비롯한 다양한 지식과 지식의 유형에 따라 가르치는 전략이며, 교수자는 가르치는 교과내용의 특성을 완벽하게 이해해야 하고 가장 적합한 전략을 완벽하게 구사할 수 있어야 한다.

20 Reigeluth: 1969년 미국 하버드 대학에서 경제학 학사를 취득, 1977년 브리검 영 대학에서 교수심리학 박사학위를 취득(Reigeluth & Stein, 1983). 3년간의 중등교사경력을 통해 교육에 대한 문제의식을 키웠으며, 시라큐스 대학 교수를 거쳐 현재는 미국 인디애나대학교 교수체제 공학과 교수로 재직 중. 관심영역은 공교육의 개선, 컴퓨터기반자원 강조, 업적으로 정교화 이론(Elaboration Theory of Instruction), 교수에 있어서 학습내용을 결정하는 과업분석(task analysis) 체계화, 교수설계 등임

② **교과의 목적**

인지적, 정의적, 운동기능 영역의 목표를 포함하며, 지식, 기능의 적절한 수준 정도 등을 결정하는 것도 중요한 역량이라고 할 수 있다. 이는 차후 어떤 교수방법을 선정할 것인가를 결정하는 데 중요한 기준이 된다.

③ **학습자의 특성**

학습자의 현재 상태는 적성, 학습동기, 흥미와 태도, 학습유형 및 성격을 비롯하여 선수 학습의 수준과 선수 지식의 구조화 정도 등을 포함해야 한다. 교수자는 학습자의 특성, 형태나 수준이 어떠하든지 있는 그대로를 수용하여 교수-수업을 운영해야 한다.

④ **교수자가 통제할 수 없는 제약조건**

교수자가 통제할 수 없는 상황을 사전에 확인하여 교수-학습 상황에 적절히 반영하는 교수자가 되도록 노력하는 것이 중요하다.

교수의 방법변인

교수자가 개인적인 노력과 창의적인 발상에 의해 무한대로 발전시킬 수 있는 상대적인 변인이라고 할 수 있으며, 교수자의 상대적 우월성을 판단할 때 적용할 수 있는 요소이다. 교과별, 내용별, 학습자 연령과 선수 지식 수준에 따라 적합한 방법이 있을 수 있으며, 교수자와 학생 간의 상호작용 유형에 따라서 다양한 방법이 있을 수 있다.

- **조직전략**: 교과내용의 구조를 학습자 수준에 적합하게 조직하는 것으로 미시적·거시적 전략이 있다.
- **전달전략**: 조직한 내용을 효과적이고 효율적으로 학습자에게 전수하는 방법이다.
- **관리전략**: 교수-학습의 전체 과정을 통제하고, 언제 어떤 조직전략과 전달전략을 사용할 것인지를 결정한다. 수업 중에 활용하게 될 각종 교수-학습자료를 점검하는 방법으로 하위요소를 구별하고 내용을 논리적으로 전개하는 데 도움이 된다.

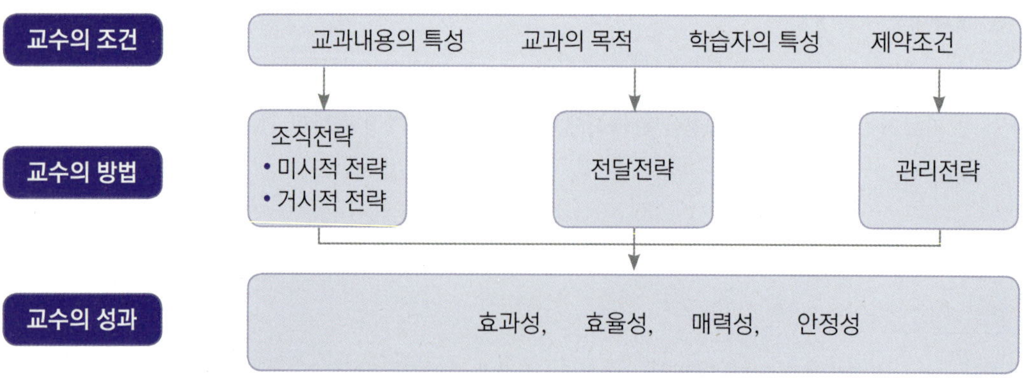

그림 1-13 교수조건, 방법, 성과변인의 요소와 상호관계
출처: 성태제 외(2013). 최신교육학개론. 학지사.

교수의 성과변인

① **효과성**

학습자가 교수-학습과정을 통해 습득한 지식 및 기능의 정도를 측정한 것이며, 의도한 교육목표 달성 여부 정도를 알 수 있다. 교육은 목적 지향적 활동으로 효과성 확보가 매우 중요하다.

② **효율성**

교육의 효과성으로 확인된 목표 달성을 이루는데 어느 정도의 노력, 비용, 시간이 투입되었는지의 관계이다. 교수자는 교수활동을 통해 학습자가 의도한 목표를 달성하게 하고 그 과정에서 교육을 받기 전보다는 짧은 시간, 적은 비용과 노력으로 목표를 달성할 수 있다면 효율성이 확보되는 것이다.

③ **매력성**

교수자료, 매체, 교수방법 등에 대하여 학습자가 매력을 느끼도록 설계하고 활용해야 한다. 이는 학습자의 동기 유발과 더불어 많은 학습을 이루는 동력으로 작용하게 된다.

④ **안정성**

교수학습은 도덕적으로 비윤리적이고 반사회적인 내용이나 기능이어서도 안 되고 정치적·지역적·종교적으로 특정 영역을 비하하거나 비난해서는 안 되며, 신체적으로 위험을 초래해도 안 된다. 학습자가 습득한 지식과 기능이 물리적인 안정과 정서적 안정을 저해하는 요인이 되어서는 더욱 안 된다. 교수활동은 효과적이며 효율적이고 매력적이면서 최종 결과물의 안정성이 확보되도록 계속적으로 노력해야 한다.

2) 교수의 하위영역

교수는 포괄적인 교육행위를 포함하며 대표적인 하위영역으로 교수설계, 교수개발, 교수실행, 교수관리, 교수평가가 있으며 다음과 같이 설명할 수 있다[그림 1-14].

- **교수설계**는 교수=학습의 계획, 실행 및 평가의 전과정이다. 교수설계는 학습자 중심으로 달성하고자 하는 목적과 목표가 분명히 제시되어야 한다.

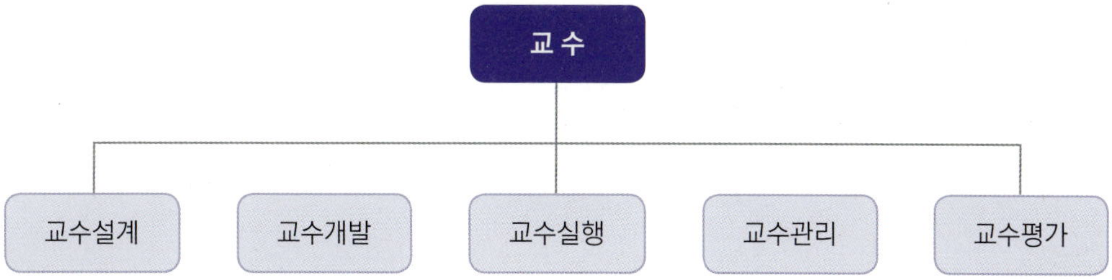

그림 1-14 교수의 하위영역
출처: 성태제 외(2013). 최신교육학개론. 학지사.

- **교수개발**은 세부적인 교수설계안을 참고하여 수업활동을 지원하고 상호연계하는 절차 및 매체를 산출하는 과정으로, 교수설계안에서 확증된 학습목표를 토대로 교수 절차 및 매체가 개발되고 검증된다. 이 같은 선정전략이나 제시방향뿐만 아니라 설계 단계에서 처방된 교수방법과 전략은 개발 단계에서 여러 번의 반복 실행을 통하여 개정되고 확정된다.
- **교수실행**은 교수개발에서 완성 된 교수방법이나 자료를 실제로 활용하는 방법을 고안하고 개선하려는 목적을 지닌 과정이다. 즉, 개발된 교육 프로그램을 실제 현장에서 활용하고 기존의 교과과정에 통합하여 유지하는 과정이다.
- **교수관리**는 교수의 모든 영역을 결합시키는 통합자 역할을 하는 것으로, 교수활동을 지원하는 인적·물적 자원뿐만 아니라 수업 전·후 활동을 포함한 교수활동 전반을 감독하는 일을 주관한다.
- **교수평가**는 학습자가 다양한 교수조건하에서 특정 내용 정보를 학습하는 방법에 관한 자료를 수집하는 인공지능적 과정이다. 교육목적 달성에 교수가 효과적으로 기여하는지를 알아보기 위해 교수 산출물의 현실성을 확증하기에 앞서 중요한 자료수집활동을 하며, 실제 교수가 이루어진 후 전문가의 판단과 현장검증이 수행된다.

3) 수업

수업(teaching)의 사전적 정의는 '학문이나 기술을 가르침'으로 학습자의 학습활동을 도와주기 위한 것이다. 주요 목적으로 가르치는 일에 필요한 지식과 정보, 적절한 상황 또는 조건을 준비하는 것과 같은 학습을 촉진시키기 위한 내적·외적인 조건을 체계적으로 조정하는 활동이라 할 수 있다.

한편, 교수(instruction)는 교수자와 학습자 간의 활동이 반드시 상호관계에 있다는 것을 전제로 하고, 교수-학습활동을 극대화시키는 데 필요한 교육적 의도를 가지는 제반활동을 포함시키는 역동적이고 체계적인 구조라 할 수 있다.

가네와 브리그스(R. M. Gagné & L. J. Briggs)는 교수란 교수자 개인에 의해 전개된 사상이 아니라 인간 학습에 직접적인 영향을 끼칠 수 있는 모든 사상을 기술하므로 교수(instruction)는 수업보다 포괄적인 의미이다. 라이거루스도 '수업은 주로 교수자의 적용과 실행에 중점을 두고, 교수는 수업에 비해 포괄적인 것으로 설계, 개발, 적용, 관리, 평가를 포함한다'고 하였다.

진위교 등(1988)은 교수는 행동 유형의 변화, 즉 바람직하고 가치 있는 행동으로의 변화를 목적으로 하는 활동이다. 행동이란 교육목표 분류학에서 제시하는 지식, 기능, 태도를 포괄하는 것으로서, 행동이 바람직하고 가치 있는 것으로 변화되기를 기대하면서 행해지는 교육행위가 교수라는 것이다.

2 교수 이론과 모형

최적의 교수-학습활동을 위한 교수 이론 및 모형을 탐색하고 그 특성과 적용 방안을 설명하기 위해 학습보다 교수에 더 중점을 두는 이론이 개발되었다. 1960년 이후로 브루너(1960), 글레이저(1962), 가네(1962) 등이 교수이론을 확립하는 데 크게 기여하였다.

교수이론은 학습의 효과를 극대화시킬 수 있는가에 대한 구체적인 방안을 마련해 주는 이론이다.

1) 브루너의 교수이론

브루너(Brunner, 1960)의 교수이론은 일반적으로 발견학습(discovery learning)의 중요성을 주장하였다. 발견학습은 학생이 교사의 설명에 의해 지식을 습득하는 것이 아니라, 학생 스스로 문제해결의 과정을 통해 지식을 발견하는 것이다. 그러므로 교수-학습과정에서 지식습득의 결과보다 과정을 중시한다. 조건으로 학습의 경향성, 지식의 구조화, 학습의 계열화, 강화 등의 요소가 있다.

(1) 학습의 경향성

교수-학습활동에 있어서 가장 먼저 학습자가 학습하고자 하는 학습의 경향성(의욕)이 중요하다. 학습의 경향성(의욕)은 가능성의 탐색을 자극하고, 그 경쟁을 계속 유지하도록 하며, 가능성을 탐색하는 데 방향성을 제시해주어야 한다. 이를 위해 적절한 수준의 불확실성이 있어야 한다. 학습과제의 목표와 활동이 그 목표달성에 관련되어 있다는 것을 알도록 하고, 명확한 방향성을 위해 자극된 호기심을 지속시키고 학습자에게 실패에 대한 불안감이 없도록 해야 한다.

새로운 학습과 관련된 신기한 모형의 제시, 호기심을 유발할 수 있는 다양한 교수매체 활용 등 탐색을 자극할 수 있고, 학습을 계속 유지하기 위해 질문과정, 협동과정이 필요하다. 최종적으로 문제를 해결하거나 원리를 찾도록 학습자의 실수를 인지하고 격려해주는 강화적이고 허용적인 수업 분위기로 학습자의 탐구활동을 유지시켜야 한다.

교수목표의 설정은 방향성을 구체적이고 명료하게 제시하여 목표에서 벗어나는 일이 없도록 하는 것이 중요하다.

① 지식의 구조화

어떤 영역의 지식도 작동적·영상적·상징적 표현방식으로 구조화하여 표현할 수 있다. 표현방식만 달리한다면 어떤 교과든지 그 지적 성격에 충실한 형태로, 어떤 발달 단계에 있는 어떤 대상자에게도 효과적으로 가르칠 수 있다. 경제성이란 어떤 문제를 해결하기 위해 학습자가 소유해야 할 '최소의 정보량'으로 결과를 성취하는 효율성을 말한다. 생성력은 일련의 명제나 지식이 그와 관계되는 다른 명제나 지식의 결과를 찾아내거나 발생시키는 용이성을 말한다. 대체로 경제성이 큰 표현양식이 생성력도 크다고 할 수 있으나 학습자의 수준에 따라 지식의 구조화가 이루어지는 것이 바람직하다.

② 학습의 계열화

학습의 계열화는 학습내용의 이해, 변형, 전이 등의 과정에서 도움이 될 수 있도록 학습과제를 순서대로 조직·제시하는 것을 말한다. 학습 계열은 작동적·영상적·상징적 등의 순서가 일반적이며, 학습과제는 교수상황에서 적절한 수준의 불확실성이 계속 유지될 수 있도록 제시되어야 한다. 학습의 최적 계열화는 학습자의 경험 수준과 발달 단계에 따라서 다르다. 즉, 지식의 계열화에 따라서 학습과제를 조직할 때는 선행학습이나 발달 단계, 자료의 성격, 개인차 등을 고려하여야 한다.

③ 강화

강화(상벌)는 학습활동의 결과를 알려주고, 그 결과에 비추어 앞으로의 학습활동 방향을 결정 짓도록 하는 데 필요하다. 강화가 교정적 정보로 활용되기 위해서는 학생 스스로 자기의 학습결과를 확인하고 거기에서 만족이나 불만을 느껴야 한다. 보상체계는 외부로부터의 보상인 외적 보상과 학습자의 내면에서 우러나오는 내적 보상이 있는데, 상호 균형이 이루어지도록 한다. 브루너는 새로운 사실 인식, 이해하는 데 따르는 만족감, 성취감과 도전감, 흥미와 관심의 증대, 정체성 확인으로 인한 만족감, 지적·인지적 성숙에 따른 쾌감, 능력 성취에 따른 자존감, 상호의존성의 발달 등의 내적 동기 성취가 더 유효하다고 하였다.

2) 글레이저의 일반교수 모형

글레이저(R. Glaser)는 교수모형을 최초로 고안했으며, 모형에서 교수목표 설정, 출발점 행동 진단, 교수절차, 학업성취도 평가 등의 과정으로 요소와 절차를 제시하였다[그림 1-15].

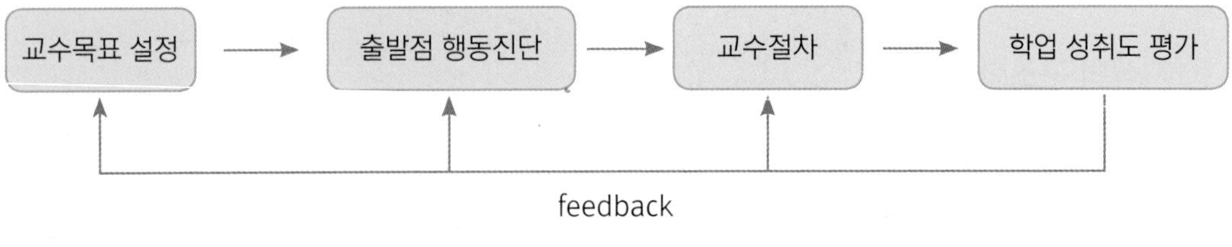

그림 1-15 글레이저의 일반교수 모형

(1) 교수목표 설정

무엇을 가르칠 것인가를 결정하는 교수목표는 학습자 입장에서 수업을 통해서 성취해야 할 학습 목표이다. 교수자와 학습자 간 하나의 약속으로, 공개적으로 드러냄으로써 교수자와 학습자는 그 목표를 학습자로하여 달성하게 하는 최선의 교수활동과 학습을 해야 한다. 교수목표 설정을 위한 준비활동으로는 교과내용과 학습행동의 분석 등이 있으며, 교수목표는 구체적이고 명료하게 진술해야 한다.

(2) 출발점 행동 진단

교수목표 달성과 관련된 학습자의 현재 수준, 즉 출발점 상태를 진단하는 것은 진단 결과에 따른 적절한 처치를 하기 위함이다. 새로운 수업의 전개에 앞서 학습결함, 학습결손, 학습누락이 발견되면 개별적으로 보충학습을 실시하여 새로 전개될 교수-학습활동의 시행착오를 최소화할 수 있다. 이 진단이 정확할수록 수업 전개가 충실해질 수 있다.

(3) 교수절차

수업절차가 본격적으로 이루어지는 교수-학습활동의 중심이며, 수업시간의 대부분이 과정에 배정되고 목표달성을 위한 수업의 계획과 수업의 전개가 포함된다. 이 단계는 도입, 전개와 발전, 정리와 정착, 형성평가, 심화 및 보충학습 등으로 전개되며, 주요활동은 다음과 같다.

- **도입:** 교수목표의 재확인과 인식, 학습동기의 유발, 선행학습과 관련 짓기, 새로운 교수-학습에 관련된 자료 제시 등이 포함된다.
- **전개와 발전:** 다양한 교수방법의 적용, 관련된 교수자료 및 매체의 활용, 수업내용의 심화활동 등이 포함된다.
- **정리와 정착:** 학습내용의 정리, 종합, 적용, 통합의 활동이 이루어지며, 이러한 활동을 촉진시키기 위해서는 연습, 반복의 기회를 제공하는 동시에 적절한 강화를 제공해야 한다.
- **형성평가:** 교수절차의 마지막 단계로, 이 평가의 목적은 학습자의 학습성과를 확인하는 것과 교수방법의 효과를 검증하고 재확인하는 것이다.
- **심화 및 보충학습:** 형성평가 후 그 결과를 바탕으로 일정한 목표 수준에 도달한 학습자에게는 현재 학습과 관련된 보다 깊이 있는 학습기회를 제공하고, 목표 수준에 도달하지 못한 학습자에게는 보충학습의 기회를 주거나 개별적으로나 집단별 학습지도를 실시한다.

(4) 학업성취도 평가

학업성취도 평가는 형성평가와 총합평가로 구분되는데, 형성평가는 교수절차에서 실시되는 평가와 동일한 의미로 이해될 수 있다. 형성평가는 절대평가로 수행되며, 교수목표 달성 수준으로 성취도를 평가해야 한다. 다른 중요한 목적은 교수방법의 검증에 있으므로 학습성과의 결과가 만족스러우면 그 교수방법의 유지가 필요하고 학습 성과 결과가 만족스럽지 못하면 교수방법의 개선 및 보완 방법을 찾아야 한다.

3) 가네의 교수이론

가네(R. M. Gagné)의 모형은 교수-학습에 관한 광범위한 지식을 하나의 교수이론으로 통합하려는 최초의 시도였다는 점에서 의의가 있다. 또한 여타 모형에 비해 교수에 대한 구체적인 처방을 제시하고 있기 때문에 적용 범위가 광범위하고, 현재 교육·훈련의 현장에서 가장 많이 활용되고 있는 교수이론 중 하나이다. 가네의 교수이론 모형은 독립변인과 종속변인으로 구분되며, 독립변인은 다시 외적 조건과 내적 조건으로 나뉜다. 종속변인은 독립변인의 작용을 통해 나타나는 결과로 결국 학습을 의미한다. 모형은 다음과 같다[그림 1-16].

(1) 독립변인

학습의 외적 조건과 내적 조건이다. 외적 조건은 교수자가 학습자에게 제공해주는 것이다. 외적 조건은 3가지 원리로 구성되는데, 강화의 원리는 새로운 행동이 일어났을 때 만족한 결과, 즉 강화가 있으면 학습이 잘 이루어진다는 것이다. 접근의 원리는 자극과 반응이 시간적으로 근접해 있을 때 학습이 잘 이루어진다는 것이고, 연습의 원리는 새로운 학습내용에 대한 충분한 연습이 있을 때 학습이 잘 이루어진다는 것이다.

학습의 내적 조건은 학습자가 내부적으로 갖추어야 할 것으로 선행학습, 학습동기, 자아개념, 주의력 등이다. 새로운 학습과제에 대한 선행학습의 정도, 학습에 대한 학습자의 동기, 학습자 스스로가 '성공할 수 있다'는 긍정적 자아개념, 학습과제에 집중하는 주의력 등이 학습에 영향을 미친다.

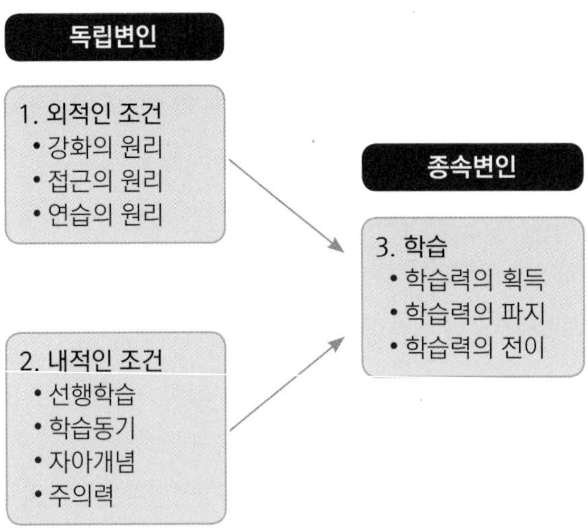

그림 1-16 가네의 교수이론 모형
출처: Gagné R. M. & Briggs L. J.(1979). Principles of instructional design, New York: Holt, Rinehart & Winston.

(2) 종속변인

종속변인은 독립변인인 학습의 외·내적 조건의 작용을 통해 나타나는 학습의 결과이다. 학습력의 획득은 학습의 성과로서 갖게 되는 지식, 기능, 태도 등을 말한다. 학습력의 파지는 학습한 지식이나 기능을 잊어버리지 않고 간직하는 것이고, 학습력의 전이는 간직한 지식이나 기능을 다른 장면에 적용하는 것과 관련되어 있다.

(3) 학습성과의 영역

가네는 인간의 학습성과를 다섯 가지 영역으로, 지적기능, 운동기능, 언어정보, 인지전략, 태도 등으로 분류하였다[표 1-4]. 이러한 학습성과의 범주에 있어서 '지적기능'의 범위는 읽기, 쓰기, 수의 사용과 같은 기초적인 능력에서부터 과학, 공학, 그리고 다른 학문 분야에서의 고차원적인 문제해결 능력 등을 포함한다.

지적 기능은 방법적 지식이나 절차적 지식의 학습과 밀접하게 관련되어 있다. '운동기능'은 어떤 일을 수행하기 위한 몸의 움직임이며, '언어정보'는 명제적 지식 또는 선언적 지식으로서 어떤 사실이나 일련의 사건에 대해 구두로 말하거나 문자로 진술하여 쓰는 것이다. '인지전략'은 주어진 문제에 대해 학습자가 새로운 해결방법을 고안해내는 능력이나, 어떤 문제에 대해 주의를 기울이려고 노력하는 것과 같은 자기 관리행동이다. '태도'는 특정의 방식이나 다른 방식으로 행동하는 것을 선택하는 능력이다.

(4) 학습성과에 따른 학습의 내·외적 조건

다양한 유형의 학습성과를 거두기 위해서는 다양한 학습조건이 준비되어야 한다. 학습조건을 두 가지로 구분하고 있다. 먼저, 외적 조건은 학습자 외부의 교수사태를 통해서 학습자의 내적 인지과정을 활성화시키고 보조해 줄 수 있는 다양한 교수방법을 말한다. 내적 조건은 학습자가 이전에 습득한 선행능력의 회

표 1-4 학습성과의 영역

학습성과 영역	수행
지적기능	문제해결을 위하여 개념이나 규칙을 활용: 구체적인 사례를 회상하고 학습자극에 변별적으로 반응한다.
운동기능	신체적 운동을 유연하고 적절한 계열에 따라 실행한다.
언어정보	정보를 진술한다.
인지전략	문제에 관한 새로운 해결방안을 모색: 자신의 사고·학습 과정을 통제하기 위한 다양한 방법을 활용한다.
태도	특정한 방식으로 행동할 것을 선택한다.

자료: 성태제 외(2013). 최신교육학개론. 학지사.

상이나 획득이 해당된다.

학습과정에 따라 요구되는 필수적인 외적 조건과 내적 조건은 다음과 같다[표 1-5].

(5) 지적기능

학습성과 가운데 학교학습과 가장 많은 관련이 있는 것이 '지적기능'이다. 지적기능은 고차적인 학습인 문제해결학습에서부터 단순한 신호학습까지로 구성되어 있는데, 이를 간략하게 설명하면 다음과 같다.

① **문제해결학습:** 이미 학습한 원리를 문제사태에 적용하여 문제를 해결해 나가는 능력이다.

② **원리학습:** 두 가지 이상의 개념을 연결하여 하나의 원리를 학습하는 것으로, 예를 들면 '삼각형은 동그라미보다 덜 굴러간다'가 해당된다.

③ **개념학습:** 유사한 사실에서 공통성을 추출하는 능력과 관련되며, 예를 들면 여러 개의 세모 모형을 통해 '삼각형'이라는 개념 등이 해당된다.

④ **다변별 학습:** 유사한 대상에서 차이점을 발견하는 것과 관련되며, 예를 들면 호랑이와 표범을 비교하는 것 등이 해당된다.

⑤ **언어적 연합학습:** 언어사용능력이며, 예를 들면 끝말잇기가 해당된다.

⑥ **운동연쇄학습:** 자극과 반응의 연결로, 예를 들면 손으로 공을 잡고, 발로 공을 차고, 다시 손으로 잡는 것 등이 해당된다.

⑦ **자극-반응학습:** 조작적 조건형성과 관련된 학습으로, 숫자 3을 보여주면 '삼'이라고 말하는 것 등이 해당된다.

표 1-5 학습성과의 유형과 내적·외적 조건

학습성과 유형	외적 조건	내적 조건
지적기능	선행학습요소 회상을 자극	필수적 선수학습요소의 학습 기능
운동기능	실행의 하위단계(규칙)를 설정하거나 회상 모든 기능을 연습	운동의 단계별 연쇄를 구성하는 요소를 회상
언어정보	광범위한 맥락에서 새로운 정보를 제시	저장된 정보의 재생
인지전략	해결방안이 마련되지 않은 새로운 문제상황을 연속적으로 제시, 학생이 문제해결과정을 시범	본 학습과 관련된 법칙과 개념을 회상
태도	정보의 '원천'(흔히 사람)에 대한 존중심을 설정하거나 회상, 직접적 경험 혹은 존경하는 사람에 대한 관찰로부터 얻은 대리적 경험에 의한 개인적 행동의 보상	목표로 설정된 개인의 행동과 관련된 정보나 지적 기능을 회상

출처: 최철용 외(2009). 교육학개론. 양서원.

⑧ **신호학습:** 신호 자극에 대한 반사적 반응을 학습하는 것으로, 예를 들면 초록불이 켜지면 횡단보도를 건넌다 등이 해당된다.

(6) 교수사상

다양한 학습상황에서 의도한 학습성과를 이루기 위해서는 학습의 내·외적 조건이 충족되어야 한다. 이렇게 다양한 학습상황에서 학습의 외적 조건을 제공하는 일련의 절차를 교수사상(instructional events)이라 한다. 가네는 학습자의 내적인 측면인 학습과정에 비추어 교수사상을 9단계로 제안하고 있다[표 1-6].

① 1단계-주의집중

- 학습자를 주의집중시킨다.
- 교수자가 아무 말없이 행동만 한다거나, 목소리를 낮추거나, 학생들의 호기심을 끌 수 있는 이야 기를 하는 것도 주의집중의 한 방법이다.

② 2단계-수업 목표의 제시

- 이 수업을 통해 궁극적으로 알고자 하는 바가 무엇인지, 즉 목표를 인식시킨다.
- 학습자에게 있어서 수업목표는 자신이 무엇을 학습해야 하는지를 분명하게 인식하는 데 도움을 준다.

표 1-6 교수사상과 학습과정

9단계 교수사상	구분	9단계 학습과정
1. 주의집중	학습준비	1. 주의집중
2. 수업목표의 제시		2. 기대
3. 선행학습 상기	획득·수행	3. 기억으로부터의 재생
4. 학습자료 제시		4. 선택적 지각
5. 학습의 안내 및 지도		5. 정보의 저장
6. 연습		6. 재생과 반응
7. 피드백의 제공		7. 강화
8. 형성 평가	재생·전이	8. 자극에 의한 재생
9. 파지와 전이의 향상		9. 일반화

③ 3단계-선행학습 상기

- 해당 시간에 공부할 내용과 관련있는 선행지식이나 기능을 회상하도록 한다.
- 회상된 선행지식을 통해 수업내용이 의미있게 학습된다.

④ 4단계-학습자료 제시

- 이번 시간에 학습할 학습자료, 즉 교재의 내용이나 관련 자료를 학생에게 제시한다.
- 실제로 수업할 내용을 학생에게 전달하는 것으로, 다양한 방법을 활용한다. 원리에 대한 구체적 설명과 더불어 그 원리를 적용할 수 있는 다양한 예를 제시한다.

⑤ 5단계-학습 안내와 지도

- 학습자의 학습이 제대로 이루어질 수 있도록 도와주기 위한 안내나 지침을 제공하는 것이다.
- 학습자의 탐구와 사고를 자극하기 위한 질문이나 단서, 암시 등을 제시한다.

⑥ 6단계-연습

- 수업목표에 있는 대로 학습자가 행동하도록 한다.
- 예컨대, be동사를 활용하여 문장을 만들 수 있는 것이 수업목표였다면, 지금까지의 수업절차(수업사태)를 통해 학습한 내용을 학생이 표현해보도록 하는 것이다.
- be동사를 활용하여 여러 형태의 문장을 만들어보도록 한다.

⑦ 7단계-피드백의 제공

- 학습자의 학습행동을 확인하고, 그에 대해 적절한 정보를 제공하는 것이다.
- be동사를 활용하여 완전한 문장을 만들었다면, 적정한 칭찬으로 보상하고, 학습자가 문장을 틀리게 만들었다면 틀린 부분에 대해 자세히 설명해주어야 한다.

⑧ 8단계-형성 평가

- 새로운 학습이 어느 정도로 안정성 있고, 신뢰성 있게 이루어졌는지를 평가하여 확인하는 것이다.
- 1시간 단위의 수업인 경우, 수업이 마무리될 시점에 학생에게 질문을 하거나 문제를 풀어보고 채점하도록 하는 것 등이다.

⑨ 9단계-파지와 전이의 향상

- 학습한 내용을 오랫동안 기억하고 있다가(파지), 이를 재생하거나 새로운 상황에 활용할 수 있는 능력(전이)을 기르는 데 도움을 주는 단계이다.
- 지적 기능의 재생을 촉진하기 위한 방안으로 '복습'이 권장된다. 즉, 새로이 학습한 개념, 원리, 법칙 등을 주 단위나 월 단위로 일정한 간격을 두고서 복습하는 것이 바람직하다.

5

건강증진 행위 이론

1 건강신념모형

건강신념모형(health belief model, HBM)은 행동과학 연구에 근거하며 많은 사람이 질병예방 프로그램에 참여하지 않는 이유를 설명하기 위한 목적으로 사회심리학자들에 의해 개발되었다. 1950~1960년대 미국 정부에서 제공한 무료 혹은 값싼 저가의 결핵검진, 자궁경부암 발견을 위한 세포진(pap smear)검사, 예방접종 그리고 다른 예방방법 등 다양한 질병예방 프로그램에 많은 미국인이 참가하지 않았다. 건강신념모형은 예방대책을 누가 사용하고, 누가 사용하지 않은 것인가를 예측하고 질병예방 프로그램의 참여를 꺼리는 사람이 질병예방행위를 하도록 중재하는 데 유용한 모형이다.

이 모형은 인간의 행위가 주로 특정한 목표에 대하여 개인이 생각하는 가치와 주어진 행위로 그 목표를 달성할 가능성에 대한 개인의 생각에 달려 있다고 가정하는 심리학 이론과 행위이론에서 개발되었다. 즉, 자신이 어떤 행위를 하고자 할 때 개인의 신념이 중요한 요소로 작용하는 것이다.

이 모형은 조절요인, 개인의 신념, 행동의 세 부분으로 구성되어 있다. 조절요인에는 인구학적, 사회·경제적, 구조적 요인이, 개인의 신념에는 지각된 민감성, 지각된 심각성, 지각된 이익, 지각된 장애, 지각된 자기효능감이, 행동에는 행위의 계기 등이 포함된다. 이 변수들을 건강행위에 적용하면 질병을 피하거나 나아지려고 하는 바람과 특정한 건강행위가 질병을 예방하거나 낫게 할 것이라는 신념으로 개념화할 수 있다[그림 1-17].

1) 개인의 신념

지각된 민감성

자신이 어떤 질병에 걸릴 위험이 있다고 지각하는 것으로, 어떤 특정한 질병에 대하여 각 개인이 반응하는 정도라고 정의할 수 있다. 예를 들면, 가족 중 B형 간염 만성 보균자가 있는 경우 자신이 B형 간염에 걸릴 가능성이 높다고 생각하는 사람은 B형 간염 예방접종을 할 것이다. 이는 개인이 질병에 대한 민감성을 인식함으로써 건강행위의 실천가능성에 영향을 주는 것을 의미한다.

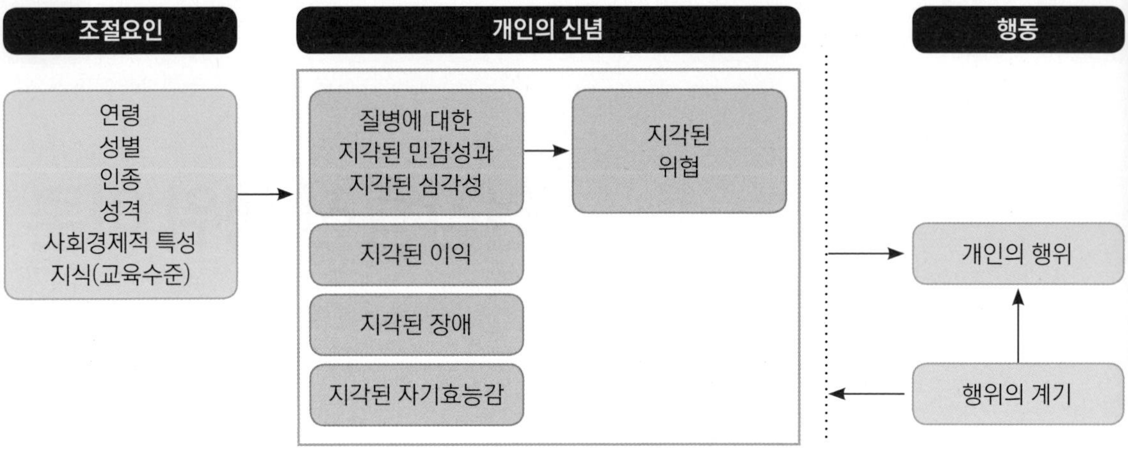

그림 1-17 건강신념모형
출처: Glanz, K., Rimer, B. K., Viswanath, K.(2015). Health behavior and health education: Theory, research, and practice(5th ed). california: Jossey-Bass.

다른 예로, 가족력이 있어 자신이 자궁경부암에 걸릴 위험이 높다고 느끼는 사람은 세포진검사(pap smear)를 받을 것이다.

지각된 심각성

질병에 걸렸거나 치료하지 않았을 때 어느 정도 심각한 상태가 될 것인가에 대해 지각하는 것으로, 질병의 심각성을 생각함으로써 일어나는 정서상태의 심각성뿐만 아니라 질병 자체가 일으키는 어려움에 대해 예측하는 심각성의 정도를 포함한다. 동일한 질병의 경우에도 심각성에 따라 가볍게 또는 중하게 여길 수 있으므로 건강행위를 할 가능성에 차이가 있다.
예를 들면, B형 간염이 간암으로 진행될 가능성이 높은 심각한 질병이라고 생각하는 사람은 B형 간염 예방주사를 접종할 가능성이 높다. 다른 예로, 자궁경부암이 사망가능성이 높은 심각한 질병이라고 생각하는 사람도 세포진검사(pap smear)를 받을 것이다.

지각된 유익성

특정 행위를 함으로써 얻을 수 있는 이익 또는 혜택으로, 어떤 조치나 행동이 질병의 가능성과 심각성을 줄인다는 기대감의 대상자는 그 행위를 이익이 있는 것으로 생각한다. 예를 들면 운동을 하면 적정 체중을 유지할 것이다, 세포진검사를 받으면 자궁경부암에 대한 염려 없이 건강을 유지할 수 있을 것이다 등이 있다.

지각된 장애성

특정한 건강행위를 하려고 할 때 그 건강행위를 하지 못하도록 하는 것으로 비용부담, 위험성, 부작용, 불쾌감, 시간 소비 등이 해당한다.

예를 들면 잦은 야간근무로 시간이 없어 운동실천이 어렵다고 생각하거나, 세포진검사를 받을 때의 불쾌감이 커서 검사 받기가 어렵다고 생각하는 것 등이 있다.

지각된 자기효능감

수행을 확실하게 성취할 수 있는 개인의 능력에 대한 판단이다. 개인이 자신의 능력을 어떻게 판단하고 효능에 대한 지각이 어떠한지가 그들의 동기화와 행위에 중요한 영향을 미친다.

2) 조절요인

인구·사회·심리·경제·교육적, 구조적 요인

연령, 성, 인종 같은 인구학적 요인과 성격, 사회적 지지, 동료의 압박 같은 사회심리적 요인, 질병에 대한 지식, 과거 질병 경험 등의 구조적 요인 등이 있으며, 이러한 요인은 질병에 대한 위협감이나 감수성, 심각성, 이익, 장애로 느끼는 것에 영향을 준다.

3) 행동

행위의 계기

건강에 대한 의사결정에 필요한 자극으로 질병으로 인한 증상과 같은 내적 요인이나 대중매체, 대인관계, 의료진이 제공한 유인물과 같은 외적 요인 등이 포함된다.

예를 들면 독감 유행에 대한 방송 홍보, 가족이나 친지가 특정 질병에 걸릴 경우, 교육이나 상담 등은 건강행위에 영향을 준다.

2 건강증진모형

건강증진모형(health promotion model, HPM)은 건강행위에 영향을 미치는 요인을 설명하는 것으로, 건강신념모형과 사회학습이론에 기초하여 개발되었으며, 펜더(Pender)가 제시하였다. 건강신념모형은 질병 관련 행위를 설명하는 것이고, 건강증진모형은 건강증진행위를 설명하는 것이다. 초기 건강증진모형에서는 건강증진행위를 설명하는 개념을 인지-지각요인과 조정요인으로 구분하여 직·간접으로 건강증진행위에 영향을 미치는 것을 설명하였다. 이후 이 모형은 여러 차례의 검증을 통해 구성개념 중 건강의 중요성, 지각된 건강 통제위, 행동의 계기를 삭제하고, 건강의 정의, 지각된 건강상태, 인구학적 특성, 생물학적 특성을 재구성하여 1996년에 개정하였다[그림 1-18].

1) 개인적 특성과 경험

인간의 행동에 영향을 미치는 요인에는 각자의 고유한 개인적 특성과 경험이 있다. 여기에 속하는 변수로 이전의 관련 행위와 개인적 요인이 있다.

이전의 관련 행위

현재와 비슷하거나 같은 행위를 과거에 얼마나 자주 하였는지를 의미하는 것으로 건강증진행위에 직·간접 영향을 미치고 주의를 기울이지 않고 자동적으로 행위를 하게 하는 습관을 만든다. 또한 이전의 관련 행위는 사회인지이론에 의하면 지각된 자기 효능, 유익성, 장애성, 활동 관련 정서를 통해 건강증진 행위에 간접적인 영향을 미친다.

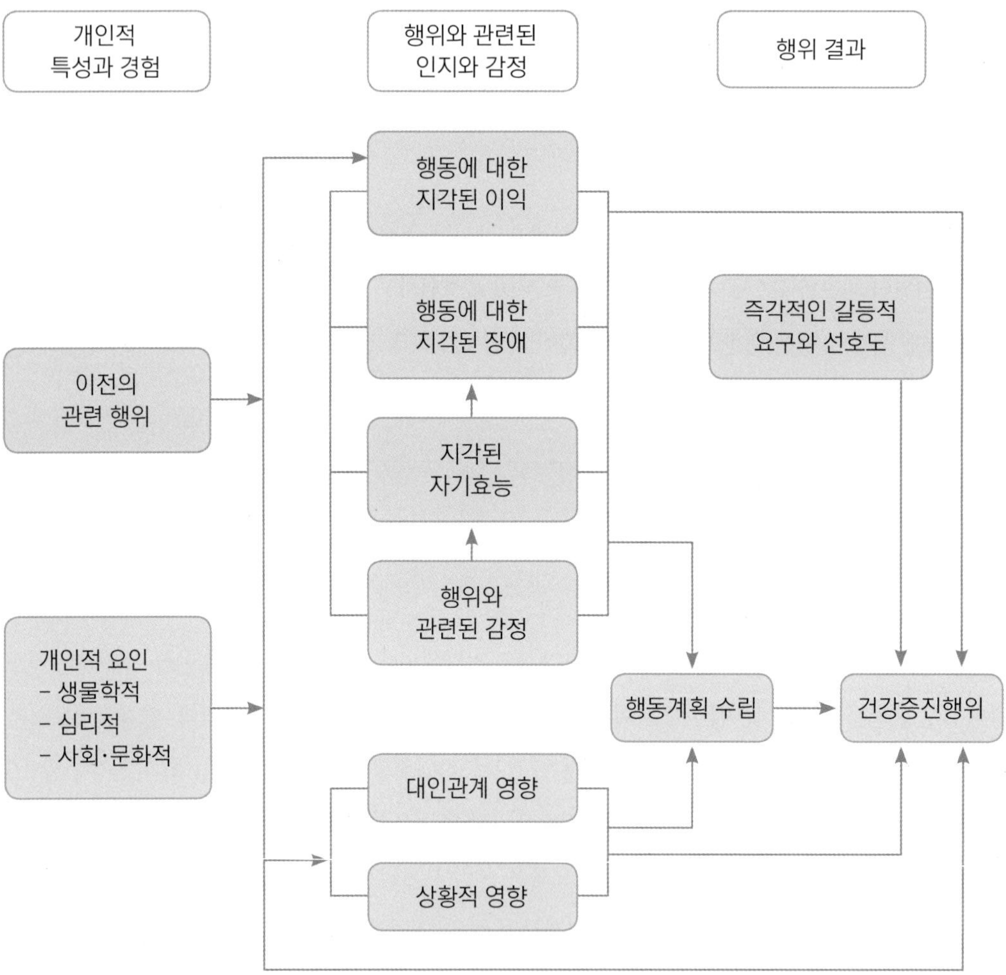

그림 1-18 건강증진모형
출처: Pender, N. J., Murdaugh, C. L., & Parsons, M. A.(2002).

개인적 요인

생물학적, 심리적, 사회문화적 요인으로 분류되며, 생물학적 요인은 성별, 나이, 힘, 폐경 상태 등이고, 심리적 요인은 자기동기화, 자존감 등이며, 사회문화적 요인은 교육수준, 사회경제적 상태, 인종 등이다. 이 요인들은 건강증진 행위뿐만 아니라 행위에 따른 인지와 감정, 정서에 직접 영향을 미치는 요소이나 변화가 어렵기 때문에 건강증진행위를 변화시키기 위한 중재로 구체화시키기는 어렵다.

2) 행위와 관련된 인지와 감정

이 요인은 변화가 가능하기 때문에 건강증진 프로그램 중재의 핵심이 된다.

행위에대한 지각된 이익

특정 행위에 대해 개인이 기대하는 이익이나 긍정적 결과를 말한다. 이익의 두 가지 형태 중에서 내적인 이익은 피로감 감소, 기민성 등이고, 외적인 이익으로는 경제적 보상, 사회적 상호작용의 증가 등이 있다. 건강행위를 지속하도록 동기화시키는 데는 내적 이익이 더 강력하다.

행위에 대한 지각된 장애

특정 행위에 대해 개인이 지각하는 장애, 걸림돌을 말한다. 이용하기 불편함, 값이 비쌈, 어려움, 시간 소요가 많음 등이 있다. 앞서 지각된 이익이 장애보다 크면 행위를 할 가능성이 증가하고, 반대로 장애가 이익보다 더 높게 지각될 때는 행위 가능성이 떨어진다.

지각된 자기효능

수행을 확실하게 성취할 수 있는 개인의 능력에 대한 판단이다. 이것은 행위와 관련된 정서에 영향을 받아서 정서가 긍정적일수록 자기효능감에 대한 인지가 커지며, 자기효능이 높을수록 지각된 장애 정도는 낮아진다. 지식이나 관련 기술만으로 수행하는 것이 불충분하기 때문에 자기효능이 중요하다. 개인이 자신의 능력을 어떻게 판단하고 효능에 대한 지각이 어떠한지가 그들의 동기화와 행위에 중요한 영향을 미친다.

행위와 관련된 감정

주관적 느낌으로 행위 시작 전·중·후에 일어나며, 긍정적 감정을 동반한 행위는 반복될 가능성이 크지만, 부정적 감정을 동반하는 경우는 행위를 피할 가능성이 높다. 여기에는 행위에 대한 감정, 행위를 하는 개인과 관련된 감정, 환경과 관련된 감정 등이 있다.

대인관계 영향

다른 사람의 태도, 신념, 행위를 인지하는 것이다. 대인관계 영향으로는 가족, 동료 등과 규범(타인의 기대), 사회적 지지(자신을 지지해주는 수단과 정서적 측면), 모델링(대리학습) 등이 있다.

상황적 영향

상황에 대한 개인의 지각과 인지로 행위를 촉진하거나 방해한다. 사람들은 안전하고, 편안한 환경 그리고 흥미있는 곳에서 행위 수행을 더 잘한다. 예를 들면, 금연환경에서 금연을 실천하기가 용이하다.

3) 행위의 결과

행동계획 수립

구체적인 행위를 실천 전략을 계획하는 것으로 개인의 인지과정을 포함한다. 목적을 가진 의도된 활동이어야 하며, 행위를 수행 또는 강화시키기 위해 명확한 전략을 확인해야 한다.

즉각적인 갈등적 요구와 선호성

경쟁적인 다른 요구가 있을 때 처리하는 자신의 조절능력을 말한다. 즉각적인 갈등적 요구는 외부적 요구에 따라 예상하지 못한 일을 하게 되어 좋지 못한 결과를 가져올 수 있는 것으로 개인이 조절하기 어렵다. 예를 들면, 가족 중 아픈 사람이 있어 돌봐줘야 할 상황에 이르렀을 때 자신의 건강증진 행위를 수행하지 못하는 경우이다. 그러나 즉각적 갈등적 선호는 개인이 조절하는 것이 가능하다. 예를 들면, 갑자기 쇼핑을 하고 싶어 계획했던 운동 대신 쇼핑을 하게 되는 경우이다.

건강증진행위

건강증진행위는 긍정적인 건강결과를 얻을 수 있는 방향으로 이끌어 주며, 이 모형의 최종 목적지로, 이를 통해 대상자가 건강상태에 도달할 수 있도록 한다.

이 모형은 많은 변수를 고려하여야 하므로 간편성이 부족하고 실제 적용이 까다롭다는 평을 받고 있지만 건강증진에 초점을 두고 있다.

3 합리적 행위이론

합리적 행위이론(theory reasoned action)은 사람의 행위와 태도와의 관계를 규명하기 위해 가치기대 이론에 기초하여 개발된 이론으로 인간의 행위를 '행위의도'로 설명하며, 사람이 행동을 결정하고 환경에 적절히 대처하기 위해 합리적이고 체계적으로 정보를 사용한다고 가정하고 있다[그림 1-19].

행위

행위는 그 행위를 수행하려는 의도에 영향을 받으며, 어떤 행위를 할 의도가 있을 때 행위를 하게 되고, 행위를 할 의도가 없을 때 행위를 하지 않는다.

행위 의도

행위 의도는 행동에 대한 준비나 동기유발을 말하는 것으로, 행위에 대한 태도와 주관적 사회 규범에 의해 결정된다고 본다.

행위에 대한 태도

태도는 개인이 지니는 개인적 요소이며 신념과 평가에 의해 영향을 받는다.

예를 들면, 모유수유에 대한 산모 개인의 태도는 산전에 수유행위 의도에 영향을 미친다.

주관적 사회규범

주위의 의미 있는 사람이 그 행위를 어떻게 여길 것인지에 대한 태도로 사회적 요소이다.

예를 들면, 모유수유에 대한 가족 및 주변 사람의 태도가 산전에 수유행위 의도에 영향을 미치며, 산전에 수유행위 의도는 산후에 모유수유 행위에 영향을 미친다.

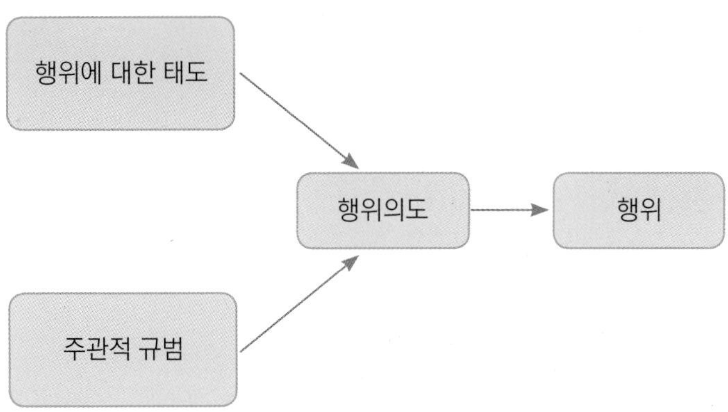

그림 1-19 합리적 행위이론
출처: Ajzen, I.(2005). Attitudes, personality and behavior(2nd Edition). England: Open University Press. McGraw-Hill.

즉, 인간의 행위는 그 행위를 수행하고자 하는 의도에 의해 결정되고, 의도는 그 개인이 가지는 행위에 대한 태도와 주관적 규범에 의해 결정되므로 개인이 긍정적인 태도를 지니고 주위의 의미있는 사람들로부터 특정 행위에 대한 지지를 얻게 되면 행위의 의도 및 실제 행위의 가능성이 높아짐을 의미한다.

4 계획된 행위이론

계획된 행위이론(theory of planned behavior)은 합리적 행위이론을 확장한 이론이다. 합리적 행위 이론에서 인간의 행위 의도만으로 행위를 설명하고자 하는 문제점을 제기하고 행위 통제를 포함시켜 인간의 다양한 사회적 행동을 설명하고자 계획된 행동이론을 개발하였다[그림 1-20].

계획된 행위이론은 인간의 사회적 행동을 이해하고 예측하는 데 관심을 두고 행위에 영향을 주고 바람직한 방향으로 변화시키고자 하는 목적을 가지고 있다.

계획된 행위이론에서 중심요인은 주어진 행위를 수행하고자 하는 사람의 의도이며, 의도에는 개인의 지식, 기술, 능력 등의 내적 요인과 시간, 기회, 타인의 협조와 같은 외적 요인이 있다. 행위에 대한 의도의 결정요인은 행위에 대한 태도, 주관적 규범, 지각된 행위통제이다.

행위에 대한 태도

태도는 개인의 신념으로부터 예측 가능하기 때문에 우선 신념을 이해하고 그 행위와 관련된 신념을 파악해야 한다. 행위에 대한 태도는 특정 행위를 수행하는 것에 대한 개인의 긍정적 또는 부정적 평가 정도이다.

예를 들면, 회식자리에서 술은 구성원 간에 가까워지는 데 도움이 된다. 또는 회식자리에서 술을 거절하는 것은 적절하지 않다.

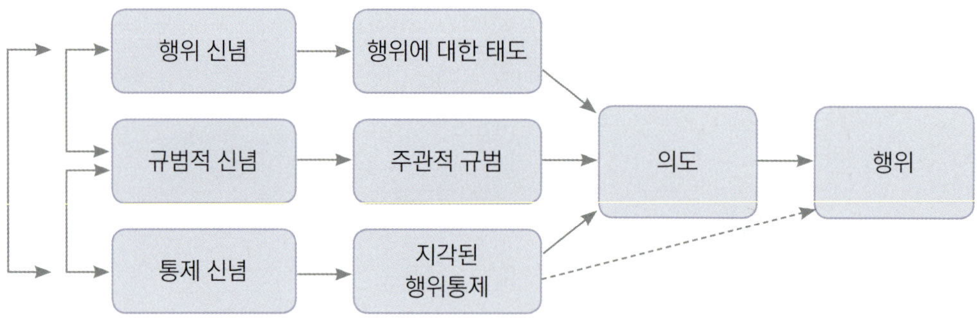

그림 1-20 계획된 행위이론

출처: Ajzen, I., & Madden, T. J.(1986). Prediction of goal directed behavior: attitudes, intentions, and perceived behavioral control.

주관적 규범

제시된 행위를 선택하도록 만드는 사회적 압력을 개인이 지각하는 정도이다.

예를 들면, 혼전 성관계에 대해 부모가 원하지 않기 때문에 청소년은 혼전 성관계를 쉽게 하지 않을 것이다.

지각된 행위통제

특정 행위를 실행하는 데 있어서 자원, 기회의 유무, 예상되는 장애에 대한 지각. 즉, 어떤 행동을 하는 데 성공적으로 수행할 수 있는지 또는 얼마나 수행하기 어려운지에 대해 개인이 지각하는 정도에 따라 행동에 영향을 받는데, 행위 의도가 행위를 하도록 하려면 개인이 행위에 대한 통제감을 가져야 한다.

예를 들면, 금연하고자 하는 의도를 가진 대학생에게 금연교육을 통해 자신이 금연을 할 수 있다고 믿음(통제감)을 얻을 때 금연을 실천하고 그 결과의 효과를 얻을 수 있다.

행위에 대한 태도, 주관적규범, 지각된 행위통제의 선행요인에는 행위신념, 규범적 신념, 통제 신념 등이 있다. 이러한 신념들을 찾아내어 프로그램으로 중재하고 변화시키면 행위의도와 행위를 변화시킬 수 있다.

5 범이론적 모형

범이론적 모형(trans-theoretical model)은 행동변화 과정과 행동변화 단계를 핵심으로 인간의 행동변화를 설명하는 개념이다. 즉, 개인의 행동을 변화시키고 그 변화를 유지시키기 위해 개인의 동기와 의지 수준을 고려하여 개인에 맞는 중재를 제공해야 한다는 모형으로써, 건강 행위를 실천하고 유지하기까지 점진적인 변화 단계에 의해서 행동이 역동적으로 변화한다고 설명하고 있다.

특정 건강행위는 다양한 변화 단계와 변화 과정을 통한 역동적 과정을 거치면서 그 행위로 인한 효과와 손실을 통한 의사결정 균형과 어떤 특정 행동을 지속할 수 있다는 자신감인 자기효능을 통하여 형성·유지·지속된다고 보았다. 변화의 초기 단계에서는 정서적·인지적 과정(경험적 과정)을 더 많이 사용하고, 후기 단계에서는 행동적 과정이 강조된다고 하였다. 각 변화 단계는 무관심 단계(precontemplation stage), 심사숙고 단계(contemplation stage), 준비 단계(preparation stage), 실행 단계(action stage), 유지 단계(maintenance stage)의 5단계로 구분된다. 또 이 변화 단계를 유지하고자 하는 경험적 과정과 행동적 과정이 있는데, 경험적 과정은 행동과 관련된 정서, 믿음, 가치 등 대상자의 인지적인 과정(동기부여)이며, 행동적 과정은 행동변화에 적용되는 과정이다[그림 1-21].

1) 변화 단계

(1) 계획전 단계: 무관심 단계

계획전 단계(precontemplation stage)는 변화계획이 없는 무관심 단계로 6개월 이내에 행동변화의 의지가 없으며, 자신의 문제를 인지하지 못하거나 과소평가하여 성공할 자신이 없거나 무기력하기 때문에 생각하는 것을 피하는 시기이다. 이 단계의 대상자에게는 압력이 적은 정보를 제공하고 변화의 이익을 설명하도록 한다. 예를 들면, 흡연으로 인한 건강상의 문제 등에 관한 정보를 제공하는 것이다.

(2) 계획 단계: 심사숙고 단계

계획 단계(contemplation stage)는 6개월 이내에 특정 건강행동을 할 것을 고려하는 단계로, 문제를 인식하고 행위변화에 대해 심각하게 고려하지만 아직은 행동으로 옮기지 않는다. 이 단계는 문제의 장점과 단점, 행동 변화에 대한 장점과 단점을 고려하는 시기이다. 예를 들면, 흡연이 질병을 유발할 위험이 있는 것을 알고 있지만 금연을 위해 구체적인 계획을 하지 않는 상태이다.

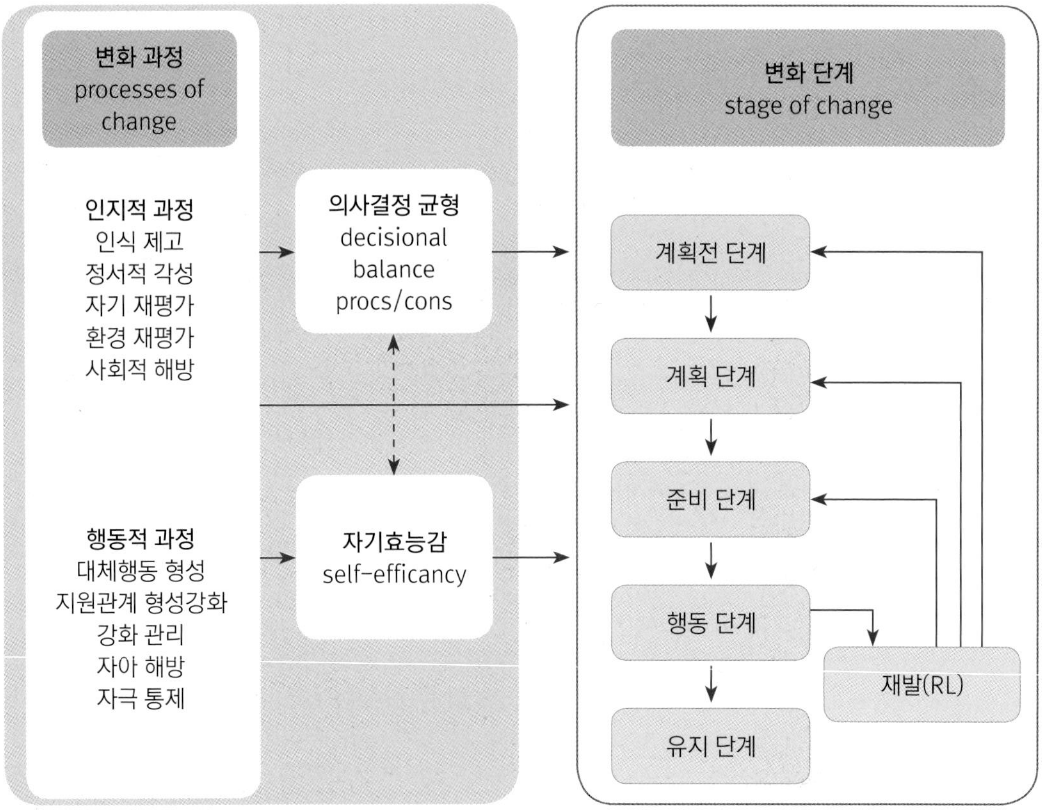

그림 1-21 범이론적 모형의 개념틀
출처: Glanz, K., Rimer, B. K., & Viswanath, K.(2008). Health Behavior and Health Education. San Francisco: Jossey-Bass.

(3) 준비 단계

준비 단계(preparation stage)는 1개월 이내에 건강행동을 하려고 고려하는 단계로 구체적인 행동 변화 계획이 잡혀 있는 시기이다. 보건교육 참여, 전문가 상담, 스스로 정보 취득 등 나름대로 변화를 시도하려는 계획을 하지만 효과적인 활동은 하지 못한다. 예를 들면, 금연을 위한 여러 활동 및 프로그램에 참여는 하고 있으나 아직 금연은 하고 있지 않은 상태이다.

(4) 행동 단계

행동 단계(action stage)는 행동시작 기간이 6개월 이내인 단계로 건강한 생활습관을 갖기 위해 행동변화가 실행되는 시기이다. 행위변화는 아직 안정되어 있지 않아 재발방지를 위한 노력이 필요하다. 예를 들면, 금연을 하고 있기는 하나 행위 변화가 안정되어 있지 않아 금연 노력 실패가 작용할 수 있는 상태이다.

(5) 유지 단계

유지 단계(maintenance stage)는 행동변화 후 6개월 이상 지속되어 건강한 생활이 습관적으로 정착하는 단계이다. 이전 단계로 돌아가지 않기 위해 계속 노력하는 시기이며, 재발 유혹에 저항하고 행동을 계속 유지할 수 있다는 자신감을 갖도록 한다. 예를 들면, 금연을 시작한 지 6개월 이상 경과하여 흡연에 대한 중독성이나 습관적 행동이 없는 상태이다.

2) 변화 과정

변화 과정은 변화 단계를 계속 유지하기 위하여 사람들이 사용하는 암묵적이거나 명백한 활동들로 변화의 한 단계에서 다음 단계로 이동하기 위해 수행하는 활동이다. 변화 과정은 인지적 과정과 행위적 과정으로 나누며, 인지적 과정에는 인식 제고, 정서적 각성 또는 극적 해소, 자기 재평가, 사회적 해방, 환경 재평가 등이 포함되고, 행위적 과정에는 자극 통제, 지원관계 형성강화, 대체행동 형성, 강화관리, 자아해방 등이 포함된다.

(1) 인지적 과정

① 인식 제고

인식 제고(consciousness raising)는 계획 단계에서 가장 많이 행해지는 과정으로 관련된 지식과 정보를 추구하며 문제를 이해하려고 대상자가 하는 활동이다.

- 관찰, 직시, 해석, 독서요법 사용 등

② 정서적 각성

정서적 각성(emotional arousal)은 적절한 행동을 하는 경우 갈등이 줄어들고, 문제행위의 결과에 대한 감정을 경험하고 느끼고 표현하는 과정이다. 극적 해소(dramatic relief)라고도 한다.

- 역할극, 사이코드라마, 심리극, 우울감 해결, 역할극 등

③ 자기 재평가

자기 재평가(self-reevaluation)는 자신의 가치관과 신념에 맞추어 자신의 행동을 정서적·인지적으로 재평가하는 과정으로, 자기 기준이나 이미지와 맞지 않는 행동을 수정하려는 동기를 스스로 부여하는 일이 일어나는 과정이다.

- 심상요법, 가치의 명료화, 교정감정의 경험 등

④ 환경 재평가

환경 재평가(environmental reevaluation)는 행동 변화 시 환경에 미치는 영향을 재평가하는 것이다. 어떤 사람의 신체적·사회적 환경에 영향을 미치는가를 정서적·인지적으로 사정하고 고려하는 과정이다.

- 감정이입훈련, 글쓰기 등

⑤ 사회적 해방

사회적 해방(social liberation)은 사회 내에서 건강 행위에 대한 개인의 인식, 사회적·환경적 기회를 증가시키는 것이 바람직하다는 분위기를 조성하는 과정이다.

- 힘 북돋우기, 정책의 개입 등

(2) 행동적 과정

① 대체행동 형성

대체행동 형성(counter conditioning)은 행동 단계나 유지 단계에서 자극과 반응과의 연결을 끊어주는 것과 관련된 과정이다. 행동을 방해하는 상황이나 환경을 대체할 수 있는 능력이나 대처방법 및 기술 등이다.

- 이완, 둔감하게 하기(탈감작), 자기 주장, 긍정적인 자기 진술 등

② 지원관계 형성강화

지원관계 형성(helping relationship)은 타인과의 행동에 대한 지지관계를 형성하는 것이다. 문제가 있을 때 도와주거나 들어주는 지지세력을 형성하고 지지를 신뢰하고 수용하여 활용하는 과정이다.

- 자조모임, 사회적 지지, 치유적 연대 등

③ 강화 관리

강화 관리(reinforcement management)는 준비와 행동 단계이다. 강화는 물질적·사회적 또는 자

기 자신을 통하여 이루어질 수 있다. 자신에 대해 스스로 또는 타인에 의한 보상이나 계약으로 행동을 더욱 강화하는 관리능력이다.

- 조건부 계약, 공공연하거나 은밀하게 강화 등

④ 자아 해방

자아 해방(self-liberation)은 변화할 수 있다는 능력에 대한 믿음으로 자신의 선택과 노력이다.

- 의사결정치료, 의미치료 등

⑤ 자극 통제

자극 통제(stimuli control)는 행동을 방해하는 원인이 되는 사람이나 상황을 조절하고 이를 극복할 대안을 시도하여 행동을 일으키는 선행적 상황을 조정하는 과정이다.

- 환경의 재구성, 고위험 신호 피하기 등

3) 의사결정 균형

의사결정 균형은 어떤 행위를 변화시킬 때 자신과 중요한 타인에게 생기는 이득 및 손실에 대한 균형과 자신과 다른 사람으로부터 인정을 받게 되는지 유무에 대해서 비교 평가하게 되는 것이며, 이것은 의사결정 과정에서 결정적인 역할을 한다고 보았다.

범이론적 모형을 이용한 여러 연구에서 금연에 대한 의향이 없는 계획전 단계에서는 금연에 대한 부정적 인식은 높고, 긍정적 인식은 낮은 경향을 보였다. 그러나 계획 단계가 되면 부정적, 긍정적 인식이 동등해져서 금연 결정을 망설이는 단계가 되고, 준비 단계 이후부터는 금연의 긍정적 인식이 부정적 인식의 수준을 넘어서 금연을 위한 의사결정, 실천의 시작 및 유지가 가능하게 된다.

4) 자기효능감 · 유혹

자기효능감은 구체적 상황에서 목표달성을 위해 필요한 행동을 조직하고 수행할 수 있는 데 능력이 있다고 믿는 기대와 신념이다. 즉, 개인이 긍정적인 행위를 지속시키고자 하거나 또는 문제행위에서 벗어나고자 하는 것에 대한 신념에 영향을 미친다. 예를 들면 금연 실천을 어렵게 하는 상황에서도 금연을 지속적으로 실천할 수 있다는 확신 정도를 의미하며, '술자리에 흡연을 하는 동료들 사이에서도 금연할 수 있다'와 같은 경우이다. 유혹은 어려운 상황에 놓여 있을 때 특별한 상황에 충동적으로 열중할 수 있는 강도로 자기효능감과 대립되는 개념으로 사용된다.

6 사회인지 이론

반두라(Bandura)의 사회인지 이론은 개인적 요소와 행동적 요소, 환경적 요소가 학습과정에서 서로 상호 영향을 주고받아 행동이 결정된다는 이론이다. 이 이론은 개인의 행동만을 따로 분리해서 보지 않고, 상호 영향을 주고받는 개인의 인지적 요소와 행동적 요소, 환경적 요소 간의 역동적 관련성에 주목함으로써 보다 효과적으로 행동 변화를 유도할 수 있다고 보았다.

1) 상호결정론

개인, 행동, 환경의 요소들이 계속해서 상호작용을 하여 서로 영향을 주고받는 것이다. 즉, 행동은 개인과 환경에 개인은 환경과 행동에, 그리고 환경은 개인과 행동에 영향을 준다는 것이다.

2) 자기효능감

자기효능감이란 자신이 어떤 일을 성공적으로 수행할 수 있는 능력이 있다고 믿는 기대와 신념을 의미한다. 자기효능감이 높은 사람은 긍정적인 자아상을 촉진하고 목표 중심적으로 행동하여 높은 성취수준에 도달하는 반면, 자기효능감이 낮은 사람은 부정적인 자기평가가 주를 이루어서 자신감이 결여되어 있고 목표

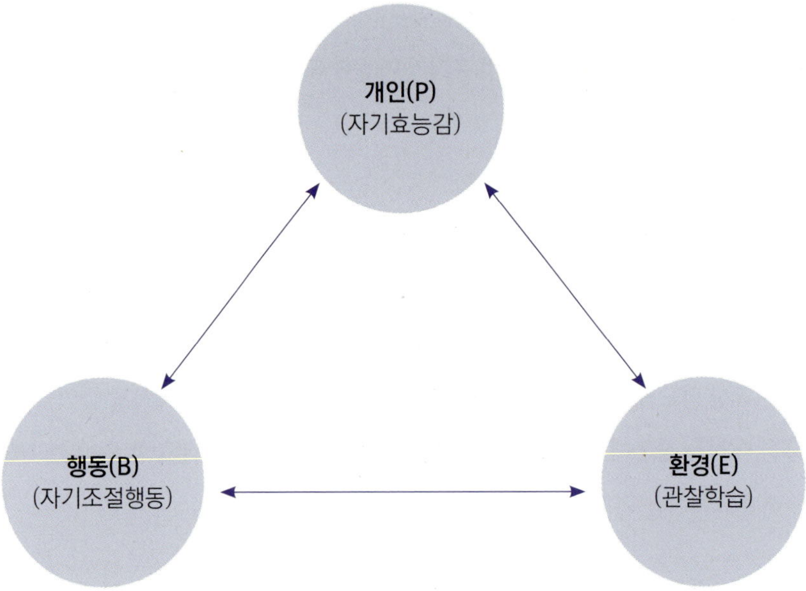

그림 1-22 사회인지이론의 상호결정론
출처: Glanz, K., Rimer, B, K., & Viswanath, K.(2008). Health Behavior and Health Education. San Francisco: Jossey-Bass.

지향적 행동이 부족하다. 같은 능력을 가지고 있어도 자신의 능력에 대한 효능기대가 높은 사람은 낮은 사람보다 실제 수행수준이 높고 이는 훈련으로 증진시킬 수 있다.

자기효능감을 증진시키기 위한 방법으로는 성공에 대한 경험, 대리경험, 언어적 설득과 생리적 상태이다.

3) 관찰학습

다른 사람 또는 모델의 행동을 관찰하고 모방함으로써 학습이 일어나는 것을 말한다. 즉, 직접적인 보상이나 벌의 결과를 통해서만 바람직한 행동을 형성하는 것이 아니라 다른 사람의 행동과 그 결과를 관찰하는 것으로도 학습이 이루어진다는 것이다.

관찰학습이 이루어지는 과정은 주의 집중 과정, 파지 과정, 재생 과정, 동기화 과정이다.

7 PRECEDE-PROCEED 모형

PRECEDE-PROCEED 모형은 Green과 Kreuter가 1980년 PRECEDE(predisposing, reinforcing and enabling constructs in educational diagnosis and evaluation) 모형을 제시한 이후 1991년에 다시 이전의 모형에 정책, 법규, 조직체와 환경을 새로운 요소로 추가한 PROCEED(policy, regulatory and organizational constructs in educational and environmental development) 모형을 수정하여 제시한 것이다. PRECEDE-PROCEED모형은 지역사회에서 어떤 보건교육이 수행되어야 하는지를 사정하여 진단하고 계획, 수행, 평가하는 데 유용하게 사용되는 모델이다.

2005년에 개정된 PRECEDE-PROCEDE 모형은 8단계로 구성되어 있는데, 교육적·생태학적 측면이 중요한 요인임을 강조하였다[그림 1-23].

1) 단계 1: 사회적 진단

건강은 사회적 유익이나 삶의 질과 관련이 되므로 개인의 요구나 삶의 질을 이해하기 위하여 광범위한 지역사회 참여와 지역사회에 대한 이해 증진을 위한 계획된 다양한 정보수집활동을 통해 사회적 요인을 사정하는 단계가 사회적 진단(social diagnosis)이다.

예를 들면, 학생들의 결석률, 결석 원인, 학교와 학생 그리고 가족이나 지역사회와의 의사소통 채널 등 사회적 문제가 학생들의 건강문제와 어떤 관계가 있는지를 확인한다.

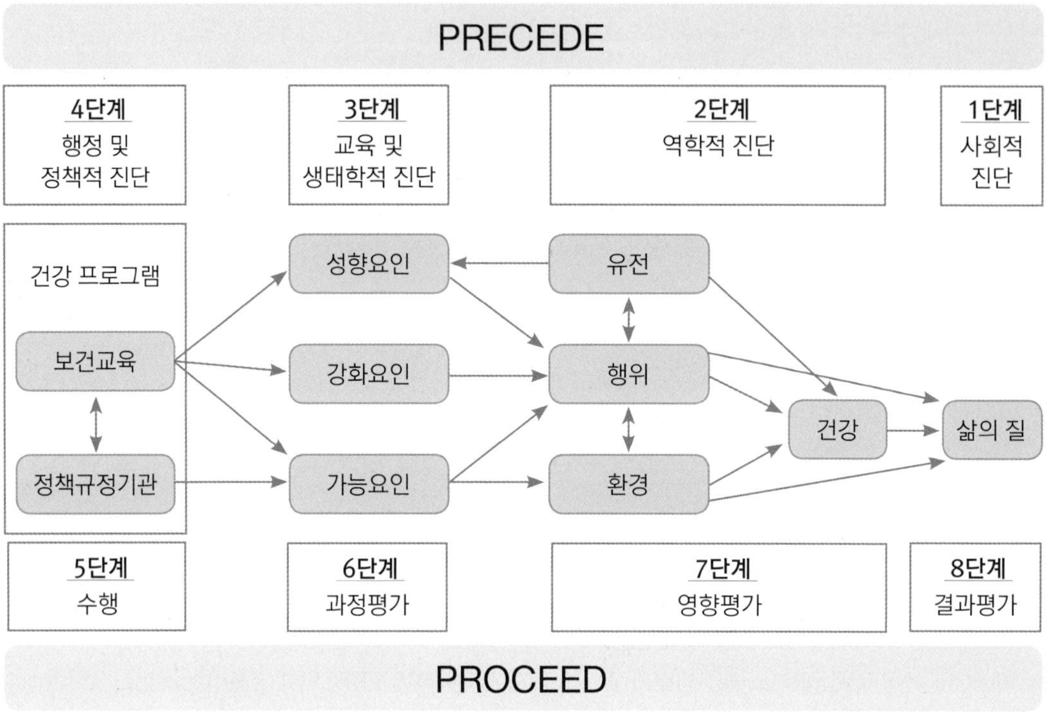

그림 1-23 PRECEDE-PROCEED 모형

출처: Green, L. W. & Kreuter, M. W.(2005). Health promotion planning: An educational approch. 4th ed. New York: McGraw-Hill. 최연희 외(2018). 최신지역사회간호학2. p.533. 재인용.

2) 단계 2: 역학적 진단

역학적 진단(epidemiological)

삶의 질에 영향을 미치는 구체적인 건강문제를 찾아내고 우선순위 및 목표를 설정함으로써 제한된 자원을 사용할 가치가 가장 큰 건강문제를 규명하는 단계이며, 학생들이 갖고 있는 건강문제가 무엇인지 확인한다.

예를 들면 질병의 유병률, 시력 장애, 청력 장애, 구강문제, 비만 등과 같은 건강문제를 가지고 있는 학생의 수, 빠른 시일 내에 해결이 될 수 있는 건강문제, 건강문제를 해결할 수 있는 자원 가능성, 보건교사의 전문지식 정도 등을 고려하여 여러 건강문제 중 우선순위를 정하고 프로그램을 통한 달성 목표를 정하게 된다.

행위 및 환경진단(behavioral and environmental diagnosis)

건강문제에 영향을 미치는 건강행위와 생활양식, 환경요인을 확인한다. 건강행위 중에서는 건강을 저해하는 건강위험 행위가 있고, 건강을 증진시키는 건강기여 행위가 있다. 건강위험 행위에는 흡연, 약물남용, 건강하지 못한 식습관, 안전하지 못한 성행위, 사고 관련 행위 등이 있다. 또 행위를 함으로써 건강을 증진시킬 수 있는 건강행위를 건강기여 행위라고 하는데, 건강기여 행위에는 운동, 건강한 식습관, 안전한 성행위와 사고방지 행위 등이 있다. 이러한 건강행위들은 질병의 발생과 밀접한 관련이 있으므로 이 행위의 변화는 여러 질병 발생의 위험도를 낮추는 데 크게 기여한다.

건강행위를 다시 비행위적 요인과 행위적 요인으로 나눌 수 있고, 행위적 요인은 변경 가능한 요인과 변경 불가능한 요인으로 분류하며, 더 중요한 행위와 덜 중요한 행위를 구분한다. 비행위적 요인에는 변화가 가능하지 않은 요인으로 연령, 성별, 가족 상황 등이 포함된다. 행위적 요인은 보건 교육으로 변화가 가능한 요인이며, 특히 더 중요하면서도 변화 가능성이 있는 행위를 중심으로 교육하는 것이 효과적이다. PRECEDE에서는 행동적 요인만 고려하였으나 PROCEED에서는 생활양식과 환경적 요인을 고려하여 건강행위와 관련된 사회적, 물리적 환경요인을 분석하는 것이 포함된다.

3) 단계 3: 교육 및 생태학적 진단

교육 및 생태학적 진단(educational and environmental development diagnosis)은 건강문제를 예방· 증진하고 건강행위를 결정하는 데 영향을 주는 요인들을 확인하고, 이 요인들은 성향요인, 가능요인, 강화요인으로 구분된다. 그리고 건강행위를 변화시키기 위한 보건교육 프로그램을 설정하는 단계이다.

성향요인(소인성 요인)

성향요인(predisposing factors)은 건강행위를 수행하는 경향을 갖거나 동기를 갖도록 하는 요인이다. 이 요인에는 행위에 대한 동기부여 기능, 개인의 지식, 태도, 신념, 가치, 자기효능감, 유전적·인종적 특성, 성별, 나이 등이 포함된다.

강화요인

강화요인(reinforcing factors)은 개인이 행위변화를 하도록 돕는 사회적 환경요인이다. 이 요인에는 가족의 태도, 의료인의 행위, 행위를 계속 유지하게 하거나 중단시키는 보상이나 칭찬, 처벌 등 가까운 친구나 가족의 영향이 포함된다.

가능요인(촉진요인)

가능요인(enabling factors)은 학생이 특정 건강행위를 하도록 도와주는 자원이다. 이 요인에는 개인이 갖고 있는 문제해결능력, 물리적 자원, 지역사회 자원 등이 있으며, 보건의료 및 지역사회 자원의 이용 가능성, 접근성, 제공성, 개인의 기술과 자원도 포함된다.

4) 단계 4: 행정 및 정책적 진단

행정 및 정책적 진단(administration and policy diagnosis)은 보건교육 프로그램을 수행하기 위해 필요한 행정적 또는 정책적인 사정이 이루어지는 단계이다. 행정적·정책적 사정에는 건강증진 프로그램을 촉진하거나 방해하는 정책, 자원 및 조직의 환경을 분석하는 것이 포함된다.

예를 들어, 이용 가능한 예산, 시간, 자원, 프로그램 수행 시 장애를 사정하고 이를 근거로 건강증진사업 수행 시 개선할 수 있는 방안을 계획한다.

5) 단계 5: 수행

보건교육 프로그램을 개발하고 시행하는 단계로, 계획에 따른 예산, 조직과 정책적 지지, 인력훈련 등을 지속적으로 모니터링하여 사업을 성공적으로 수행할 수 있도록 해야 한다.

6) 단계 6: 과정평가

프로그램의 수행이 정책적·이론적 근거와 프로토콜 등에 따라 잘 수행되었는지를 평가하는 단계이다.

7) 단계 7: 영향평가

목표행동과 선행요인, 강화요인, 촉진요인 및 목표 행동에 영향을 미치는 환경요인의 즉각적인 효과에 대한 평가를 하는 단계이며, 지식의 변화, 태도의 변화, 행위의 변화를 측정하여 평가할 수 있다.

8) 단계 8: 결과평가

진단의 초기 단계에서 사정된 건강상태와 삶의 질의 변화를 평가하는 단계이다. 보건교육 프로 그램을 수행한 후 장기적인 효과로 유병률의 감소 등을 알아봄으로써 건강상태, 삶의 질을 평가할 수 있다.

9) 적용 사례

지역사회주민 중 위암 조기검진 교육대상자 100명을 대상으로 위암 조기검진율을 향상하기 위한 보건교육의 요구사정 및 평가를 PRECEDE-PROCEED 모형을 적용하여 수행하였다.

(1) 사회적 진단

- 암 발생은 삶에 질의 심각한 영향요인
- 지역사회 노인인구비율이 30% 이상
- 암 조기검진에 대한 인식이 부족
- 도시 영세 지역사회에 거주

(2) 역학적 진단

- 암은 주요 사망원인 1위
- 위암은 남성 암발생률 1위, 여성 암발생률 4위
- 위암은 65세 이상 암발생률 1위
- 위암은 암사망률 3위

(3) 교육 및 생태학적 진단

성향 요인

- 위암 조기검진의 기본 지식 및 정보 습득
- 위암 조기검진의 필요성 인식
- 위암 조기검진의 긍정적 태도
- 위암 조기검진의 실천의지

가능 요인

- 검진대상자의 시간 및 비용 확보 정보 공유
- 위암 예방교육 프로그램 운영
- 위암 검진기관 확보
- 위암 검진 홍보 시스템 확대

강화 요인

- 지역사회 간호사의 위암 조기검진 권유
- 위암 조기검진의 중요성 홍보 방송

(4) 행정 및 정책적 진단/수행

- 암 조기검진 전문교육자 인력관리체계 마련
- 지역사회 내 위암 조기검진체계 구축
- 조기위암 완치자의 홍보요원 위촉
- 원거리 대상자 검진 시 차량 제공
- 전화상담을 이용한 대상자 관리

(5) 과정· 영향 · 결과평가

과정평가

- 위암 예방 및 조기검진 보건교육 연간 2회 실시
- 대상자의 교육 참여율 60% 이상

영향평가

- 위암 조기검진 수검률 60%

결과평가

- 위암 발생률 감소
- 위암 사망률 감소

6

보건교육전문가

1 보건교육전문가

보건교육전문가는 교육과정을 통하여 개인이나 집단의 건강에 영향을 미치는 문제에 관하여 올바른 결정을 내릴 수 있도록 한다. 또한 대상자 스스로 보건교육에 참여하도록 동기를 유발하고, 지속적이고 효과적인 교육방법을 연구하여 적용하며, 주민의 건강증진에 기여하는 전문가이다.

우리나라는 국민건강증진종합계획의 총괄목표인 건강수명 연장과 건강형평성 제고를 효과적으로 달성하고자 2009년 보건교육사 국가자격제도를 시행하였다. 보건교육사 국가자격제도는 '질병치료 중심의 보건사업을 보건교육 강화를 통한 건강증진 중심의 보건사업으로 전환하기 위해 보건교육에 대하여 체계적이고 전문적인 지식을 갖춘 전문가 양성'이라는 입법 취지로 도입되었고, 2018년 기준 3급 12,986명, 2급 250명, 1급 19명이 배출되었다. 「국민건강증진법」 제12조의4에서는 '국가 및 지방자치단체는 대통령령이 정하는 국민건강증진사업 관련법인 또는 단체 등에 대하여 보건교육사를 그 종사자로 채용하도록 권장' 함을 명시하고 있다.

보건교육사업을 성공적으로 추진하고 그 성과를 높이려면 대상자의 보건에 대한 의식 행태 수준을 높여 건강생활을 습관화하도록 해야 한다. 건강행태 위험인구 중심으로 생애단계 및 생활터(지역사회, 보건의료기관, 산업장, 학교 등)별 보건교육을 체계적이고 효율적으로 수행하기 위해서는 대상자의 특성에 따른 교육내용과 접근방법이 요구된다.

최근 질병양상과 보건의료환경의 변화 및 신종 감염병의 대두로 보건교육사의 역할은 더욱 중요해지고 확대가 요구되는 만큼 보건교육사 제도의 개선 및 활성화 방안에 대한 필요성이 제기되고 있다.

2 인구집단·현장실무별 보건교육전문가

1) 생애주기별 보건교육전문가

생애주기는 출생에서 사망에까지 전 생애 과정에서 발생하는 변화를 기준으로 하여 일정한 단계로 구분한 과정을 말하며, 개인의 발달 단계에 따라 영유아기, 아동기, 청소년기, 성인기, 노년기 등으로 구분된다.

인간은 일생동안 생애주기별로 건강문제가 다르고 이를 발견하는 방법도 다르기 때문에 생애주기별로 건강문제를 관리하는 것이 중요하다. 생애주기별 보건교육은 개인의 특성과 건강상태, 건강의식 수준 등에 따라 보건교육을 위한 적절한 시기를 파악하여 다양한 보건교육을 제공할 수 있으며, 하나의 건강 주제를 가지고 생애주기에 따른 개인별 맞춤형 보건교육 프로그램을 기획할 수 있는 이점이 있는 효과적인 접근법이다. 따라서 보건교육사는 대상자의 건강문제와 관련된 적절한 보건교육 내용을 검토하고 단계별 보건교육 및 건강증진 관련 업무의 기획, 수행, 평가 등의 역할을 수행한다.

2) 의료기관 보건교육전문가

의료기관에서의 보건교육은 환자 및 보호자를 대상으로 전반적인 치료와 함께 통합된 보건교육이 제공되어야 할 대표적 현장이다. 의료기관은 조직 및 시설, 전문인력 등 교육적 자원이 비교적 충분히 갖추어져 있어서 질적으로 우수한 보건교육 프로그램이 개발될 수 있는 현장으로서, 환자의 신체적·정신적 상태뿐만 아니라 경제적·사회적 상태에도 영향을 미친다. 의료기관의 교육전문가인 간호사는 병원에 내원한 환자에게 건강문제, 치료방법, 자가간호에 대한 정보제공 등 다양한 보건교육을 제공하고 있다. 의료기관에서의 간호사를 비롯한 의료서비스 제공자의 보건교육에 대한 신념과 능력에 따라 보건교육의 성과가 달라질 수 있기 때문에 이들의 역할인식과 책임감이 보건교육의 중요한 관건이며, 환자 교육내용이 일관성 있고 통합된 역할을 수행할 수 있는 보건교육 능력이 요구된다. 그러나 현재 의료기관에서는 시간과 교육여건 등 교육제공자로서 많은 제한점을 가지고 있다.

의료기관에서는 각종 질환에 대한 소개 및 진단과 치료법, 약물관리, 영양관리, 응급처치 등 다양한 교육주제를 환자 개별 보건교육, 오프라인 건강강좌, 온라인 건강강좌 및 건강상담을 실시하고 있다. 이러한 업무를 보건교육전문가가 수행한다면 자가 건강관리를 통한 삶의 질을 향상시키고, 효율적이고 다양한 보건교육 프로그램 개발과 수행효과를 높일 수 있으며, 이는 재원기간을 줄이거나 조기 퇴원을 하게 하여 경제적 부담을 줄이고, 치료 면에서도 상당히 긍정적 효과를 낼 수 있을 것이다.

의료기관의 건강증진사업은 단순히 치료서비스에 건강정보제공과 건강생활실천상담을 더 하는 것 이상의 확대된 개념이어야 한다. 즉, 의료기관을 건강증진적인 삶의 터로 보고 환자와 그 가족, 직원, 기관의 조직과 환경의 변화를 요구하는 생태학적인 접근법을 요구하며 환자와 가족, 직원 대상 보건교육은 건강위험행태 개선 이상의 건강 총체적인 접근을 통한 역량강화교육이 되어야 한다.

표 1-7 **인구집단 보건교육 내용**

생애주기	보건교육
영유아기	- 영양: 올바른 식사습관 등 - 예방접종: 결핵, B형간염, 백일해, 파상풍, 홍역 등에 대한 부모교육 - 금연: 금연과 간접흡연에 대한 부모교육 - 운동: 어린이 체조, 올바른 운동방법 등 - 구강건강: 칫솔질 방법 등 구강교육 - 안전: 안전벨트, 교통안전, 생활안전, 보호장구 착용, 추락, 익사 등
아동기	- 건강생활: 금연, 금주, 고른 영양섭취 등 - 운동: 다양한 신체활동 및 체험활동 등 - 구강건강: 올바른 칫솔질 등 - 정신건강: 학교폭력, 스트레스 관리, 자살예방 등 - 성: 건강한 성, 성장발달, 성폭력 대처능력, 초경 등 - 감염병 및 만성질환 예방 방법 등 - 안전: 안전벨트, 교통안전, 생활안전, 보호장구 착용, 추락, 익사 등 - 시력관리: 시력의 보호와 관리 방법 등
청소년기	- 건강생활: 금연, 고른 영양섭취, 운동 등 - 금주: 절주, 음주권유 거절 등 - 구강건강: 충치, 치주염, 칫솔질 등 - 정신건강: 스트레스 관리, 자살예방 등 - 성: 건강한 성, 성장발달 등 - 안전: 안전벨트, 교통안전, 생활안전, 보호장구 착용, 추락, 익사 등 - 감염병 및 만성질환 예방 방법 등
성인기	- 건강생활: 금연, 절주, 균형잡힌 식사, 표준체중의 유지, 안전한 성생활, 사고예방 등 - 구강건강: 충치, 치주염, 칫솔질 등 - 정신건강: 우울증상 관리 등 - 여성건강: 폐경기 여성의 건강관리, 골다공증 예방, 유방검진 등 - 만성질환 관리: 관상동맥질환, 당뇨병, 고혈압, 이상지질혈증 등 - 스트레스 관리
노년기	- 건강생활: 금연, 절주, 안전한 성생활, 사고예방 등 - 영양: 균형잡힌 식사, 만성질환 예방 식습관 등 - 운동: 만성질환 예방 및 관리를 위한 운동 등 - 구강건강: 충치, 치주염, 칫솔질 등 - 정신건강: 우울증상 관리 등 - 만성질환 관리: 관상동맥질환, 당뇨병, 고혈압, 이상지질혈증 등 - 스트레스 관리

출처: 이주열(2020). 교육학개론. 양서원.

3) 지역사회 보건교육전문가

지역사회 보건교육은 평생교육적인 의미가 있는 조직적인 교육활동으로, 질병예방을 통한 건강증진 측면이 점차 강조되고 있다. 「국민건강증진법」에서는 건강에 대한 바른 지식을 제공하는 보건 교육의 필요성과 보건교육의 정의, 실시기관, 내용, 방법, 평가, 개발 등에 관하여 규정하고 있다. 이 법에서는 보건교육을 '개인 또는 집단으로 하여금 건강에 유익한 행위를 자발적으로 수행할 수 있도록 하는 교육'이라고 정의하였으며, 국가 및 지방자치단체는 모든 국민의 건강생활실천을 위한 보건교육을 실시하도록 규정하고 있다. 이에 보건소에서는 지역주민의 건강증진을 위하여 보건교육 및 건강상담, 영양관리, 신체활동 장려, 구강건강의 관리, 질병의 조기발견을 위한 검진 및 처방, 지역사회의 보건문제에 관한 조사연구, 기타 건강교실의 운영 등 건강증진사업을 실시하고 있다.

지역사회 통합건강증진사업은 단순히 건강생활개선 사업을 하던 것보다 확대된 사업으로 대상자 중심 통합서비스를 기획할 수 있어야 하며, 행태주의적인 접근을 넘어 사회생태학적 접근에 관한 지식과 경험을 가진 인력을 요구하고 있다. 또한 지역사회의 강점과 자산을 활용·육성하여 지역사회 역량강화를 통한 자율적 사회발전을 유도하는 것이 지역사회라는 시장에서 가장 핵심적으로 요구되는 보건교육사의 직무능력이다.

4) 학교 보건교육전문가

학교 보건교육은 성장 발육기에 있는 학생들에게 발달 단계에 따라 건강에 대한 올바른 지식과 정보를 제공하여 건강한 생활태도 및 습관을 형성하여 스스로 자신의 건강을 유지할 수 있도록 교육하는 데 있다.

Kaplan(1972)은 학교 보건교육을 '학생 개인이나 학교 전체의 건강과 관련된 지식, 태도 그리고 행위에 바람직한 영향을 주도록 학습경험을 제공하는 것이다.'라고 정의하였는데, 이는 학생들로 하여금 건강에 대한 지식을 습득하고 긍정적 태도를 형성하며, 건강행위를 실천할 수 있도록 하는 것이다.

학교건강증진사업은 학생뿐만 아니라 교직원, 가족, 지역사회 구성원을 대상으로 하며, 건강생활실천을 유도하는 것뿐만 아니라 정책개발, 건강환경 조성, 지역사회 협력활동을 요구하는 사회생태학적 접근에 관한 지식과 경험을 가진 인력을 요구하고 있다. 보건교육은 생활기술발달을 강조하여 건강한 생활습관을 형성하고, 매일의 일상생활에서의 도전과 요구에 효과적으로 대처할 수 있는 건강 총체적인 접근을 통한 건강관리역량강화교육이 되어야 한다.

5) 산업장 보건교육전문가

산업장 보건교육은 근로자에게 건강과 건강행동 관련 정보를 제공하여 인식과 태도를 변화시키고, 이를 실천할 수 있도록 지원하며, 전문가를 통한 교육훈련으로 산업장의 작업환경과 안전에 대한 인식을 높이고 실천하도록 지원한다. 이에 「산업안전보건법」 제29조(근로자에 대한 안전보건교육)에서는 "사업주는 소속 근로자에게 고용노동부령으로 정하는 바에 따라 정기적으로 안전보건교육을 하여야 한다."고 명시하고 있으며, 근로자를 채용할 때와 작업내용을 변경할 때 또는 근로자를 유해하거나 위험한 작업에 채용 및 그 작업으로 작업내용을 변경할 때에는 그 근로자에게 고용노동부령으로 정하는 바에 따라 해당 작업에 필요한 안전보건교육을 하여야 한다고 규정하고 있다.

산업장은 업종이나 작업내용이 무엇이냐에 따라 환경 특성이 다르고 근로자의 교육 요구가 다를 수 있다. 사업장 보건교육을 통해 근로자 스스로 건강의 위험요인을 통제하고 건강수준을 향상시키면 유병률과 사망률이 감소한다. 이는 곧 건강증진활동으로 생산성 증가와 기업의 이윤 창출을 도모하는 의미가 된다. 특히 사업장은 단순히 노동력을 투입하여 상품을 생산하는 곳이 아니고 근로자의 전인적인 관리가 이루어지는 곳으로 보건교육이 매우 중요함을 뜻한다.

보건교육의 주제로는 주로 정기검진을 통한 직업병의 조기발견, 직업병 및 성인병의 예방과 관리, 안전사고 예방, 작업환경 관리, 음주와 약물 오·남용 예방, 금연, 영양, 운동, 스트레스 관리 등이 있다. 그러나 우리나라 인구의 질병구조와 경제활동 종사인구의 연령계층이 중·고령화하고 있는 사회환경은 사업장에도 반영되는 바 사업장의 규모별 근로자의 요구를 바탕으로 한 교육을 실시하는 것이 바람직하다.

포괄적 산업장 건강증진사업은 단순히 물리적 작업환경개선과 근로자 건강진단 및 건강생활실천사업 보다 확대된 개념이어야 한다. 즉, 산업장을 삶의 터로 보고 근로자의 건강행동변화뿐만 아니라 건강하고 안전한 환경조성에 도움이 되는 광범위한 개인 및 조직 차원의 중재를 포함하여야 한다.

3 보건교육사 제도

1) 보건교육사

보건교육사는 개인, 집단 및 지역사회가 체계적이고 효율적인 보건교육을 통하여 건강상 바람직한 행동을 자발적으로 할 수 있도록 교육하고 환경을 조성하며 사전예방적 건강관리사업을 수행함으로써 국민의 질병을 예방하고 건강을 증진하는 전문직업인이다.

「국민건강증진법」 제12조(보건교육의 실시 등)에서는 "국가 및 지방자치단체는 모든 국민이 올바른 보건의료의 이용과 건강한 생활습관을 실천할 수 있도록 그 대상이 되는 개인 또는 집단의 특성·건강상태·건강의식 수준 등에 따라 적절한 보건교육을 실시한다."고 규정하고 있으며, 제12조의2(보건교육사자격증의 교부 등)에서는 "보건복지부장관은 국민건강증진 및 보건교육에 관한 전문지식을 가진 자에게 보건교육사의 자격증을 교부할 수 있다"고 제시하고 있다. 또한 「국민건강증진법 시행령」 제17조(보건교육의 내용)에서는 금연·절주 등 건강생활의 실천, 만성퇴행성질환 등 질병의 예방, 영양 및 식생활, 구강건강, 공중위생, 건강증진을 위한 체육활동, 그 밖에 건강증진사업에 관한 사항을 보건교육의 영역으로 포함하고 있다.

2) 보건교육사의 자격과 국가시험

(1) 국가시험 응시자격

보건교육사의 국가시험 응시자격은 [표 1-8]과 같다.

(2) 보건교육 관련 교과목

보건교육사의 관련 교과목은 [표 1-9]와 같다.

(3) 국가 시험과목

보건교육사의 시험과목은 [표 1-10]과 같다.

표 1-8 **보건교육사 국가시험 응시자격**

등급	응시자격
보건교육사 1급	1. 보건교육사 2급 자격을 취득한 자로서 시험일 현재 보건복지부장관이 정하여 고시하는 보건교육 업무에 3년 이상 종사한 자 2. 「고등교육법」에 따른 대학원 또는 이와 동등 이상의 교육과정에서 보건복지부령으로 정하는 보건교육 관련 교과목을 이수하고 석사 또는 박사 학위를 취득한 자로서 시험일 현재 보건 복지부장관이 정하여 고시하는 보건교육 업무에 2년 이상 종사한 자
보건교육사 2급	「고등교육법」 제2조에 따른 학교 또는 이와 동등 이상의 교육과정에서 보건복지부령으로 정하는 보건교육 관련 교과목을 이수하고 전문학사 학위 이상을 취득한 자
보건교육사 3급	「고등교육법」 제2조에 따른 학교 또는 이와 동등 이상의 교육과정에서 보건복지부령으로 정하는 보건교육 관련 교과목 중 필수과목 5과목 이상, 선택과목 2과목 이상을 이수하고 전문학사 학위 이상을 취득한 자

출처: 법제처국가법령정보센터(2021). 국민건강증진법 시행령 제18조의3 제1항 관련 한국보건의료인국가시험원 보건교육사 응시자격 (http://www.kuksiwon.or.kr/Examination/)

표 1-9 **보건교육 관련 교과목**

등급	과목명	최소 이수과목 및 학점
필수 과목	보건교육학, 보건학, 보건프로그램 개발 및 평가, 보건교육방법론, 보건 교육실습, 조사방법론, 보건사업관리, 보건의사소통, 보건의료법규	총 9과목 및 총 22학점 이수
선택 과목	해부생리, 보건통계, 보건정보, 인간발달론, 사회심리학, 보건윤리, 환경보건, 역학, 질병관리, 안전교육, 생식보건, 재활보건, 식품위생, 정신보건, 보건영양, 건강과 운동, 구강보건, 아동보건, 노인보건, 학교보건, 산업보건, 지역사회보건	총 4과목 및 총 10학점 이수

비고: 교과목의 명칭이 동일하지 아니하더라도 보건복지부장관 또는 보건복지부 장관이 정하여 고시하는 보건교육 관련 법인·단체가 교과의 내용이 동일한지 여부를 심사하여 동일하다고 인정하는 경우에는 동일 교과목으로 본다.

출처: 법제처국가법령정보센터(2022). 국민건강증진법 시행규칙 제7조의2 관련 한국보건의료인국가시험원 보건교육사 응시자격 (http://www.kuksiwon.or.kr/Examination/)

표 1-10 보건교육사 국가 시험과목

구분	시험과목
보건교육사 1급	보건프로그램 개발 및 평가(20), 보건교육방법론(20), 보건사업관리(20)
보건교육사 2급	보건교육학(25), 보건학(20), 보건프로그램 개발 및 평가(25), 보건교육방법론(20), 조사방법론(25), 보건사업관리(20), 보건의사소통(25), 보건의료법규(20)
보건교육사 3급	보건교육학(30), 보건학(30), 보건프로그램 개발 및 평가(30), 보건의료법규(20)

출처: 법제처국가법령정보센터(2021). 국민건강증진법 시행령 제18조의2 제4항 관련 한국보건의료인국가시험원 보건교육사 응시자격 (http://www.kuksiwon.or.kr/Examination/)

3) 보건교육사의 직무 및 역할

(1) 보건교육사의 직무

보건교육사의 직무는 개인·집단·산업체·지역사회의 보건교육 요구도 조사 및 진단, 보건교육·건강증진 프로그램 기획, 보건교육·건강증진 프로그램 수행, 보건교육·건강증진 프로그램 평가 및 관리, 보건교육방법 및 건강증진 교육자료 개발, 개인·집단·산업체 및 지역사회의 건강증진 환경 조성, 의사소통 및 애드보커시, 건강정보 생성과 확산, 연구 수행, 보건교육의 전문성 계발로 구성되어 있다.

- 개인, 집단, 산업체 및 지역사회의 건강증진 환경 조성
- 사전예방적 건강관리사업의 정보 수집 및 분석
- 사전예방적 건강관리사업의 수행
- 보건교육의 전문성 개발
- 개인, 집단, 산업체, 지역사회의 보건교육 요구도 조사 및 진단
- 보건교육, 건강증진 프로그램 기획
- 보건교육, 건강증진 프로그램 실행
- 보건교육, 건강증진 프로그램 평가 및 관리
- 보건교육방법 및 건강증진 교육자료 개발
- 보건교육, 건강증진서비스 연계 및 조정
- 보건교육 및 건강정보 제공
- 보건의료기관에서 일반 환자 및 가족의 보건교육
- 노인요양 및 수발서비스에서 교육 및 상담
- 학교 보건교육의 실시와 지원
- 산업장에서 근로자 건강증진 및 보건관리사업 수행

- 건강정보의 생성과 확산
- 의사소통 및 애드보커시
- 보건교육, 건강증진에 관한 연구 수행

(2) 보건교육사의 역할

보건교육사의 기본기능은 보건교육 정책개발 및 프로그램 기획, 상담 훈련, 연구, 평가이며, 교육전문가로서 습득해야 할 다양한 능력을 갖추어야 한다.

개인 또는 집단이 건강상 바람직한 행동을 자발적으로 할 수 있도록 교육하고 환경을 조성하도록 돕는 보건교육사의 주요 역할은 다음과 같다.

- 보건교육, 건강증진 요구도 진단
- 보건교육, 건강증진 프로그램 기획
- 보건교육방법 및 교육자료 개발
- 보건교육, 건강증진 프로그램 수행
- 보건교육, 건강증진 프로그램 평가
- 보건교육, 건강증진 프로그램 관리
- 건강증진환경 조성
- 의사소통
- 건강정보 생성과 확산
- 연구수행
- 보건교육의 전문성 개발

2장

보건교육과정

학습목표

- 보건교육 요구를 사정할 수 있다.
- 건강정보 문해능력의 중요성을 설명할 수 있다.
- 보건교육 계획을 수립할 수 있다.
- 보건교육 교수·학습 과정안을 작성할 수 있다.
- 보건교육 내용 구성을 이해할 수 있다.
- 보건교육방법을 적용할 수 있다.
- 보건교육매체를 활용할 수 있다.
- 보건교육평가를 수행할 수 있다.

보건교육사정

1 요구의 사정

보건교육사업에서 보건교육의 요구를 사정하는 과정에는 합리적 판단능력이 필수적이다. 이는 보건교육사업의 대상이 되는 환자, 지역사회 주민, 학생 및 근로자, 즉 인구집단별, 생애주기별 구성원의 실제 상황을 정확히 이해할 수 있는 포괄적인 자료(정보)에 근거하여 결정하여야 한다. 이와 같이 인구집단별로 현실적인 상황이 고려된 자료(정보)에 따라 보건교육사업이 계획되고 수행된다면 보건교육사업의 기대효과를 높이는 것은 물론 대상자의 건강생활실천의 타당성을 더욱 높일 수 있다. 즉, 보건교육 요구사정의 목적은 학습자의 요구를 파악하여 학습의 효율을 높이기 위함이다.

1) 학습자의 건강요구 사정

(1) 학습자 정보수집

보건교육과 관련하여 학습자의 건강문제와 교육요구를 파악하여 대상자가 공통적으로 원하는 건강요구에 대한 정보를 수집한다.

(2) 학습자 관련 지역사회 건강 관련 자료수집

지역사회 유병률, 발생률 등 역학 자료와 학교, 보건소, 공공기관, 산업체, 시민단체 등의 자료를 참고하여 특수한 건강문제나 건강증진과 관련된 보건교육 요구를 정리한다.

(3) 건강 관련 분야 전문가의 자문

보건의료인, 건강 관련 전문가, 시민단체 및 공공기관의 보건 관련 전문가 자문을 통하여 건강요구를 사정한다.

2) 자료수집

보건교육사업의 교육요구 사정 시 개인, 학교, 시민단체, 공공기관 및 민간기관 등 다양한 정보원을 통해서 자료를 수집할 수 있다. 보건교육사업의 배경과 타당성을 제시하기 위한 구체적인 정보수집 내용은 다음과 같다.

(1) 지역사회 관련 정보

- 인구현황(필수)
- 지리적 특성
- 교통과 통신
- 산업구조와 경제수준
- 교육, 문화 및 정치
- 복지기관과 시설
- 생활환경(기후·지리·공기·수질·쓰레기 처리 등)
- 취약(차상위)계층의 현황
- 지역사회 단체 및 조직(공공 및 민간기관)

(2) 보건문제 관련 정보

- 출생과 사망 수준
- 상병과 건강 수준
- 감염병 발생 실태
- 만성퇴행성질환 유병률
- 환경오염 실태
- 안전사고 발생률
- 노인 우울, 치매 등 노인 건강문제
- 보건의료 시설, 인력 및 자원
- 주민의 건강에 관한 관심도

(3) 건강행태 관련 정보

- 흡연과 음주
- 영양과 식습관
- 신체활동실천 행태

- 비만(과체중) 비율
- 과소체중과 허약 비율
- 우울과 자살 등 정신건강
- 건강지식, 태도 및 실천율
- 건강검진 수검률 및 추후관리 현황
- 해당 연차별 지역보건의료계획서
- 해당 연차별 지역사회복지계획서

(4) 보건의료시설 이용 관련 정보

- 보건의료 관련 정보이용 현황
- 응급의료체계 및 이용 현황
- 의료기관(의원, 병원) 이용 현황
- 건강보험, 노인장기요양보험 가입 현황
- 보건기관(보건소, 지소 및 진료소) 이용 현황
- 기초생활수급자(차상위계층) 보건의료 이용 현황
- 의료급여 대상자 현황

2 사정자료 수집방법

학습자별 맞춤형 교육을 실시하기 위하여 다양한 정보수집 방법을 이용한다.

1) 자가보고형 설문지 이용법(1차 자료)

흔히 사용되는 방법은 비밀보장을 위한 무기명 설문응답 형식이다. 구조화된 설문지로 학습 대상자의 의견을 직접 조사하는 방법이다. 자료 수집 전 대상자가 설문조사에 동의하는지 확인하는 과정이 필수적이며, 직접 서명하도록 한다. 수집된 자료를 분석하여 보건교육의 주제를 정하는 데 근거자료로 활용한다. 때로는 개방식 질문을 위한 반구조화된 설문지를 준비하거나, 면담방식으로 대상자의 요구를 조사하여 심층적으로 분석하기도 한다.

2) 기존 자료 분석법(2차 자료)

누가, 누구에게, 어떤 내용으로 보건교육할 것인지에 따라 기존 자료 중 무엇을 조사하여 참고할 것인지가 결정된다. 학교, 산업장, 의료기관 및 보건기관(보건소, 지소 및 진료소) 등이 자체 조사하여 확보하고 있는 2차 자료 또는 일반적인 정보 및 특정 교육 대상자에 관한 자료를 수집할 수도 있다.

즉, 학교의 출결사항과 건강기록지, 산업체의 사고기록과 산재보고서, 보건의료에 관한 각종 잡지, 팸플릿, 보건의료기관의 의무기록 및 진료기록, 간호기록, 보건소의 보건사업 실적에 관한 기록지 등을 중요한 교육요구도 사정자료로 활용할 수 있다. 기존 자료를 조사하는 경우 교육요구도 사정과 교육주제 설정에 어떻게 활용될 것인지를 논리적으로 고려해야 한다.

3) 직접 관찰법

지역사회의 인구사회학적 현황과 더불어 환경, 생활상 등을 통한 보건문제를 신속하고 정확하게 파악하며 확인하기 위해 관찰자가 직접 거리를 걷거나 자동차를 이용하여 관찰하는 차창 밖 조사법 등이 이에 속한다. 또는 대상자의 행사에 참여하여 상호소통하며 자료를 수집하는 방법도 있다.

필요에 따라서 특정 문제에 관한 정보를 얻기 위해 10명 이내의 초점 집단을 구성하며, 토의형식으로 다양한 의견을 수렴하여 보다 실천 가능한 대안을 찾아내는 방법이 있다.

4) 대상자 면담법

주로 구조화된 면접방법이 많으나 때로는 비공식적인 면담방법을 사용하기도 한다. 이러한 방법은 대상자의 높은 참여도와 응답률을 얻을 수 있는 장점이 있으나, 반면 훈련된 면접기술이 필요하다. 또한 대상자는 비밀노출을 우려하기 때문에 기대만큼의 효과를 얻기 힘들 수도 있으며, 시간과 경비가 많이 든다는 단점이 있다.

5) 대표자 또는 전문가 그룹 의견

지역사회의 규범, 권력구조 및 문제해결 과정 등에 대한 정보를 얻기 위해 대상자의 대표자 또는 지도자, 종교지도자, 사회사업가, 해당 분야 전문가 그룹의 의견을 수렴하여 보건교육 주제를 정할 수도 있다.

이와 같은 여러 가지 정보수집 방법을 상황에 따라 적절히 조합하여 사용함으로써 보건교육 요구를 정확하고 효과적으로 파악할 수 있다.

3 건강정보 문해력의 사정

건강정보 문해력(health literacy)이라는 용어는 1970년대 미국에서 학생용 보건교육 지침 발간을 위한 보고서에서 사용되기 시작하였다. 초기에는 보건의료현장에서 의료인의 진료를 받고, 처방을 준수하기 위해 필요한 지식과 기술을 뜻하였다. 최근에는 건강정보 문해력이 개인뿐만 아니라 인구집단의 건강수준 향상을 위하여 건강정보를 획득하고 이해하며, 보건전문가나 다른 사람과 의사소통을 가능하게 하고, 올바른 건강 관련 의사결정을 내리고 참여하며, 복잡하고 상호연결된 능력이라는 개념으로 확장되었다.

그러므로 건강정보 문해력의 사정은 집단의 특정한 건강정보 및 요구와 관련된 교육적 요구를 분석하는 단계이다. 보건교육의 본질은 건강유지 향상과 관련된 건강행태의 변화가 효과적으로 나타나도록 해야 한다. 대상자의 건강행동에 대한 문해력 사정을 근거로 프로그램 운영 계획을 세워야 한다.

학습요구의 사정은 대상자에 대한 면담, 설문조사 및 관찰을 통해 특정 건강문제를 일으키는 행동적 원인이나 여건 등을 사정해야 한다. 사정내용은 행동을 유지하거나 억압하는 특정기전뿐만 아니라 자신들의 행동 자체에 직접적으로 초점을 맞추거나 지식, 태도, 가치관, 신념, 인식, 통제감, 효능감과 같은 인지요소, 행동을 자극하는 자극제 역할과 행동의 결과, 그리고 관습이나 가치 등 문화적인 측면도 사정한다.

건강정보 문해력 사정의 목표는 다루려는 문제에 대한 이해를 높이는 것이며, 사정이 끝나면 교육자는 분석을 통해 어떤 지식이나 기술, 행동이 잘못 되었거나 부족하지는 않았는지 확인해야 한다.

1) 학습요구의 사정 단계

(1) 대상자 요구사정

보건교육자는 대상자를 정보원으로 하여 대상자의 특성을 파악하고 건강문제를 조사하여 대상자의 문제와 요구를 적극적으로 사정한다. 이때는 의료요원 참여 및 협조를 구할 수 있다.

(2) 기관 요구 사정

보건교육자는 기관의 목적과 목표 및 전략적 계획을 사정한다. 이 대상자의 요구도와 기관의 요구도를 구분하여 수집하고 정리한다.

2) 건강정보 문해능력이 건강에 미치는 영향

건강정보 문해능력은 개인 및 지역사회의 건강수준에 모두 영향을 미치게 된다. 개인적 차원에서 건강정보 문해능력이 낮으면 건강 관련 정보에 대한 접근성이 떨어지며, 수집된 정보에 대한 이해도 낮아질 뿐만 아니라 이를 활용한 의사결정이 제대로 이루어지기 어렵다.

따라서, 적합한 보건의료 제공자를 만나는 것이 어려워지고, 제시한 정보를 이해하지 못하여 보건의료 서비스 이용의 실수, 환자의 안전에 대한 위협 등 부작용이 발생하게 되며 치료나 중재의 효과와 효율성이 저하된다.

건강정보 문해력을 향상시키기 위해서는 단순한 개인 차원의 노력이 아닌 사회의 조직적이고 집단적인 노력뿐만 아니라 보건의료제공자와 정책결정자, 사회 및 교육체계 등의 협력체계 구축이 필요하다. 이에 따라 제9차 세계보건기구 건강증진국제회의(2016년, 상하이)에서는 건강증진의 지속가능한 발전을 도모하기 위한 3대축으로 좋은 거버넌스, 건강도시와 함께 건강정보 문해능력을 선정하였다. 건강정보 문해능력이 건강의 핵심적 결정요인임을 인정한 것으로 우리나라에서도 이를 반영하여, 제5차 국민건강증진종합계획(HP 2030, 2021~2030)에서 '건강정보 문해능력 제고'를 중점과제 중 하나로 선정하고, 성인의 적절한 건강정보 문해능력 수준의 목표를 2030년 70%로 설정하여 건강정보 문해능력 향상을 위한 사업을 추진해 나가고 있다.

보건교육자가 건강정보 문해능력의 개념을 알고 이를 적용해야 할 필요성이 점점 증대되고 있기 때문에 보건교육을 계획할 때 대상자의 건강정보 문해능력 수준을 파악하고, 이를 고려하여 수준에 적합한 보건교육 전략을 수립하고 실행해야 하는 것이다.

3) 건강정보 문해능력의 측정 및 활용

건강정보 문해능력 향상을 위한 정책과 프로그램을 개발하기 위해서는 관련 실태를 파악하기 위한 측정이 우선되어야 한다. 미국이나 유럽연합 등에서는 건강정보 문해능력을 측정하기 위한 전국 차원의 조사가 기본적인 문해능력 조사와 함께 이루어지고 있다.

건강정보 문해능력을 포괄적으로 측정하는 도구로는 47문항으로 구성된 European Health Literacy Survey Questionnaire(HLS-EU-Q47)가 널리 이용되고 있다. HLS-SF12는 이러한 HLSEU-Q47의 이론적 기틀과 구성을 유지하면서도 문항 수가 적어 측정이 간편한 도구로 약설명서 이해능력뿐만 아니라 119 구급차를 부를 수 있는 능력, 서로 다른 치료 선택에 대한 장단점 판단능력, 정보 찾기 능력, 스포츠 동호회 혹은 운동 강습 참여 능력 등 실제 일상생활에서 필요로 하는 건강정보 문해능력을 측정하고 있어 지역사회 주민을 대상으로 활용하기에 적합하다.

표 2-1 건강정보 문해능력 측정도구(HLS-SF12)

* 건강정보 문해능력에 대한 설문지를 읽고 매우 어렵다(1점)~매우 쉽다(4점)까지 당신에게 해당하는 곳에 ✓ 표시해주십시요.

문항	매우 어렵다	약간 어렵다	약간 쉽다	매우 쉽다
1. 당신은 당신과 관련된 질병 치료에 대한 정보를 얼마나 쉽게 찾을 수 있나요?	1	2	3	4
2. 당신은 약과 함께 제공되는 설명서를 얼마나 쉽게 이해할 수 있나요?	1	2	3	4
3. 당신은 서로 다른 치료 선택에 대한 장점과 단점을 얼마나 쉽게 판단할 수 있나요?	1	2	3	4
4. 당신은 응급상황에서 얼마나 쉽게 119구급차를 부를 수 있나요?	1	2	3	4
5. 당신은 스트레스 또는 우울증과 같은 정신건강 문제를 관리하는 방법에 대한 정보를 얼마나 쉽게 찾을 수 있나요?	1	2	3	4
6. 당신은 건강검진(예: 유방검진, 혈당검사, 혈압측정 등)을 받아야 하는 이유를 얼마나 쉽게 이해할 수 있나요?	1	2	3	4
7. 당신은 어떤 예방접종이 필요한지 얼마나 쉽게 알 수 있나요?	1	2	3	4
8. 당신은 가족과 친구들의 조언을 듣고 질병으로부터 당신 자신을 어떻게 보호할 수 있는지 얼마나 쉽게 결정할 수 있나요?	1	2	3	4
9. 당신은 정신건강에 좋은 활동(예: 명상, 운동, 걷기, 필라테스 등)을 얼마나 쉽게 찾을 수 있나요?	1	2	3	4
10. 당신은 건강해지는 방법에 대한 미디어(예: 인터넷, 신문, 잡지 등)의 정보를 얼마나 쉽게 이해할 수 있나요?	1	2	3	4
11. 당신은 일상적인 행동(예: 음주, 식습관, 운동 등)이 당신의 건강과 관련 있는지 얼마나 쉽게 판단할 수 있나요?	1	2	3	4
12. 당신이 원한다면 스포츠 동호회 혹은 운동 강습을 얼마나 쉽게 가입할 수 있나요?	1	2	3	4

* 1,2,3,4: 건강관리, 5,6,7,8: 질병예방, 9,10,11,12: 건강증진

출처: 서영주 외(2020). 성인 대상 한국어판 단축형 건강정보이해능력 측정도구의 타당도와 신뢰도 검증. 지역사회간호학회지, Vol. 31, No. 4, 416-426. 재인용

4 우선순위 설정

우선순위 계획에는 사정 단계에서 규명된 보건교육 요구 중에서 한정된 자원으로 충족시킬 수 있는 우선순위를 정하는 것이 요구된다.

보건교육 우선순위 설정 시 고려되어야 할 사항으로는 문제의 크기, 심각성, 중재방안의 효과성, 경제성, 학습자의 수용 가능성, 자원, 법적인 합법성 등이 포함된다. 따라서 우선순위를 설정할 때에는 많은 사람에게 영향을 미치고, 심각하게 영향을 미치는 건강문제, 실현 가능성과 효율성이 높고, 개인, 집단, 지역사회의 관심과 자발적인 참여가 높은 순으로 우선적으로 계획해야 한다.

1) 학습요구의 우선순위를 정하는 기준

(1) 필수적 요구

생명이나 안전이 위협당할 수 있는 상황에서 발생하는 요구이며, 이 범주에 속하는 학습요구는 즉시 충족시켜야 한다.

예) 당뇨병 환자는 저혈당 증상이 나타났을 때 어떻게 대처해야 하는지 알고자 한다.

(2) 바람직한 요구

안녕이나 전반적인 자가건강관리 능력과 관련된 요구이다.

예) 당뇨병 환자는 면역 유지를 위하여 필수 영양소를 어떻게 섭취해야 하는지 알고자 한다.

(3) 가능한 요구

일상생활에 당장 필요한 요구는 아니지만 간헐적으로 발생하는 요구이다.

예) 당뇨병 환자는 해외여행 시 주의 사항에 대해 알고자 한다.

2

보건교육계획

교육의 효과를 높이기 위해서는 사전에 철저한 계획을 수립하여 시행착오를 줄이는 것이 비용 효과적인 측면에서 매우 중요하다. 따라서 효율적인 보건교육을 위해서는 우선적으로 교육을 실시할 대상에 적합하게 계획되어야 한다. 특히 보건교육의 계획과정에는 충분한 시간적 투자가 필수적이다.

WHO 보건교육전문위원회는 보건교육사업을 계획 시 지침을 다음과 같이 제시하고 있다.

첫째, 보건교육은 전반적인 보건사업계획의 일부분으로서 시작되어야 한다.

둘째, 보건교육사업의 대상이 되는 지역사회에 대한 진단이 선행되어야 한다.

셋째, 보건교육을 계획하는 단계에 학습소비자인 교육대상자가 반드시 참여해야 한다.

넷째, 보건교육에 이용 가능한 지역사회자원을 파악해야 한다.

다섯째, 보건교육의 목표가 명확하게 제시되고, 그에 따른 계획이 구체적이어야 한다.

여섯째, 작은 규모의 시범사업으로부터 점진적인 보건교육사업 확대가 이루어져야 한다.

일곱째, 모든 보건사업 수행자는 훌륭한 보건교육 실천가가 되어야 한다.

여덟째, 효율적인 보건교육사업의 수행을 위해 보건교육전문가의 자문이 반드시 이루어져야 한다.

아홉째, 보건교육사업에서 요구되는 예산 계획과 집행은 사업의 우선순위에 따라 이루어져야 한다.

보건교육의 계획은 크게 2가지로 분류할 수 있다.

첫째, 보건·의료기관, 보건소, 학교, 산업장 등의 지역사회 및 개인 혹은 가족의 보건요구 사정이 기초가 되는 보건교육사업을 위한 계획이다.

둘째, 인구집단 생활터별 교육현장에서 보건교육 내용을 직접 전달하는 데 있어서의 교수·학습 과정안이다.

그러나 위와 같은 두 가지 보건교육의 접근방법은 명확하게 구분된 것이 아니라, 상황에 따라서 상호보완적이며 포괄적인 보건교육 계획으로 수립되어야 한다.

1 학습목표 설정

목표란 사업의 의도하는 바가 성취된 결과를 뜻한다. 즉, 목표는 보건교육사업을 시작하기 전에 최종 달성하고자 하는 결과를 기술하는 것이다. 따라서 사업의 목표는 분명하고 사업의 결과로써 성취 여부를 판단할 수 있는 구체적인 행위목표(specific behavioral objectives)가 될 수 있도록 설정해야 한다.

즉, 보건교육사업의 목표를 설정하는 이유는 다음과 같다.

첫째, 명확한 목표설정을 근거로 보건교육사업의 구체적 계획 수립이 가능하다.

둘째, 보건교육사업 평가기준의 근거가 되기 때문에 보건교육의 효율성을 높일 수 있다.

교육의 목표를 기술함에 있어서는 상위 체계와의 '관련성', '논리성', '실현가능성', '관찰가능성', '측정가능성' 등이 고려되어야 한다. 또한 목표를 기술하는 구체적 방법은 "누가, 무엇을, 어디서, 언제, 얼마만큼 성취한다"라는 목표의 구성요소 5가지 내용이 한 문장 내에 포함되어야 한다.

2 수행 및 평가 계획

1) 수행계획

보건교육 목표를 중심으로 보건교육 대상자를 선정하고 보건교육 대상자의 규모(크기)를 결정한다. 대상자의 특성에 따라 보건에 관한 관심 내지 요구도가 다르기 때문에 동일한 요구를 지닌 대상자를 가려냄으로써 보건교육의 효율성을 극대화시킬 수 있다. 한편 대상자마다 학습능력이 다르므로 교육적 효과를 높이기 위해서도 수행계획의 수립은 필요한 과정이다. 따라서 보건교육 대상자를 선정할 때 가능한 한 세분화하여 선정하는 것이 바람직하다.

교육 대상자의 수가 너무 적을 경우에 교육적 효과는 높아지겠지만 경제적 측면으로 비효율적일 수 있고, 반대의 경우는 경제적 효과는 높지만 대상자의 교육적 효과는 낮을 수 있기 때문에 대상자의 수를 선정할 때에는 신중해야 한다. 여러 가지 요인을 고려하였을 때 일반적으로 30명 정도가 가장 효과이다.

다음으로 보건교육의 주간, 월간 및 연간 계획을 수립한다. 이때는 보건교육 시 이용되는 방법, 담당자, 실시 시기, 활용해야 할 자원 등에 관한 활동계획에 따른 구체적인 내용이 포함되어야 한다. 또한 지역사회 보건교육위원회 운영 및 협조, 협력사항도 포함하는 것이 좋다. 가능한 한 다양한 아이디어와 여러 전문 분야의 기술적 자문 또는 원활한 운영에 도움되므로 보건교육사업에 있어서의 효율성을 기대할 수 있기 때문이다.

2) 평가계획

보건교육사업의 평가는 추진된 보건교육사업의 결과에 대한 판단뿐만 아니라, 향후 더욱 발전된 보건교육사업을 확대하기 위한 계획단계에서 필수적으로 평가 계획을 수립한다. 모든 사업에서 각 단계마다 중요하지만 계획수립은 사업의 성공과 실패에 많은 영향을 주고 있으므로 아무리 강조해도 지나치지 않는다. 계획을 세우는 단계까지 많은 시간이 소요되어 구체적인 실행 부분까지 계획되었다면 사업의 수행은 수월하게 진행되어 오히려 시간적, 재정적 도움을 받게 되는 경우도 있다. 그러므로 계획의 중요성은 바로 사업의 평가계획을 기획하는 것이다.

보건교육사업의 수행계획과 함께 평가의 목적, 내용, 범주, 방법, 시기 등의 요소를 포함하는 평가계획도 반드시 세워야 한다.

3 교수·학습 과정안

보건교육은 보건사업의 실무 담당자가 구체적으로 선정된 보건교육 내용을 학습자에게 전달하는 것이다. 이 과정에서 반드시 작성하여야 하는 것이 교수·학습 과정안이다. 교수·학습 과정안은 교수자의 자질과 교육의 효과를 높이는 수단과 방법에 반드시 필요한 것이다.

교수·학습 과정안을 작성할 때 유의할 점은 반드시 교육을 실시하는 사람이 직접 작성하여야 한다는 것이다. 즉, 교수자의 지식과 태도를 학습자의 수준에 맞추어 이해하기 쉽게 전달할 수 있는 방법으로 내용을 구성하여 현실감 있는 교육이 이루어지도록 한다. 또한 교안은 체계적이고 객관적이며 보편적인 타당성을 내포한 논리적 내용으로 이루어져야 대상자에게 효과적으로 전달할 수 있다. 교수·학습 과정안의 구체적인 요소는 다음과 같다.

1) 주제(단원명)

교육주제는 학습자의 관심과 흥미를 유발할 수 있어야 한다. 따라서 제목은 교육내용의 요점을 잘 나타내고 주제가 명확하게 서술되도록 해야 한다. 제목을 선정하는 대표적인 방법으로 3가지를 들 수 있다.

- **제목식:** 명사의 형태로 교육의 주제를 나타내는 방식이다. 예를 들면 '비만관리'로 기술한다.
- **방법식:** 능동적으로 기술하는 방식이다. 예를 들면 '비만을 관리하자'로 기술한다.
- **문제 제기식:** 질문의 형태로 기술하는 방식이다. 예를 들면 '비만을 어떻게 관리할 것인가'로 기술한다.

2) 교육대상

학습자의 연령, 성별, 직업, 지식수준 및 학습자 수 등 학습자의 특성을 명기한다.

3) 교육일시와 장소

학습자가 시간적·공간적으로 잘 모일 수 있는 때와 장소를 정해야 한다. 주민의 생활패턴, 직업 등을 고려하여 요일과 시간을 정하여야 한다. 학습자가 주부, 노인, 직장인 등을 구분하며, 농촌에서는 농번기와 농한기를 고려하여, 산업장은 근무시간의 일부를 할애하여 교육하여야 하는지 아니면 별도의 시간을 정하여야 하는지에 따라 교육일시를 정하여야 한다. 교육 장소도 교실, 보건소의 교육실, 산업장의 교육실, 세미나실, 마을회관, 주민자치센터, 주민회관, 경로당 그리고 문화센터 등에서 운영된다.

4) 교육시간

일반적으로 3~4세는 20~30분, 6~8세는 30~50분, 9~12세는 50~60분, 16세 이상 성인은 60~90분 정도의 교육시간을 효율적으로 활용할 수 있다. 그러나 노인의 경우 30~50분 정도로 계획하여 중간 중간 집중력을 증강시킬 수 있도록 교육시간을 유연하게 운영하여야 한다.

5) 학습목표

학습자가 궁극적으로 성취해야 할 지식, 태도, 실천수준을 설정하고, 학습 후 평가지표가 되는 것으로서 포괄적이며 종합적인 일반적 목표를 기술해야 한다. 그리고 일반적 목표성취를 위한 구체적인 하위목표도 함께 기술한다. 이때 학습목표는 학습자 중심으로 기술하는 것이 바람직하다. 즉, 한정된 시간 내에 최대의 교육효과를 내기 위한 필수적 요소이며, 학습의 결과로서 대상자에게 나타날 지식, 태도, 행동의 변화를 유도해낼 수 있도록 진술하는 것이 학습목표이다.

교육자는 학습목표의 다음 3가지 측면을 선별할 수 있도록 해야 한다.

첫째, 꼭 알아야 할 것(must to learn)

둘째, 알면 유익한 것(useful to learn)

셋째, 알아두면 좋은 것(nice to learn) 등이다.

(1) 학습목표의 분류

학습목표를 설정하고 학습경험을 구체적으로 구성하여 지도함에 있어서는 목표가 내포하는 몇 가지 유형의 행동 특성으로 정리하여야 한다.

블룸(Bloom)은 인간이 교육을 통하여 변화할 수 있는 영역에 대해 인지적 영역(cognitive domain), 정의적 영역(affective domain), 심동적 영역(psychomotor domain) 등의 3가지로 분류하였다.

① 인지적 영역

인지적 영역(cognitive domain)이란 암기(knowledge), 이해(comprehension), 적용(application), 분석(analysis), 합성(synthesis), 평가(evaluation)의 6단계로 분류한다.

암기(knowledge)

암기 수준의 지식은 실용성이 낮고, 오래가지 못하며, 여러 가지 지식 중에서 가장 낮은 수준이다. 암기 수준을 강조한 교육은 행위의 변화를 유도하여야 하는 목표를 달성하기 위한 보건교육에서는 바람직하지 못하다.

해당용어 기억하다, 묘사하다, 기술하다, 서술하다, 나열하다, 분류하다, 연결하다 등

이해(comprehension)

어떤 사물을 현상에 대해 해석하거나 판단하는 데 있어 필요한 지식수준으로, 여러 가지 현상을 비교·분석하거나 적절한 방법의 선택 또는 결정할 수 있고, 필요한 부분을 삽입하는 등의 상황적 판단이 요구된다. 교육 내용에 대하여 확실하게 이해하고 이해된 지식을 새로운 상황에 적용할 가능성이 높은 수준이다.

해당용어 해석하다, 설명하다, 요약하다, 보고하다, 번역하다, 예를 들다, 추론하다 등

적용(application)

구체적이거나 특수한 상황에 대해서 아이디어, 규칙, 이론, 기술적 원리 또는 일반화된 방법 등의 추상성을 사용하는 지식수준으로 이해하여 적용할 수 있음은 교육이 보다 효과적임을 설명하는 것이다.

해당용어 응용하다, 증명하다, 수정하다, 변형하다, 계산하다, 예측하다, 조작하다 등

분석(analysis)

표현된 아이디어의 상하좌우의 위계 또는 관계가 명확해질 수 있도록 의사소통을 부분으로 나누는 지식수준이다. 즉, 의사소통에 포함된 요소를 확인하고, 요소와 부분 간의 연결 또는 상호작용을 확인하며, 의사소통에 포함된 조직, 구조, 체계적 배열 등을 확인하는 수준이다. 확인된 지식은 보다 명확하게 실천에 옮길 수 있다.

해당용어 구별하다, 변별하다, 식별하다, 추론하다, 비판하다, 조직하다, 해결하다 등

합성(synthesis)

요소와 부분을 조합하여 뚜렷한 양상이나 구조를 구성하여 전체를 이루는 지식수준이다. 이는 표현하는 사람의 독특한 의사소통 방법을 발달시키고, 작업이나 운영 계획 및 절차 방안을 개발하며, 기본 명제나 상징적 묘사로부터 특정 자료 혹은 현장 명제나 관계를 유도·분류하고 설명하기 위한 추상적 관계를 발달시킨다. 지식과 지식을 논리적으로 통합하여 새로운 과학적 근거를 찾아내는 지식수준은 상위 수준이다.

해당용어 구성하다, 편집하다, 범주화하다, 재구성하다, 설계하다, 공식화하다, 관리하다, 디자인하다, 창조하다 등

평가(evaluation)

제시된 목표에 관해서 자료나 방법적 가치를 판단하는 것으로서, 그 범주의 충족 정도에 대한 질적·양적인 평가기준을 사용하여 판단할 수 있는 지식수준이다. 이는 논리적 명확성, 일관성, 기타 내적 준거와 선택되거나 기억된 외적 준거에 의해 의사소통 자료의 정확성을 판단할 수 있다. 비판적 사고의 과정을 거쳐 새로운 논리적 준거를 만들어낼 수 있는 통합적 수준이다.

해당용어 평가하다, 비교하다, 사정하다, 해석하다, 감정하다, 선택하다, 정당화하다 등

② 정의적 영역

정의적 영역(affective domain)은 인간의 태도, 느낌, 감정 등을 변화시키는 부분이다. 내면화의 수준에 따라서 대상자의 성격, 가치체계 등의 통합이 증가할수록 복합적인 행동이 요구되는 수준이다. 내면화의 수준에 따라서 감수(receiving or attending), 반응(responding), 가치화(valuing), 조직화(organization) 및 인격화(characterization) 등의 5단계로 분류한다.

감수(receiving or attending)

학습자는 직면한 상황, 시간, 대상, 사건의 단계를 의식해서 설명할 수 있고, 주어지는 자극을 회피하지 않고 견뎌내며 자신이 선호하는 자극에 선택적으로 주의를 기울이는 수준이다.

해당용어 보다, 듣다, 찾다, 주목하다, 관찰하다, 조절하다, 참석하다, 주의집중하다 등

반응(responding)

학습자가 반드시 표현하는 것은 아니지만 교육과정 동안 자연스럽게 나타나는 것으로, 교육자가 감수성을 가지고 관찰해야 한다. 느리고 완만한 반응을 보이거나, 자의적인 행동을 보이기도 하고 만족스러운 느낌으로 행동하고 활기찬 정서적 반응을 나타내기도 한다.

해당용어 박수치다, 따르다, 참여하다, 동의하다, 시도하다, 노력하다, 연습하다 등

가치화(valuing)

학습자가 자의적으로 가치를 갖고 있음을 타인이 알 수 있거나, 가치를 원하고 찾는 수준 높은 확실성으로 지니며 행동을 실행할 동기를 갖는 등의 수준이다. 이 수준에 다다르면 행동의 변화를 나타내기가 훨씬 수월해진다.

해당용어 행동하다, 토의하다, 조직하다, 확신하다, 시도하다, 자원하다, 가입하다, 돕다, 완성하다 등

조직화(organization)

추상화나 개념화가 증가하는 수준이며 복합적인 가치들을 적절하게 분류·배열하여 체계화함으로써 내적으로 조화롭고 일관성을 갖는 수준이다.

해당용어 결정하다, 정의하다, 조작하다, 비교하다, 통합하다, 합성하다, 완성하다 등

인격화(characterization)

개인이 접하는 복잡한 세계에서 일관성 있게 효과적인 행동을 하며 개인의 철학, 우주관 등으로 지니는 가치체계에 관심을 두는 수준이다.

해당용어 과시하다, 지속하다, 참아내다, 방어하다, 몰두하다, 저항하다, 내면화하다 등

③ 심동적 영역

심동적 영역(psychomotor domain)은 인간의 기술적 능력을 변화시키는 부분이다. 특히 이 영역은 관찰이 가능하므로 확인하고 측정하기가 비교적 용이하다. 심슨(E. L. Simpson)이 설명하는 심동적 영역은 7단계로 분류한다.

지각(perception)

청각, 시각, 촉각, 미각, 후각 등의 감각기관을 통해 대상, 질 및 관계 등을 알게 되는 과정이다. 행해야 할 과제와 단서와의 관련을 확인하고 과거의 경험과 지식으로 유목화하여 상황과 관련되는 단서가 활동의 지침이 되는 수준이다. 또한 단서의 의미를 결정하는 정신적 과정으로 단서를 수용함으로써 아이디어를 얻게 되고 통찰이 형성된다.

해당용어 발견하다, 분리하다, 선택하다, 기술하다, 차이를 구분하다 등

태세(set)

특정한 행동이나 경험을 위한 준비를 의미하는 것으로, 신체적·정신적·정서적인 것을 포함한다.

해당용어 시작하다, 착수하다, 반응하다, 출발하다, 전시하다, 자원하다 등

유도 반응(guided response)

교육자의 유도가 있은 다음 학습자는 반응할 준비와 적절한 반응을 선택하여 외형적인 행위를 하는 것이다. 행위를 수행하고 있는 타인의 지각에 직접 반응함으로써 모방(imitation)활동을 한다.
또한 적절한 반응이 이루어지기까지 각각의 반응에 합리성을 갖고 다양한 반응을 시도하는 시행착오(trial and error)도 이루어지는 수준이다.

해당용어 해보이다, 분석하다, 측정하다, 조정하다, 조직하다, 조립하다, 스케치하다 등

기계화(mechanism)

행동수정에 있어서의 자신감, 상황에 따라 습관적으로 행위함, 그리고 신체적·정신적·정서적 및 사회적으로 특정한 종류의 활동이나 경험을 위해 준비하는 태세(정신적, 신체적, 정서적 등), 고도의 기술을 습득하고 최소한의 시간과 에너지로 복합적인 운동활동을 수행하는 복합외형 반응, 창조 등의 수준이 있다.

해당용어 자신감을 가지고 프로그램을 수행하다, 습관적으로 행동하다 등

복합적 외형반응(complex over response)

학습자가 고도의 기술을 습득하여 비교적 복잡한 동작을 최소한의 시간과 노력으로 자연스럽고 효과적으로 표현하게 되는 것을 의미한다.

해당용어 복잡한 운동요법을 순차적으로 따라하다, 수행하다 등

적용(adaptation)

어떠한 문제 상황에 대처하기 위하여 신체적 반응이 운동이나 활동을 변경하여 수행하는 것을 의미한다.

해당용어 적응하다, 변경하다, 재배열하다, 재조직하다, 변화시키다 등

창조(origination)

학습자가 심리운동 영역에서 발달한 이해, 능력, 기술을 활용하여 새로운 활동이나 자료를 다루는 방법을 창안해내는 것을 의미한다.

해당용어 새로운 활동방법을 개발한다 등

(2) 학습목표의 설정

보건교육은 교수자가 하고 싶어 하는 교육이 아니다. 즉, 주민(영·유아, 아동, 주부, 노인), 학생(유치원생, 초등학생, 중고등학생), 근로자 등이 학습자로서 교육의 주체가 되고, 그들의 잘못된 건강행태를 바람직한 건강행위로 변화시키기 위한 구체적인 학습목표를 설정하는 것이다. 또한 학습목표는 학습내용, 학습방법 선택, 평가방법 선택 등의 기준이 되므로 모든 사람이 알 수 있도록 구체적으로 제시되어야 한다.

① 구성 원리

학습목표를 설정할 때의 원리는 다음과 같다.

첫째, 교육 후 학습자에게 기대되는 최종 행동 용어를 기술한다.

둘째, 어떠한 상태에서 어떠한 행동을 기대하는가에 대한 조건을 제시한다.

셋째, 변화시키고자 하는 내용을 진술한다.

넷째, 변화의 정도를 명시한다.

② 필수 조건

학습목표를 기술할 때에 반드시 포함시켜야 할 조건은 다음과 같다.

- 변화하고자 하는 학습목표와의 밀접한 관련성(relevant)
- 설정된 학습목표의 문장 구성상의 논리성(logical)
- 교수자와 학습자가 함께 명확히 이해하는 명백성(unequivocal)
- 학습자가 실제 생활에서 행동에 옮길 수 있는 실천가능성(feasible)
- 학습목표 도달 여부를 관찰할 수 있는 관찰가능성(observable)
- 학습목표 성취 정도를 측정할 수 있는 측정가능성(measurable)

6) 교육내용

보건교육을 실시해야 할 학습내용이 지식, 행농(기술), 태도 영역 중 어느 영역인가에 따라 방법을 다르게 선택하여 교육내용을 전달하면 학습자의 교육목표 달성은 타당하게 이루어질 것이다.

7) 학습자의 문제점

교육의 과정에는 교수자와 학습자가 있다. 교수자는 학습자의 학습요구를 사정하여 학습자에게 필요한 내용으로 교육을 실시하지만 학습자가 완벽하게 동질하거나 교육하는 대로 효과가 나타나는 학습자를 만나기는 쉽지 않다. 교육의 목표가 달성되었는지, 효과는 어느 정도인지 파악하기 위하여 이미 선정된 학습자이거나, 또는 학습자에 대한 사전평가가 되었을 경우에는 그들이 갖고 있는 문제점이 무엇인지를 파악하여 기술하는 것이 중요하다.

8) 교육수행

교수·학습 과정안에는 학습목표를 달성하기 위한 교육의 수행과정이 도입, 전개, 정리 및 요약 등의 단계로 구성된다. 각 단계에 따른 소요시간도 함께 기술한다.

(1) 도입단계

도입단계(introduction)는 학습자의 동기유발, 준비 등을 포함하는 단계이다. 즉, 학습의욕을 자극하여 본격적으로 전개단계로 이행될 수 있도록 준비시키는 단계로써 전체 학습시간의 10~15% 정도를 배정한다.

일반적으로 학습의 목표, 주제, 내용 등을 간단히 설명함으로써 전개될 교육내용의 중요성을 환기시키기도 한다. 신문기사 혹은 방송내용 등의 화젯거리로 흥미와 동기유발을 촉진하기도 하며 신뢰성 있는 통계치를 제시하는 방법도 사용할 수 있다. 또한 교수자가 학습자에게 교육주제와 관련된 경험을 이야기하도록 유도하여 적극적으로 참여시키는 것도 좋은 방법에 속한다.

(2) 전개단계

전개단계(development)는 학습 동기가 충분히 유발되고 목표가 명확해진 상태에서 학습지도 계획에 따라 본격적으로 학습활동을 진행시킨다. 전체 학습시간의 70~80% 정도를 배정한다. 일반적으로 효과적인 학습을 위해 다양한 교수학습 매체를 활용하면서 구체적으로 쉬운 내용에서 어려운 내용으로, 간단한 내용에서 복잡한 내용으로 진행시켜 나아가는 것이 바람직하다.

(3) 정리·요약단계

학습한 내용을 정리하고 요약하여 결론을 맺는 단계이다. 전체 학습시간의 10~15% 정도의 시간을 배정한다. 그동안 지도한 내용에 대한 핵심정리와 함께 중요한 부분에 대하여 학습자에게 질문하거나 간단한 테스트의 실시 또는 토의하는 방식으로 재확인시키는 단계이다. 매 시간 진행된 교육 결과에 대하여 평가하는 중요한 단계이다.

교수·학습 과정안(예시)

○ **대상:** 초등학교 4학년(30명)

○ **장소:** 4학년 3반 교실

○ **일시:** 20○○년 ○○월 ○○일(10:00~10:40 AM)

○ **일반학습목표:** 치아건강의 중요성과 올바른 구강관리법에 대한 지식을 습득하여 실천함으로써 충치를 예방하고 구강건강증진을 향상시키기 위함이다.

○ **구체적 학습목표**

① 충치 예방법 3가지 이상을 열거할 수 있다.

② 올바른 잇솔질을 실시할 수 있다.

단계	세부목표	학습내용	교육방법	교수매체	시간(분)	평가방법	주의점
도입	• 치아건강의 중요성을 설명할 수 있다.	• 동기유발 • 학습목표 확인	강의	파워포인트	5	질의응답	생활경험 발표
전개	• 치아의 역할을 이해할 수 있다.	• 치아의 모양과 역할	강의	• 구강모형 • 파워포인트	5	질의응답	구강모형
	• 충치의 원인과 진행과정을 설명할 수 있다. • 충치 예방법을 나열한다.	• 충치의 정의 • 충치의 원인 • 충치의 진행과정 • 충치 예방법	강의	• 치아모형 • 충치사진 • 거울	10	질의응답	자신의 구강 관찰
	• 불소양치에 대하여 설명할 수 있다. • 치아에 이로운 음식과 해로운 음식을 구별할 수 있다. • 정규적인 치과검진 시기를 설명할 수 있다. • 올바른 잇솔질을 실시할 수 있다.	• 올바른 잇솔질 • 불소양치 • 이로운 음식 • 정규검진	강의 시험 발표	• 치아모형 • 칫솔	10	OX 퀴즈 · 시범	올바른 잇솔질 경험 나누기
요약정리	• 충치의 원인과 예방법을 설명할 수 있다.	• 수업내용의 요약 정리	강의 발표	시범	5	질의응답	
평가	• 충치예방법 3가지 이상을 열거할 수 있다. • 올바른 잇솔질을 실시할 수 있다.	• 퍼즐을 활용한 문제 만들기	발표	• 모형 • 시범	5	Puzzle 형성 평가	

3

보건교육내용

보건교육은 단순히 건강과 관련된 지식이나 정보의 제공에 그치는 것이 아니다. 교육 후 학습자 스스로 건강을 관리하고 유지·증진시키기 위한 기본적 태도형성과 일상생활에서 교육내용을 실천하도록 하여, 건강을 위한 올바른 행동을 습관화하도록 돕는 과정이다. 그러므로 보건교육은 지식, 기능 및 가치 모두를 중요한 내용 요소로 규정하고 있다. 따라서 의학, 간호학, 영양학, 생물학 등의 자연과학적 지식과 보건의료서비스와 자원, 건강에 영향을 미치는 자연환경·사회적·경제적·문화적 환경 등에 관한 광범위한 지식과 기능을 실천할 수 있도록 하는 폭넓은 교육내용을 포함하게 된다.

1 교육내용의 선정 원리

추구하는 교육목표가 무엇이든 교육내용 구성 시 일반적으로 적용될 수 있는 원리는 다음과 같다.

첫째, 교육목표와 일관성 있는 내용으로 한다. 효율적인 교육으로 이루어진 학습경험은 학습목표가 제시하고 있는 행동을 할 수 있도록 기회를 제공하는 것이어야 한다.

둘째, 혁신성과 신뢰성이 있는 내용으로 한다. 경제, 산업, 취업구조의 변혁 등에 따른 학습자의 요구 변화, 교육여건 및 환경의 변화 등으로 인한 세계화, 정보화, 다양화를 지향하는 교육체계의 변화에 맞는 최신의 이론, 지식, 기술을 포함하는 것이어야 한다.

셋째, 행동으로의 실천 가치가 높은 내용으로 한다. 다양한 변화가 초래되는 상황에서 적용할 수 있고 실제 생활에 폭넓게 활용 가능한 것이어야 한다.

넷째, 범위와 깊이에 상호 균형 있는 내용으로 한다. 기본이 되는 지식과 실제적 지식을 학습자의 특성과 수준, 제시방법에 따라 어떻게 잘 조화를 이룰 것인지가 고려되어야 한다.

다섯째, 객관적인 준거와 타당성이 있는 내용으로 한다. 학습자의 능력, 흥미, 관심의 범위 안에서 교육적 가치를 추구할 수 있는 학습내용이어야 한다.

여섯째, 다목표적 내용으로 한다. 학습자의 일상생활과 연계된 통합적 내용으로 현재와 미래에 필요한 학습내용이어야 한다.

2 교육내용의 구성 원리

테일러(Tyler)는 교육내용 구성의 원리로 계속성, 계열성, 통합성 등의 3가지 원칙을 제시하였다.

1) 계속성

교육내용의 구성 요소가 계속해서 반복되어야 한다는 것이다. 즉, 학습자에게 연습의 기회를 연속적으로 제공해야 한다. 이러한 계속성은 단순히 동일한 요소의 반복이 아니라 점진적으로 확대·심화되어 향상되어 가는 것을 뜻한다.

이는 특정 개념학습에서의 이해가 심화되고 적용범위가 폭넓어지며, 정밀한 분석과 좀 더 통합적 학습이 되도록 조직하는 것이다.

2) 계열성

교육내용의 위계적·순차적 반복을 통한 누적적 학습이 되어야 한다. 교육의 선행내용을 기초로 하여 후속내용이 전개된다. 따라서 점진 발전적으로 양적인 확대를 이루게 되고, 질적으로 심화되어 간다는 의미이다. 즉, 학습자의 학습능력을 고려하면서 미분화에서 분화로, 요소에서 복합으로, 단순에서 복잡을 향하여 교육내용을 순차적으로 조직하는 것이다.

3) 통합성

교육내용을 구성하는 각 요소의 관련성을 기초로 하여 개별 학습경험이 서로 연결되고 통합됨으로써 보다 효과적인 학습과 성장을 이루도록 체계를 갖추는 것이다.

3 교육내용의 구성방법

교육내용을 구성함에 있어서 학습자의 경험중심으로 할 것인가, 혹은 전문가나 교육자의 견해중심으로 할 것인가를 택하는 방법이다. 교육내용 조직에는 다음의 3가지 방법을 들 수 있다.

1) 심리적 구성방법

학습자의 심리적인 특성을 기초로 교육내용을 배열하는 방법이다. 즉, 학습자의 성장발달과 성숙의 특징, 심리적·정신적 경험의 민감성, 흥미와 욕구, 학습에 영향을 미치는 학습의 곤란도 또는 성공과 실패 여부를 연구하여 교육내용을 배열하는 것을 뜻한다.

2) 논리적 구성방법

교과나 학문의 논리적인 구조에 따라서 쉬운 것에서 어려운 것으로, 간단한 것에서 복잡한 것으로, 구체적인 것에서 추상적인 것으로, 가까운 것에서 먼 것으로, 익숙한 것에서 미숙한 것으로, 부분적인 것에서 전체적인 것으로 등의 순으로 배열하는 방법이다. 이는 주로 교과중심의 교육과정에 적용되고 있다.

3) 절충적 구성방법

심리적·논리적 구성방법을 절충한 것으로, 학습자의 흥미와 교재의 논리적인 순서가 조합되어 확실한 발전 방향으로 배열하는 것을 뜻한다.

보건교육방법

1 교육방법의 개요 및 선정기준

교육의 목표는 학습의 기회와 과정을 계획적으로 제공하여 사람의 행동 변화를 추구하는 것이다. 보건교육은 인간이 성장과 발달을 하는 과정에서 특정 이상, 목적, 가치기준에 의하여 통제하거나 도와줌으로써 건강행동의 변화를 추구하는 인위적 과정이다. 이를 위한 교육방법은 설정한 교육목표의 달성을 위하여 선정한 교육내용을 학습자에게 효과적으로 전달하기 위한 수단이다.

교육방법이란 교육내용 제시 형태, 교수방법, 교수형태, 교수기법, 교수전략 등 각 요소가 구체적인 의미를 갖는다. 그러나 넓은 의미에서 교육방법은 교육목표의 탐구, 교육과정의 구성, 수업(학습지도), 교육평가에 이르기까지 넓은 의미에서 교육과정 그 자체라고 할 수 있다. 그러므로 보건교육방법이란 설정된 보건교육 목표를 성공적으로 달성하기 위하여 선정된 보건교육 내용을 학습자에게 효과적으로 전달하기 위한 수단이라고 정의한다.

다양한 교육방법에는 그 나름대로의 특징이 있으므로 어느 한 가지 방법이 해당 수업 상황에서 가장 적합하다고 단정하기는 어렵다. 즉, 수업 상황에 따라 교육방법을 결정하는 것이 좋다. 기본적으로 교육내용, 교육대상, 교육자원 및 환경, 조직의 기대 등의 선정기준을 고려하여 교육방법을 선정하는 것이 바람직하다.

1) 교육 내용

교육방법 선정 시 먼저 교육내용이 지식, 기술, 태도 중 어느 것인지, 둘째, 정확한 답을 요구하는지 또는 논쟁의 여지가 있는 것인지, 셋째, 일반적인 수준의 학습을 요구하는지, 자세한 학습을 요구하는지 등이다.

2) 교육 대상

교육방법 선정 시 학습자의 지속적인 교육 필요성, 학습자의 수, 학습자의 학습경험, 학습자가 학습으로부터 성취하고자 하는 기대 정도, 그리고 학습자의 학습 스타일이 어떤 유형(자극적, 성찰적, 논리적, 실용적)인지 등을 고려해야 한다.

3) 교육 자원 및 교육 환경

교육방법 선정 시 교육 자원 및 환경 요소로는 시간적 제약이 있는지, 교육 장소는 적합한지, 얼마나 다양하고 새로운 학습자원을 개발할 수 있는지, 그리고 교육기술과 경험을 갖춘 사람이 직접 수업 운영이 가능한지 등을 고려한다.

4) 조직의 기대

교육방법 선정 시 교육하고자 하는 조직이 어떤 교육방법을 선호하는지, 조직이 원하는 구체적인 학습목표는 무엇인지, 그리고 조직이 요구하는 특정한 평가나 측정의 방법은 무엇인지 등을 고려한다.

2 교육방법의 유형

보건교육방법은 분류기준에 따라 여러 가지 유형으로 나눌 수 있다. 학습자의 규모, 교수-학습의 전략, 교수-학습과정의 주체, 교육성과의 수준에 따라 같이 분류할 수 있다[표 2-2].

표 2-2 교육방법의 분류

분류기준	교육방법의 유형
학습자의 규모	• 개인교육 • 집단교육 • 대중교육
교수-학습의 전략	• 설명적 접근 • 경험적 접근
교수-학습과정의 주체	• 교육자 주도 교육 • 학습자 주도 교육 • 상호작용적 교육
교육성과의 수준	• 지식습득 중심의 교육 • 문제해결 중심의 교육 • 지식습득과 문제해결의 혼합교육

출처: 안옥희 외(2018), 보건교육학(제4판), 메디컬에듀케이션

그중에서 학습자의 규모에 따라 개인교육, 집단교육, 대중교육으로 구분하여 교육방법의 유형을 제시하였다.

1) 개인 대상 교육

(1) 면접

면접(interview)은 두 사람 사이에서 목표를 가지고 언어를 도구로 하여 기술적으로 만들어진 대면관계이다. 즉, 상호이해에 도달하려는 목표를 가진 두 사람 사이의 의사소통이다.

① 면접자의 자질

바람직한 면접자의 자질은 다음과 같다.

- 경청의 태도와 자세
- 관찰력과 이해능력
- 효과적인 의사소통능력
- 인간과 사회현상에 대한 통찰력
- 타인으로부터 신뢰받을 수 있는 능력
- 비밀 보장에 관한 도덕적·윤리적 능력
- 전문영역에 대한 지식과 자원에 대한 폭넓은 이해 능력
- 도움을 필요로 하는 사람의 인격을 존중하는 태도와 능력

② 면접방법

면접방법에는 관찰, 청취, 질문, 이야기, 해석 등이 있으며, 일정한 순서대로 진행되는 것보다 서로 혼합되어 학습자와 학습내용에 따라 효율적으로 진행한다.

- **관찰**

  면접 동안의 보는 것, 듣는 것, 이해하는 것 등으로 구성하며 전체적이고 계속적인 과정이다. 관찰기술은 면접자 자신의 섬세함과 관찰력의 개발에 의하여 상황을 그대로 종합적으로 이해할 수 있는 능력에 달렸다.

- **경청**

  대상자를 알게 되는 기회, 즉 대상자의 당면한 문제 및 상황 등을 파악할 수 있으며, 질문할 필요 없이 정보를 얻을 수 있다.

- **질문**

  질문의 가치와 이용도는 탐색의 기능에 있으며, 대상자의 문제이해에 대한 보다 정확한 파악과 상호지지방법을 알게 된다.

- **이야기**

  대상자에게 다시 주의를 기울이도록 하는 것으로 대상자 수준의 언어를 사용하여 흥미와 관심을 유도한다.

- **해석**

  관찰, 청취, 이야기를 통한 과정에 의해서 이루어지며, 일반적으로 대상자를 돕기 위하여 교육자 스스로 사용하는 것이며, 대상자에게는 직접적으로 적용하지 않는다.

(2) 상담

상담(counselling)에 대하여 로저스(Rogers)는 상담을 '직접 대화를 통하여 태도와 행위가 바람직한 방향으로 변화되도록 촉진하는 것'이라고 정의하고 있다. 또한 타일러(Tyler)는 '상담이란 개인이 발전적 방향으로 현명한 선택이 이루어지도록 촉진하는 것'이라 하였다. 상담을 효율적으로 진행하기 위해서는 먼저 관심을 갖도록 한다. 그리고 말문을 열게 하기 위하여 개방적인 질문을 한다. 상담이 진행되는 동안에 피상담자의 말을 경청하며, 상담의 중간 중간에 동의, 긍정, 공감, 이해 등의 반응을 나타내며 상담을 진행함이 바람직하다. 일반적으로 1:1 보건교육이 해당된다.

① 장점

- 교수자와 학습자의 지속적인 상호작용이 가능하다.
- 한 사람만을 상대로 교육(문제해결)함으로써 교육효과가 높다.
- 대상자에 대한 기본 이해가 높아 교육효과를 얻기가 용이하다.
- 협소한 장소에서도 가능하므로 별도의 행정적 노력이 필요 없다.
- 짧은 시간(20분 단위)을 활용하여 기회를 늘일 수 있다.

② 단점

- 경제성이 적다.
- 많은 준비와 시간, 노력이 든다.
- 교수자와 학습자의 사회적 관계가 부족하기 쉽다.

③ 유의사항

- 신뢰하고 열린 마음의 신중한 태도를 갖는다.
- 피상담자에 대하여 긍정적인 태도를 갖는다.
- 피상담자의 부정적 감정표현을 잘 수용한다.
- 현재의 문제만으로 공감대를 형성하도록 노력한다.

- 피상담자가 자유롭게 말할 수 있는 분위기를 조성한다.
- 피상담자가 스스로 말할 수 있을 때까지 강요하지 않는다.
- 피상담자에 대한 지시, 충고, 명령, 훈계, 설득 등을 하지 않는다.

2) 집단 대상 교육

(1) 강의

강의(lecture)는 교육방법 중 가장 보편화된 방식으로 교수자가 학습자에게 학습내용을 직접 언어로 전달하는 형태이다. 대부분의 경우 교육내용에 관하여 학습자가 기본 지식이 없을 때 많이 이용되는 방법이며, 학습자의 적극적인 참여 없이도 이루어질 수 있다. 학습자 수는 20명 내외가 적당하나 50명 이상으로 운영하는 경우도 있다.

① 장점

- 모든 교육방법의 기본이 된다.
- 비용과 시간이 비교적 절약된다.
- 학습자의 교육 준비시간이 짧다.
- 학습자는 교육에 대한 긴장감이 적다.
- 학습내용을 학습자의 수준에 맞게 전달할 수 있다.
- 단시간 내에 많은 양의 지식이나 정보를 많은 사람에게 전달할 수 있다.

② 단점

- 교수-학습이 일방향으로 이루어진다.
- 경청 중심으로 수동적이기에 건강행태 개선보다 지식전달 수준에 그친다.
- 많은 양의 지식과 정보 전달로 학습자는 일부분만 기억하고 쉽게 잊어버린다.
- 개개인의 개성, 능력 및 학습동기 등을 고려하기 어려워 모두 만족시키지 못한다.

③ 유의사항

- 성의 있는 화법과 열정적인 태도로 임한다.
- 내용, 방법, 매체 등을 사전에 체크하고 적절한 예를 찾아둔다.
- 가능한 시나리오를 작성하여 그대로 시행하여 효율성을 높인다.
- 추상적인 관념적 용어의 나열이 아니라 구체적인 예를 제시하며 설명한다.
- 강의 도중 학습자의 이해 정도와 흥미, 분위기 등 반응을 체크하면서 진행한다.
- 강의에는 언어와 강의자료만이 아니라 토의법, 특히 시청각자료를 적절히 활용한다.

(2) 토의

토의(discussion)는 파커(Parker)의 회화법(conversation method)에서 시작된 것으로 교수자 - 학습자 간 혹은 학습자 간에 일어나는 상호작용적 의사소통을 통해 문제를 해결해나가는 학습형태이다. 이는 학습자 자신만으로 해결할 수 없는 문제를 집단 안에서 함께 생각하며 문제를 해결해나감으로써 타인의 의견 수용, 합리적 결론 도출, 자주적인 학습의욕 생성으로 인한 민주적 태도와 가치관 육성 등의 교육적 효과를 낸다.

이러한 교육적 효과에도 불구하고 교육현장에서 시간 부족, 학습자 수 과다 등의 이유로 외면당하고 있으며, 자칫 비생산적 입씨름으로 전락할 우려도 있다.

① 장점

- 학습자가 학습목표 도달에 능동적으로 참여할 수 있다.
- 학습자가 타인을 배려하며 의사소통할 수 있는 기회가 된다.
- 다수의 의견에 대한 존중으로 양보와 협력하는 사회성이 길러진다.
- 토의 주제에 대해 자신의 의사를 올바르게 전달하는 능력을 가지게 된다.
- 교수자가 일방적으로 문제해결 방법이나 지식을 제시하지 않고 유도한다.
- 학습자가 스스로 문제해결을 위한 방법을 인식하게 되므로 학습의욕을 높여준다.

② 단점

- 정보의 전달이 매우 늦다.
- 소수의 의견이 무시되거나 경시되기 쉽다.
- 학습자가 모두 참여하기에는 시간이 많이 든다.
- 내성적이거나 소심한 사람은 자신의 의견표현이 부담될 수 있다.
- 발표내용보다 발표자에 중점을 두기 쉽고 감정에 휩쓸리기 쉽다.
- 교수자가 능숙한 중재자의 역할로 학습목표 성취도를 높인다.
- 사회자의 진행능력에 따라 토의의 효율성이 달라진다.

③ 토의의 유형

- **그룹토의**

그룹토의(group discussion)는 도달하려고 하는 학습목표를 학습자 전체가 참여하여 자기의 의견을 발표한다. 각각의 의견을 정리하고 부족한 부분을 교수자가 지원하여 문제해결이나 변화를 유도하는 방법이다. 효과적인 토론을 위해서는 참가자 모두가 토론의 목적을 이해하고 토론해야 하며, 참가자의 수가 클수록 각자의 토론 참여 기회는 적어지므로 5~10명이 적당하다.

- **배심토의**

배심토의(panel discussion)는 해당 주제에 상반되는 견해를 가진 전문가 4~6명의 대표자와 다수의 청중으로 구성한다. 좌장은 배심 토론자를 소개하고 문제와 논점을 중심으로 토의를 시작한다. 각자 의견을 발표하면 청중은 이를 듣게 되며, 필요하다고 생각할 때 좌장이 토의에 참가시켜 질문이나 발언 기회를 주기도 한다. 배심 토론자는 반드시 주제 관련 전문가일 필요는 없으며 약 15~45분간, 1회에 2~3분 정도 범위 내에서 간결하게 의견을 개진함으로써 활발한 의견교환이 이루어지도록 한다[그림 2-1].

- **분단토의**

분단토의(buzz session)는 대규모 토의집단을 6명 정도의 소집단으로 나눈 다음 소집단끼리 토의한다. 사회자는 토의가 끝난 후 전체의 토의결론을 보고받고, 다시 비슷한 집단끼리 묶어 토의하며, 최종적으로 전체 집단이 다함께 토의결과를 집결시켜 결론을 맺게 하는 방법이다[그림 2-2].

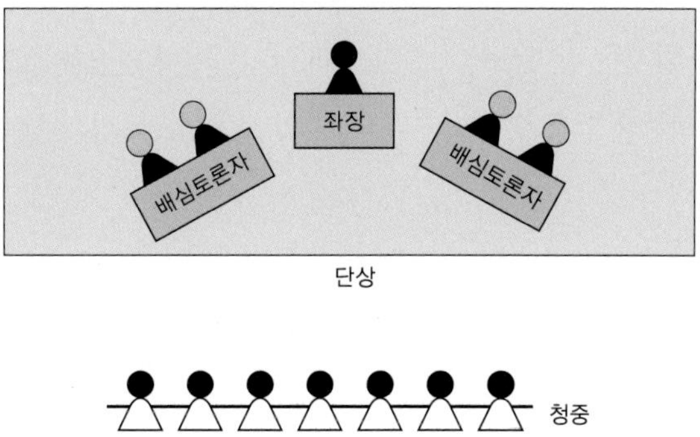

그림 2-1 배심토의의 구성 배치 예시도

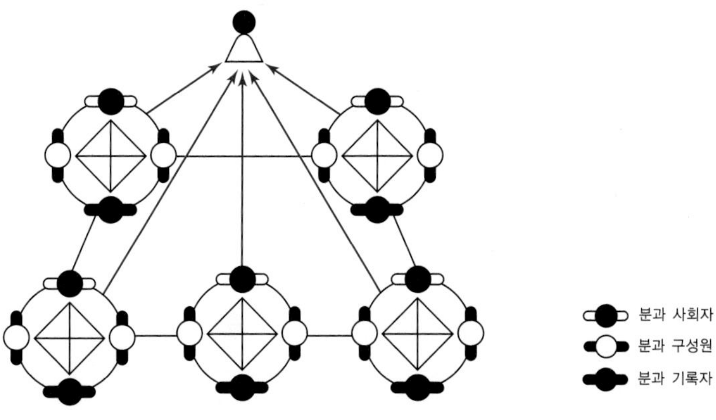

그림 2-2 분단토의의 구성·배치 예시도

- **심포지엄**

심포지엄(symposium)은 2명 이상의 연사가 동일한 주제에 대해 각기 다른 입장에서 자신의 의견을 준비해 사회자의 안내에 따라 강연한다. 이때 청중이 질문이나 설명을 요구하면 연사가 이에 대답하며 토의를 진행하는 방식이다. 배심토의와는 달리 심포지엄에서는 토의에 참가하는 연사나 사회자, 그리고 청중이 주제에 대한 전문지식이나 경험을 가진 전문가라는 점이다[그림 2-3].

- **세미나**

세미나(seminar)는 토의, 연구 및 선정된 문제를 과학적으로 분석하기 위해서 이용하는 집회형태이다. 따라서 세미나의 주제는 학습자와 관련 있어야 하고, 세미나 참가자는 사전에 충분한 지식을 갖추며, 세미나를 통해 토의 또는 연구문제를 과학적으로 해결하는 방향으로 접근하므로 비판적 사고를 키울 수 있다.

- **브레인스토밍**

브레인스토밍(brain storming)은 '돌연한 정신착란' 또는 '돌연한 묘안'이라는 의미로 특정한 주제나 문제점에 대하여 자신의 의견이나 아이디어를 자유롭게 제시하도록 하는 방법이다. 보통 6~7명의 그룹에서 아이디어나 의견을 자유롭게 제시하고 타인의 아이디어나 의견에 비판하지 않으며, 질보다 양적인 발상을 장려하여 제시된 여러 아이디어나 의견을 조합하는 방법이다. 따라서 다양한 아이디어나 의견을 얻을 수 있다. 리더에 따라 브레인스토밍의 성과가 좌우될 수 있다.

(3) 시범

시범(demonstration)은 새로운 기능을 학습하기 위한 방법으로 교육자가 바람직한 행동양식을 보여주는 동안 학습자는 관찰과 모방을 통해 혼자서 할 수 없었던 기능을 할 수 있도록 시도하는 방법이다. 시

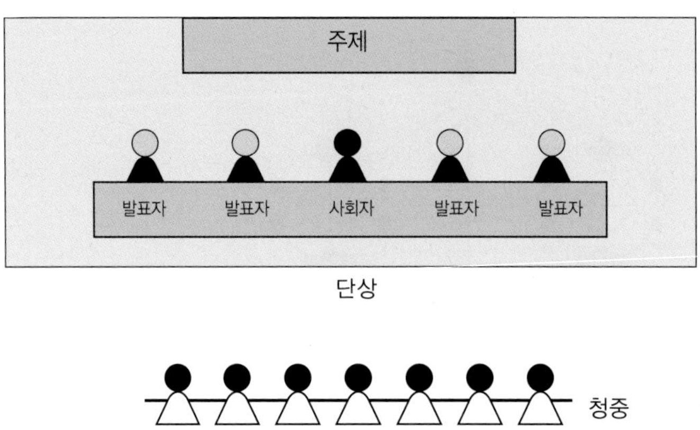

그림 2-3 심포지엄의 구성·배치 예시도

청각적인 면으로 효과가 큰 방법이지만 실시할 때 그 집단의 요구나 문제에 따라 다양하게 적용시키며, 어떻게 보여줄 것인지 신중히 선택하여야 한다. 시범은 교육자가 가르치고자 하는 내용의 특정 부분을 천천히 또는 반복하여 학습자가 학습주제에 흥미를 가지고 쉽게 이해하며 정확히 알 수 있도록 하는 것이다. 일명 연시학습이라고 한다.

① 장점

- 실무적용이 용이하다.
- 학습자의 주의집중, 동기유발이 용이하다.
- 학습자의 교육수준, 학습경험에 영향받지 않는다.
- 눈으로 보고 배우는 것이므로 학습목표 도달이 용이하다.

② 단점

- 학습자의 수가 제한적이다.
- 교육준비에 많은 시간이 소요된다.
- 소수에게만 적용 가능하므로 비경제적이다.
- 시범과 실습을 위한 충분한 도구가 필요하다.

③ 유의사항

- 시범자는 시범의 목적과 내용을 분명히 인식해야 한다.
- 시범자는 교과내용을 분석하여 보다 더 효과적인 지도방법을 모색한다.
- 시범하는 내용을 학습자 모두 잘 볼 수 있도록 모니터를 설치한다.
- 시범은 설명과 동시에 계획된 내용을 순서에 따라 진행하고 필요할 경우는 반복한다.
- 시범에는 철저한 준비가 필요하며, 시범에 방해가 되는 요소는 미리 조정한다.
- 시범 후에 학습자가 연습할 기회와 필요한 비품을 제공한다.
- 시범 후에 간단한 평가를 실시하여 학습자가 어느 정도 이해하고 있는지를 확인한다.

(4) 역할극

역할극(role play)은 학습자가 직접 실제상황 중의 한 인물로 등장하여 연극을 하면서 건강문제나 어떤 상황을 분석하고 해결방안을 모색하면서 학습목적에 흥미있게 도달할 수 있는 교육방법이다.

① 장점

- 학습자의 사회성이 개발된다.
- 학습자 수가 많아도 효율적 진행이 가능하다.
- 실제 활용 가능한 기술습득이 용이하다.

- 학습자가 직접 참여함으로써 흥미와 동기유발이 용이하다.
- 실제상황을 연출함으로써 현장 견학과 비슷한 효과를 얻는다.

② 단점

- 학습자 중에서 역할 선택이 용이하지 않을 수 있다.
- 다른 교육방법보다 많은 준비시간이 필요하다.
- 인물이나 주위환경이 사실과 거리가 있을 때 교육목표에 도달하지 못하고 시간만 낭비하게 된다.

(5) 견학

견학(field visit)은 학교 수업에서 직접 경험할 수 없는 교육내용을 학습자로 하여금 사실이나 기관을 직접 방문경험하게 하여 학습문제를 쉽고 흥미롭게 이해시키기 위한 현장학습의 한 형태이다. 그러나 학습자의 흥미, 취향, 요구도 등을 고려하지 않아 목표한 바를 달성하지 못하는 예가 많다. 즉, 견학이란 관찰을 매개로 하는 교육활동이며, 관찰을 일정한 목적과 관점에 의하여 사상을 해석하고 구조화하는 행동이고, 그 결과는 사실의 해석이다. 견학을 효과적으로 수행하기 위하여 다음과 같은 사항에 대하여 사전 분석이 필요하다.

① 장점

- 학습에 필요한 실제 자료가 된다.
- 실물이나 실제 상황을 직접 관찰할 수 있다.
- 학습자의 사물을 관찰하는 능력이 배양된다.
- 다양한 경험 습득 및 적용능력 함양이 가능하다.

② 단점

- 시간과 경비가 많이 든다.
- 견학장소 선택의 어려움이 있다.
- 사전계획이 미비하면 투입된 비용만큼의 효과를 얻기 어렵다.

③ 준비사항

- 견학에 관한 유인물을 준비한다.
- 견학을 통해 얻은 교육효과에 대한 분석이 필수적이다.
- 현지답사를 통하여 교통수단, 이용방법 및 소요시간을 정확히 파악한다.
- 견학주제에 대하여 학습자에게 과제나 토론 수업을 미리 계획하여 준비시킨다.
- 견학에 필요한 기관과의 논의, 견학지 및 학부모의 허가를 얻는 등 행정적(공문서, 정통신문 등) 절차를 끝내야 한다.

- 기록물, 녹음기, 사진기(디지털카메라) 등의 준비나 복장 또는 중식(석식)에 관하여 정확히 공지한다.

④ 유의사항

- 견학의 목적을 학습자에게 이해시킨다.
- 개인행동을 금하고 단체행동에서 이탈하지 않도록 한다.
- 인솔자는 항상 학습자와 같이 행동하고 견학태도를 지도 감독한다.
- 견학현장의 업무, 작업, 시설, 기구 등을 해치지 않도록 지도한다.
- 견학지에 이르기 전에 목적물에 대한 설명으로 교육적 효과를 높인다.
- 현장의 해설사, 설명사 또는 녹음설명기 등의 도움을 받아 학습효과를 높인다.
- 성공적인 관찰이나 견학이 되지 못한 경우 사후지도에서 보충설명하도록 한다.
- 견학 후 보고서를 받거나 그룹별 의견나눔을 통하여 현장견학의 학습효과를 정리하도록 한다.
- 견학 후 평가과정을 거쳐 다음 현장학습에 반영할 수 있도록 의견을 나누고 반드시 기록한다.

(6) 프로젝트법

프로젝트법(project method)은 자연스럽고 실제와 같은 방식으로 학습자에 의해 그들의 생각을 표출시켜 수행하는 교수 - 학습활동이라 말할 수 있다. 이 방법은 본래 학습과정을 학생 스스로가 설계하고 실행하는 데 초점을 둔다. 이 방법의 목적은 학생이 지닌 지식을 기초로 하여 학생에 의해 설정되고, 그 목적을 성취하는 방향으로 학습활동을 하도록 교사에 의해서 격려된다. 학생이 학습할 것과 학습방법을 결정하는 데 있어서 자율성을 가진다는 점에서 다른 전통적인 방법과 차이가 있다.

① 장점

- 학습자의 창의성, 구성적 태도가 향상된다.
- 학습자의 적극적인 참여로 협동성과 문제해결능력이 향상된다.
- 학습자의 흥미에서 출발하므로 학습활동에 대하여 확실한 동기를 부여한다.
- 학습자가 계획하고 실천하므로 자기주도적 학습능력을 기르는 데 도움이 된다.
- 그룹으로 작업할 경우 자발적 협력, 관용, 희생정신을 기르는 등 사회성이 함양된다.

② 단점

- 사전준비가 많이 필요하다.
- 교재의 논리적 체계가 무시될 수 있다.
- 프로그램 작성에 많은 비용과 노력이 수반된다.
- 학습자의 흥미에 입각한 활동이므로 학습 과정이 혼란스러울 수 있다.

(7) 문제중심학습

문제중심학습(problem based learning, PBL)은 제시된 실제상황을 중심으로 문제 발견, 문제해결 과정을 통하여 이와 유사한 상황에서의 실무대처능력을 향상시키는 교수 - 학습방법이다. 즉, PBL은 학습자에게 체계적인 가상의 시나리오를 단계적으로 제공한다. 학습자가 지식, 기술, 태도를 통합적으로 적용하여 특정한 단계를 거치면서 협력적이고 자기주도적인 문제해결능력과 비판적 사고력을 함양하는 교수학습방법이다.

이 모형은 1950년대 중반 캐나다의 한 의과대학에서 개발되었다. 이 방법을 창시한 베로우스(Barrows, 1985)는 의과대학 학생들이 오랜 시간 동안 매우 힘든 교육을 받으면서도 정작 인턴 수련의가 되어서도 실제 환자를 진단하는 데 어려움을 겪는 것을 보고 전통적인 의대교육에 문제가 있다고 판단하였다. 의대생들이 졸업한 후 의사가 되어 환자를 진료할 때에는 단순히 의학적 지식을 기억하고 있는 것뿐만 아니라 훨씬 복잡하고 고도의 다양한 문제를 해결해야 한다. 의사가 환자의 문제를 정확히 진단하고 적절한 처방을 제공하기 위해서는 다양한 의학적 지식뿐만 아니라 가설의 설정, 가설 검증을 위한 자료수집, 추론 능력이 필요하다. 또한 의사들에게 요구되는 주요한 기능은 자기주도적 학습(self-directed learning) 기술이다. 아직 경험해보지 못한 환자의 문제나 상황, 그리고 새로운 진료체계에 적응해야 하며 계속해서 생산되는 지식들을 습득해야 한다. 따라서 스스로 학습을 할 수 있는 자기주도적 학습 기능은 매우 중요한 것으로 간주된다(박성익 외, 2021).

문제중심학습은 의과대학의 교육 요구 상황에 맞추어 개발된 학습환경이지만, 의과대학뿐만 아니라 경영, 교육, 법률, 간호 등 다양한 분야에서도 활용가능하다. 문제중심학습의 진행 절차는 [그림 2-4]와 같다.

PBL의 절차는 실제적인 문제가 주어지고 문제의 원인과 해결안을 제시하는 과정으로 구성된다. 각 단계에서 학습자는 교수자와 다양한 자료를 제공받으며, 그룹 학습 및 개별 학습을 병행하여 진행한다. PBL의 수업 진행 절차는 강좌 소개, 문제 제시, 문제 재확인, 발표, 문제 결론 단계로 구성된다[표 2-3]. 이 과정에서 문제 제시 단계 및 문제 재확인 단계에서 학습자가 수행하게 되는 문제 분석(생각/가설, 사실, 학습과제, 향후 계획)은 PBL 수업에서 핵심이 되는 중요한 학습활동이다. PBL에서 교수자는 학습자가 문제 분석을 잘 수행할 수 있도록 촉진자의 역할을 한다.

① 장점

- 문제해결능력이 향상된다.
- 자기주도적 능력이 향상된다.
- 협동적 학습환경 조성에 기여한다.
- 팀의 시너지 효과를 만들어 낼 수 있다.

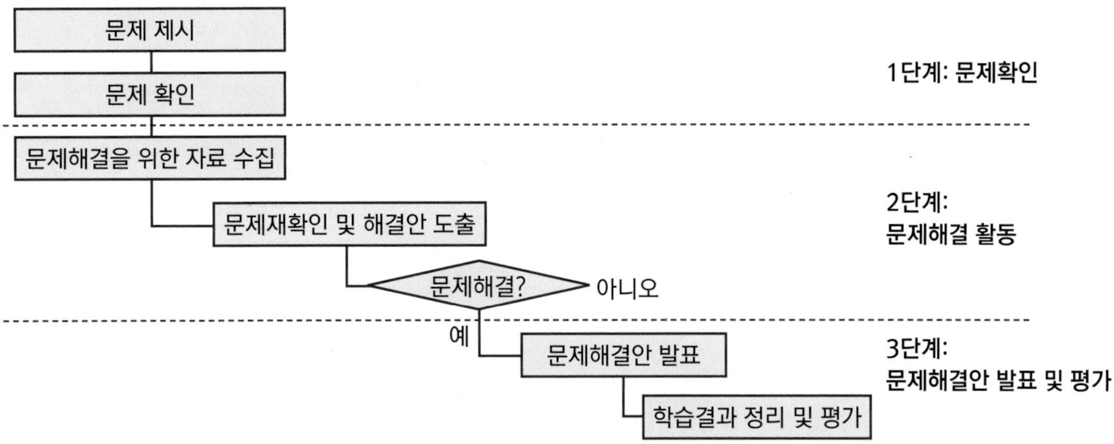

그림 2-4 PBL 진행 절차
출처: 최정임, 장경원(2015). PBL로 수업하기. 서울: 학지사

② 단점

- 문제개발이 어렵다.
- 많은 시간이 필요하다.
- 지식수준에 따라 다양한 문제가 발생할 수 있다.
- 해결능력이 떨어지는 경우 학습의욕이 저하된다.

(8) 시뮬레이션

시뮬레이션(simulation)은 현실 세계에서 이루어지는 어떤 현상의 과정 또는 역동성을 선별적으로 재현하는 방법이다. 따라서 위험부담이나 비용, 실패에 대한 두려움 등을 최소화하여 가장 편안한 상태에서 학습하도록 한다. 집단적·개별적 교육이 가능하며 학습자에게 즉각적인 피드백이 가능하다. 그러나 현실을 왜곡하고 단지 재미있는 놀이로 끝나 학습목표 달성이 이루어지지 않을 수 있으며, 시뮬레이션을 위한 설계에 많은 노력과 시간이 필요하다.

(9) 스토리텔링

스토리텔링(storytelling)은 ~ing와 같이 현재 진행형의 동적인 개념으로 교수자와 학습자가 상호작용하며 이야기를 들려주고 받는 활동, 즉 이야기가 담화로 변하는 과정이다. 다양한 교육방법 중 부분적으로 활용하기도 하며 학습자는 이야기를 들으며 사건, 사례의 전후관계를 자신의 경우에 대입하면서 질문도 한다. 보다 현실적으로 구체적인 흥미를 갖게 되므로 학습자를 친근하게 학습주제로 끌어들일 수 있다.

표 2-3 PBL 진행 절차

강좌 소개			
1. 안내 2. 강좌분위기 조성(교수자·조교의 역할 소개)			
문제 제시			
1. 문제 제시 • 문제에 대한 주인(소유)의식을 느끼도록 한다(학습자의 문제에 대한 내재화). • 마지막에 제출할 과제물에 대한 소개를 한다. 2. 과제 • 그룹 내 각자의 역할을 분담시킨다(어느 학습자는 칠판에 적고, 다른 학습자는 그것을 노트에 적으며 다른 학습자는 그 그룹의 연락망을 맡는다).			
생각(가설)	사실	학습과제	향후계획
주어진 문제에 대한 학습자의 생각을 기록: 원인과 결과, 가능한 해결안 등	개인 혹은 그룹학습을 통해 제시된 가설을 뒷받침할 지식과 정보를 종합한다.	주어진 과제를 해결하기 위해 학생들 자신이 더 알거나 이해해야 할 사항을 기록	주어진 과제를 해결하기 위해 취해야 할 구체적 실천 계획
3. 주어진 문제의 해결안에 대하여 깊이 사고한다: 칠판에 적힌 사항에 관하여 과연 나는 무엇을 할 것인가를 생각해 본다.			
생각(가설)	사실	학습과제	향후계획
확대·집중시킨다.	종합·재종합한다.	규명화·정당화한다.	계획을 공식화한다.
4. 가능할 법한 해결안에 대한 생각을 정리한다(비록 학습해야 할 것이 많이 남아 있는 상태지만). 5. 학습과제를 규명하고 분담한다. 6. 학습자료를 선정, 선택한다. 7. 다음의 모임을 결정한다.			
문제 재확인			
1. 활용된 학습자원을 종합하고 그에 대한 의견교환을 한다. 2. 주어진 문제에 대하여 다시 새롭게 접근을 시도한다. 다음 사항에 대하여 나는 무엇을 할 것인지를 생각해 본다.			
생각(가설)	사실	학습과제	실천계획
수정한다.	새로 얻은 지식을 활용하여 재종합한다.	(만일 필요하다면) 새로운 과제 규명과 분담을 한다.	앞서 세웠던 실천안에 대한 재설계
발표			
문제 결론			
1. 배운 지식의 추상화(일반화)와 정리작업(정의, 도표, 목록, 개념, 일반화, 원칙들을 개발) 2. 평가(자신, 동료, 교수자)			
• 지식의 획득	• 문제해결/논리성	• 자기주도학습	• 협동학습

출처: Barrows, H. S., & Myers, A. C. (1993). Problem-based learning in secondary schools. Unpublished monograph. Springfield, IL: Problem-Based Learning Institute, Lanphier High School and Southern Illinois University Medical School. ; 박성익 외(2021). 교육공학과 수업(제6판), 교육과학사에서 재인용

① 장점

- 다양한 교육방법에 활용된다.
- 상호교류의 의사소통이 가능하다.
- 학습자의 질문을 유도할 수 있다.
- 학습자가 주도적으로 참여할 수 있다.

② 단점

- 교수자의 다양한 경험이 요구된다.
- 학습주제에 맞는 스토리 선정이 어렵다.
- 학습자가 경청할 수 있도록 전개하는 능력이 필요하다.

(10) 컴퓨터 프레젠테이션

컴퓨터 프레젠테이션(computer presentation)은 교육을 통하여 달성해야 할 내용을 그림이나 애니메이션 효과 등을 적용하여 슬라이드 형식으로 제작하여 빔프로젝트에 연결하여 활용하는 방법이다.

① 장점

- 학습자의 흥미를 유발하기 쉽다.
- 내용을 어디서나 상호 교환할 수 있다.
- 제작된 내용을 웹에 연결하여 활용할 수 있다.
- 프레젠테이션을 하면서 교육내용 설명이나 요약을 병행할 수 있다.

② 단점

- 프로그램 내용을 구성하는 기술이 요구된다.
- 프로그램을 제작하기 위한 지식과 기술이 필요하다.
- 오랜 시간 사용하는 경우 학습자의 집중력이 저하된다.

3) 지역사회 대상 교육

(1) 캠페인

캠페인(campaign)은 건강과 관련된 목표에 대하여 비교적 짧은 기간을 정해 놓고 집중적으로 반복 또는 강조하여 많은 사람이 교육내용을 알도록 하는 방법이다. 캠페인 기간은 대개 1주에서 1개월까지를 많이 활용하고 있으며, 기간이 너무 짧으면 대상자에게 전달되는 시간이 부족해 효과를 보기 어렵고, 기간이 너무 길면 강조되는 바가 없고 지루해서 역시 효과가 떨어지므로 목표에 맞는 적절한 기간을 선택해야 한다. 보조자료는 라디오, 텔레비전, 팸플릿, 포스터, 가두 인쇄물 배포 등을 많이 활용하며, 캠페인 내용은 표어 및 포스터를 공모하는 등 단시간 내에 효과를 높이기 위하여 대대적인 방법으로 한다.

① 장점

- 최근 경향을 반영할 수 있다.
- 장소를 옮기며 수행할 수 있다.
- 다수의 대중에게 접근 가능하다.
- 새로운 지식과 정보를 전달할 수 있다.

② 단점

- 대중의 참여 유도가 어렵다.
- 관련 기관이나 부서의 협조가 필요하다.
- 장소, 자료, 참여인원 등 사전준비가 많이 요구된다.
- 대중이 알아서 이해하게 되므로 오해가 생길 수도 있다.

(2) 건강박람회

건강박람회(건강체험관)는 특정 장소를 활용하여 일정한 기간 동안 건강과 관련된 내용을 중심으로 실물, 모형, 포스터 등을 포함한 다양한 자료를 활용하여 전시 및 체험관을 운영함으로써 대상자들이 건강에 대해 관심을 가질 수 있도록 하는 방법이다.

① 장점

- 올바른 건강정보를 제공할 수 있다.
- 건강관리 방법을 직접 체험할 수 있다.
- 건강한 생활습관의 변화를 유도할 수 있다.
- 건강행태 개선의 습관화를 조성할 수 있다.

② 단점

- 대중의 참여 유도가 어렵다.
- 관련 기관이나 부서의 협조가 필요하다.
- 많은 대중의 참여로 상호작용 등의 소통이 어렵다.
- 장소, 자료, 참여인원 등 사전 준비가 많이 요구된다.

보건교육매체

1 교육매체의 개념과 역할

매체(media)란 medium의 복수형으로 고대 희랍어에서 사이(between)라는 의미이며, 관계 속에서 정보를 전달하는 수단 또는 의사소통의 채널을 의미한다. 즉, 매체 활용의 기본적인 목적은 필요한 정보를 효과적이고 효율적인 방법으로 전달되도록 송신자(sender)와 수신자(receiver) 간 의사소통을 촉진하는 것이다(박성익 외, 2021). 이러한 매체가 교육내용을 전달하는 데 사용될 때 교육매체(instructional media)라고 하며, 수업과정에서 학습목적과 목표를 달성하기 위해 활용되는 모든 수단과 방법을 포괄하는 기자재를 의미한다. 즉, 교육매체에는 교수, 교재, 교육내용 및 교육환경을 비롯하여 다양한 시청각 기자재가 있다.

교육매체를 효과적으로 활용하기 위해서는 교육매체의 종류와 각각의 특성을 파악한 후 어떤 특성의 교육매체가 학습에 효과를 주는지에 대한 이해가 선행되어야 한다.

교육매체는 교육적 의사소통 과정에서 송신자가 전달하고자 하는 지식, 기술, 가치 등을 언어적, 비언어적, 또는 시청각적인 형태로 제시하여 수신자로 하여금 이를 해석하여 의미를 산출하고 이해하는 과정이다(박성익 외, 2021). 이러한 의사소통 과정에서 매개체 역할을 하는 것이 바로 매체이다.

2 교육매체의 종류와 특성

교육매체는 학습자가 학습목적을 달성하고 학습수준을 향상시키는데 학습자의 이해를 돕고 방법이나 기술을 시범보이고자 할 때 활용된다. 교육매체의 종류는 매우 다양하다. 다양한 교육매체의 각 유형에 따른 특성을 이해하여 학습목적과 특성에 맞는 매체를 선택하는 것이 필요하다. 일반적으로 교육매체는 다음의 기준에 따라 구분할 수 있다.

1) 호반의 분류

호반(Charles F. Hoban, 1937)은 최초로 수업매체의 분류 기준을 제시하였다. 시청각 자료의 가치는 추상적인 것을 얼마나 구체적으로 전달할 수 있는가에 따라 달라진다. 또한, 구체적 사실성의 정도에 따라 시청각 자료를 분류하였다[그림 2-5].

그의 분류 기준에 의하면, 견학(total simulation), 실물(objects), 모형(models) 등은 구체적인 매체에 속하고, 지도(maps), 도표(diagrams), 언어(words) 등은 추상적인 매체에 해당한다. 이러한 기준에 근거하여 호반은 사실에 가까운 매체일수록 더 정확한 메시지를 전달하고 추상성이 높아질수록 이해도가 낮아진다고 보았다.

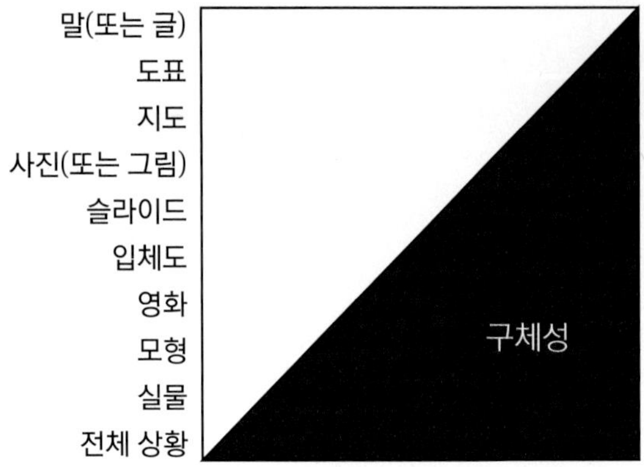

그림 2-5 호반(Hoban)의 매체 분류도

출처: Hoban, C. F., Hoban Jr, C. F., & Zisman, S. B. (1937). Visualizing the Curriculum, New York, The Cordon Company.

2) 데일의 분류

데일(Dale, 1969)의 경험의 원추(Cone of Experience)는 매체의 활용을 학습자의 경험수준과 적절하게 연결하여 교육에서 매체를 활용하는 이유를 잘 설명해주고 있다(박성익 외, 2021). 데일의 경험의 원추는 학습자의 경험을 직접적인 참여에 의한 경험에서 시작하여 관찰과 같은 간접적인 경험을 거쳐 최종적으로 언어적 상징 단계에 이르는 것으로 분류하고 있다. 학습자는 경험 과정을 통하여 '행동에 의한 학습(행동적 학습, learing by doing), 관찰을 통한 학습(영상적 경험, learning through observation), 추상을 통한 학습(상징적 문제, learning through abstractionns)'을 하게 된다. 데일은 이 모형을 통해 구체적인 경험, 즉 시청각 매체를 통한 교육적 경험을 하였을 때처럼 학습자들이 아래 단계에 있는 구체적인 경험을 하였을 때 보다 추상적인 학습(추상적 경험)이 의미가 있다고 하였다. 즉, 데일은 교육매체를 구체적인 것에서 추상적인 것으로 분류하고 체계적인 틀의 교육모형을 제시함으로써 교육매체의 중요성을 강조하였다[그림 2-6].

3) 상징체계에 따른 분류

상징체계에 따른 교육매체의 분류도 초기부터 널리 사용되어 온 분류 방법이다. 매체가 내용을 전달하기 위해서 주로 의존하는 상징체계가 무엇인가에 따라서 시각 매체, 청각 매체, 시청각매체, 상호작용 매체 등으로 구분한다[표 2-4].

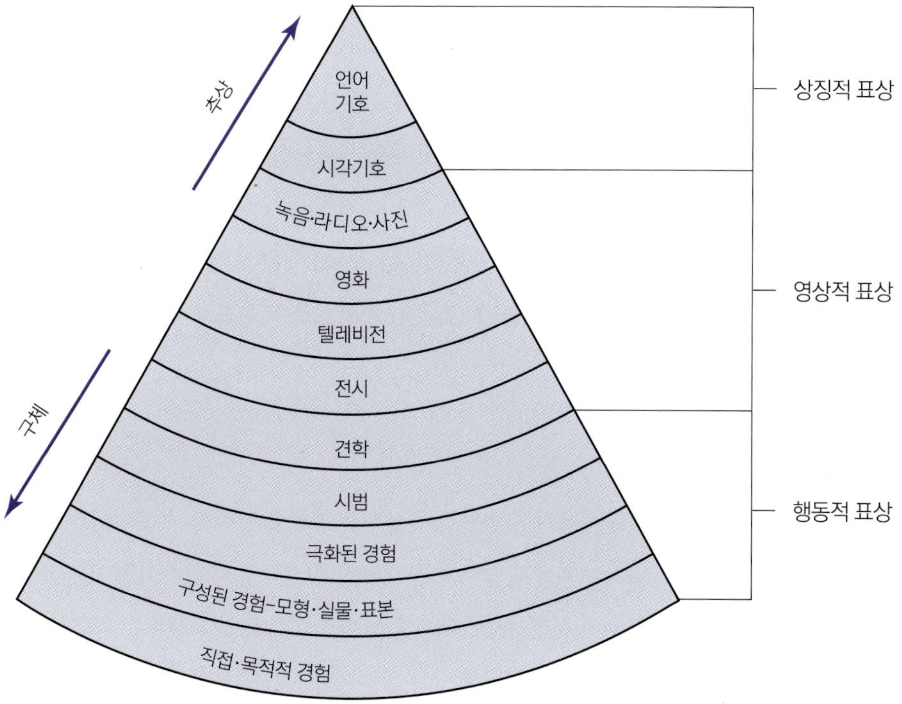

그림 2-6 데일(Dale)의 "경험의 원추"

출처: Dale, E. (1969). Audiovisual methods in teaching. third edition. NY: Holt, Rinehart and Winston.; 박성익 외(2021). 교육공학과 수업(제6판), 교육과학사에서 재인용.

(1) 시각 매체

시각 매체는 시각적인 방법으로 교육 자료의 내용을 제시하는 매체를 말한다. 시각 매체는 다시 투사 매체와 비투사 매체로 분류되는데, 우선 투사 매체는 전기나 빛을 이용하여 투사 방법을 사용하는 것으로 투시환등기(OHP), 슬라이드환등기 등이 이에 속한다[표 2-4]. 투사 매체는 그림이나 글씨를 크게 확대할 수 있어 학습자가 그 내용을 자세히 관찰할 수 있다. 그리고 비투사 매체는 실물, 모형, 표본, 사진, 유인물, 게시판, 포스터 등이 이에 속한다. 보건 교육 시 많이 활용되는 비투사 매체는 대표적으로 게시판(bulletin

표 2-4 상징체계에 따른 교육매체의 분류

시각매체	투사매체	투시환등기(OHP), 실물환등기, 실물화상기, 슬라이드환등기, 필름스트립
	비투사매체	실물, 모형, 표본, 파노라마(디오라마), 칠판, 융판, 괘도, 차트, 게시판, 그림(사진), 포스터, 전단, 소책자, 팸플릿, 유인물, 신문, 전시
청각매체		카세트테이프, 녹음기, 라디오, CD
시청각매체		비디오테이프, 영화, UCC, 대중매체(교육방송)
상호작용매체		컴퓨터, 시뮬레이션, 멀티미디어, 인터넷, 디지털이미지(CD-ROM, DVD-ROM, 사진CD, 디지털카메라), 전자교탁, 전자칠판, 소셜 미디어, 모바일 단말기, 인공지능

board)이 있는 건강과 관련된 새로운 주요 기획사업, 건강진단 일정, 교육일정, 클리닉 시간표, 질병 예방 등을 포스터, 팸플릿, 리플릿, 만화, 사진으로 제작하여 게시하는 데 사용할 수 있다. 포스터(poster)는 주제와 관련하여 사람들의 인식 수준을 높이고 관심을 일깨우는 홍보용으로 사용한다. 보건교육 시 세계보건기구, 보건복지부, 국민건강보험공단, 질병관리청 및 대한간호협회 등 각 단체에서 제작하여 배포하는 것을 이용할 수도 있고, 전문적인 활동의 여건에 맞게 직접 제작하여 사용할 수도 있다. 그 외 리플릿(전단, leaflet), 소책자(booklet), 팸플릿(pamphlet), 유인물(handout) 등은 보건소, 병·의원, 건강관련시설 등에서 비치하여 이용자들이 부담없이 가져다 볼 수 있는 장점이 있고 교육보조자료 및 매체로도 자주 활용되고 있다.

(2) 청각 매체

청각 매체는 청각적인 상징체계를 사용하여 정보를 전달하는 매체를 말한다. 녹음자료나 음반을 통해서 학습내용을 전달하며, 보편적인 교육매체로 학습해야 할 내용이 청각적일 때 활용하면 효과적인 매체이다. 청각 자료는 녹음이나 재생의 반복성과 어떤 사건, 대화 등을 사실 그대로 기록해두는 기록성과 보존성, 시간 장소의 장애를 극복할 수 있는 시공간의 극복성이 큰 장점이다. 예를 들어, 간호전공 실습 시 호흡음과 심음의 학습에서 정상음과 비정상음을 반복해서 청취함으로써 임상실습에서의 효과를 높이는 경우 등이 이에 해당된다.

(3) 시청각매체

시청각 매체는 시각과 청각을 동시에 자극하여 정보는 전달하는 매체를 말한다. TV, 영화, 비디오테이프, UCC(User Created Contents) 등이 이에 속한다. 예를 들어 잘 제작된 영화는 청취자의 의도와 느낌에 성공적으로 도달할 수 있으며, 행동변화를 유발하게 한다. 즉 목적과 의도를 가지고 제작된 영화를 통해서 새로운 지식, 행동, 태도, 가치를 배우기도 한다. TV와 같은 대중매체(mass media)는 교수과정에 있어서 동기유발에 강한 효과가 있으며, 대부분의 교실은 프로그램 등을 제시할 수 있는 TV 모니터를 보유하고 있고 TV를 교육매체로 활용할 수 있는 인프라를 갖추고 있어 교육적 활용도가 높다. TV를 통한 교육방송은 다수의 사람에게 많은 정보를 빨리 전달할 수 있으며, 주의집중이 용이하여 동기부여를 강하게 유발한다([그림 2-7] 참고). 시각적인 매체도 청각 매체와 결합되면 시청각 매체의

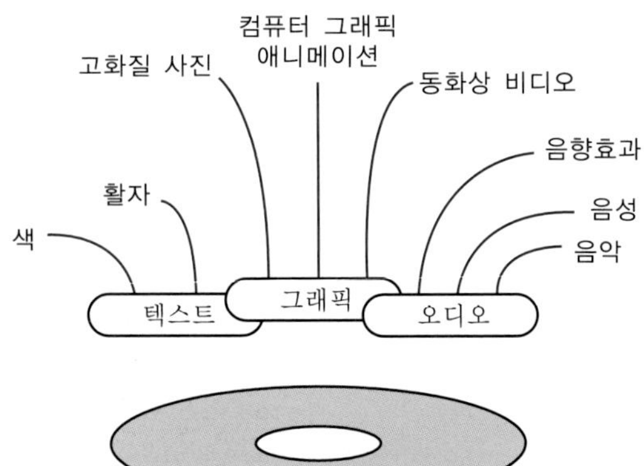

그림 2-7 멀티미디어 구성도

역할을 할 수 있다(박성익 외, 2021). 예를 들어, 녹음기와 함께 슬라이드 자료를 보여주면 슬라이드는 시청각 매체와 같은 역할을 할 수 있다.

(4) 상호작용 매체

상호작용 매체는 매체와 사용자의 상호작용성을 강조한 것으로 주로 컴퓨터와 관련된 매체를 지칭한다. 대표적인 상호작용 매체인 컴퓨터, 인터넷 등을 활용하여 단순히 정보를 제공하는 수준에서 벗어나 학습자의 반응을 감지하고 그 반응에 대한 피드백이나 결과를 제공한다(박성익 외, 2021). 이러한 컴퓨터의 상호작용성은 학습자의 능력과 상상력을 확대시키는 도구가 될 수 있다.

① 컴퓨터

컴퓨터(computer)는 교육현장에서 매우 활발하게 활용되고 있다. 다양한 특성으로 즉각적인 반응, 수많은 정보의 저장과 응용, 그리고 다양한 유형의 학습자에게 각기 다른 처방을 줄 수 있는 가능성이 있다. 학습에 직접 활용뿐만 아니라 활용되는 도구를 통제·관리할 수 있어 교육매체로서의 활용 가능성을 넓혀주고, 학습자의 반응을 저장·분석·종합할 수 있다. 컴퓨터의 교육적 활동으로는 교육공학적 측면의 컴퓨터 보조수업(computer assisted instruction, CAI)으로 학습자가 직접 수업자료를 제시하고 관계를 조정하여 컴퓨터와 상호관련을 맺는 방식으로 컴퓨터 시스템(hard ware), 기계를 작동시키는 프로그램(software), 학습 프로그램(courseware)을 이용해서 교육자가 개별적인 교육지도에 전념하도록 지원해준다. 또한 교육 운영적 측면의 컴퓨터 운영수업(computer managed instruction, CMI)은 컴퓨터를 통해 개별 학습자의 학습내용, 진도 및 성취도 등 학습에 관한 정보를 저장·평가하면서 개별적인 지침을 주어 학습을 관리하고 도움을 주는 시스템이다. CMI는 학습자의 교육성취도와 관련하여 정보수집 및 관리를 맡아 교육자의 보조역할을 포괄적으로 수행할 수 있게 한다.

② 시뮬레이션

시뮬레이션(simulation)은 실제 또는 가상의 동적 시스템 모형을 컴퓨터를 활용하여 운용하는 것으로 모의실험 또는 모사(模寫)라고도 한다. 시간적, 공간적, 경제적 제한으로 실제 경험할 수 없는 상황을 컴퓨터로 모의하여 실제상황과 유사한 경험을 하도록 한다. 예를 들어, 간호학에서 노인이나 아동의 혈관을 찾고 정맥주사를 한다는 것은 매우 어려운 일이고, 간호학생이 이러한 실습 대상자를 찾는 일은 쉽지 않다. 따라서 시뮬레이션 활용은 실제상황과 유사한 지식과 기술을 습득 함으로써 학습의 전이도가 상승되고, 학습자의 능동적 참여는 학습동기를 촉진한다. 또한 어떤 상황에 대한 통찰력과 이해도가 증진되고, 무엇보다 가상의 실제상황이기에 안전하게 통제가 가능하며, 반복 사용할 수 있으므로 비용과 시간이 절약되고, 교육의 효율성을 극대화할 수 있다. 단, 시뮬레이션 프로그램이 가동될 수 있는 컴퓨터가 기반시설로 준비되어야 하는 전제조건이 구비되어야 한다.

③ 인터넷

인터넷(internet)은 네트워크 사이를 연결한다는 뜻이다. 전 세계를 망라하는 거대한 통신망의 집합체로 랜(LAN) 등 소규모 통신망을 상호 접속하는 형태에서 언제 어디서든지 인터넷에 연결되면 세계 곳곳에 있는 다른 컴퓨터에 기록된 정보를 찾고 복사할 수 있다. 인터넷에 접속하는 방법은 전용선에 의한 IP(Information Provider) 접속과 전화회선을 이용한 다이얼 업 IP 접속이 있으며, 인터넷 사용자는 각국의 통신망정보센터(NIC)에서 할당하는 IP 주소와 인터넷에 연결하는 서비스를 해주는 회사에 가입해야 한다. 인터넷을 사용할 때 필요한 능력은 종합적 사고력과 창의력이라 할 수 있다. 이는 본인이 찾은 정보를 정리·분류·종합·분석하여 자신에게 필요한 정보로 만들어야 하기 때문이며, 사용자는 작문·논리력·의사소통 등의 기본 소양이 있어야 한다. 인터넷에서 이용할 수 있는 서비스는 전자우편(e-mail), 원격컴퓨터연결(telnet), 파일전송(FTP), 유즈넷 뉴스(Usenet News), 인터넷 정보검색(Gopher), 인터넷 대화와 토론(IRC), 전자게시판(BBS), 하이퍼 텍스트 정보열람(world wide web, WWW), 온라인게임 등 다양하며 동·화상이나 음성데이터를 실시간으로 방송하는 서비스나 비디오 회의 등 새로운 서비스가 차례로 개발되어 이용되고 있다. 우리나라에서는 대학교육에서도 활발히 이용되고 있다.

④ e-러닝

이러닝(e-Learning)은 오프라인(off-line) 교육과 대비되는 개념인 온라인(on-line) 교육으로 인터넷, 인트라넷(intranet), 익스트라넷(extranet) 등이 있다. 또한 e-러닝(e-Learning)은 교육용 CD-ROM이나 소프트웨어를 이용하는 교육으로, 컴퓨터 기반(computer-based) 교육, 웹 기반(web-based)의 교육, 가상학습(virtual classroom) 교육과 협업을 강조하는 디지털 콜라보레이션(collaboration)이 포함된다. e-Learning은 온라인 교육보다는 상위의 개념이고, 원격 교육(distance learning)은 가장 광범위한 개념으로 구분되는데, e-Learning과 사이버 교육, 온라인 교육은 거의 같은 의미로 쓰이고 있다. e-Learning의 기대효과로는 원격학습을 통한 교육비용 절감, 정보와 기술의 신속한 변화에 대응, 반복학습과 시공간을 초월한 학습운영으로 교육서비스의 양적·질적 향상, 급변하는 정보화시대에 대비한 그에 따른 교육시스템 적용으로 가장 빠르고 이해하기 쉽게 신기술 등을 습득, 변화하는 교육방식의 표준화를 통해 가장 적절한 교수방법의 적용 및 학습효과가 가장 높은 방식의 교수방법의 DB화로 교육수준 향상 등이 있다.

⑤ 소셜 미디어

소셜 미디어(social media)란 사람들로 구성된 커뮤니티가 온라인상에서 애플리케이션을 사용하여 정보, 지식, 의견을 교환하고 공유하는 활동, 관행, 행위를 통칭하며, 소셜 네트워크 서비스(social network service), 블로그(blogs) 등이 있다. 소셜 네트워크 서비스(SNS)는 페이스북 (Facebook)과 같이 특정 온라인 사이트를 구축하여 친구 관계를 맺고 이용자의 콘텐츠와 커뮤니케이션을 공유하는 서비스이다. 블로그는 웹(Web)과 일기(Log)의 합성어로 기존의 개인 홈페이지보다 관리가 용이하다는 이점이 있다. 유튜브(YouTube) 등으로 대표되는 콘텐츠 커뮤니티는 특정 종류의 콘텐츠를 제작하고 공유하는 콘텐츠 공유 서비스이다.

⑥ 모바일 단말기

스마트폰(smartphone), 태블릿 PC(tablet PC)는 모바일 단말기로 SNS에 접속 시 활용매체로 이용된다. 스마트폰은 PC의 소형화된 운영체제를 탑재한 기기에 무선전화통신이 가능한 하드웨어와 소프트웨어 모듈이 추가된 휴대전화이다[그림 2-8]. 스마트폰은 사용 비중이 높지만 작은 디스플레이 환경은 학습자의 학습능률을 저하시키는 요소가 될 수 있다. 태블릿 PC란 터치스크린을 주 입력장치로 장착한 휴대용 PC이며 개인이 직접 갖고 다니며 조작할 수 있게 설계되어 있다[그림 2-8].

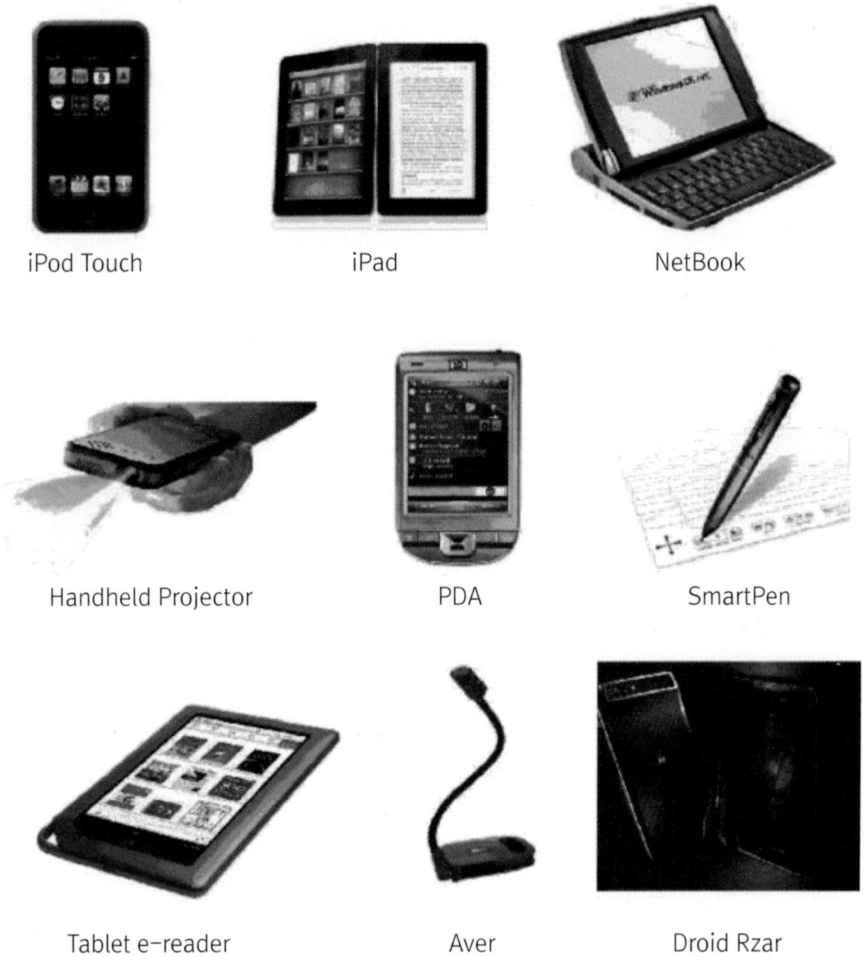

그림 2-8 모바일 단말기(Mobile Devices)

⑦ 인공지능

인공지능(artificial intelligence, AI)이란 인간의 지적 능력의 일부, 또는 전체를 인공적으로 구현한 것으로, 제4차 산업혁명에서 빠르게 인간을 대체해나갈 것이다. AI는 사물인터넷(IoT), 클라우드 컴퓨팅, 빅데이터 등이 융합되면서 전 세계 수많은 산업 시스템에서 작동되고 있다. 인공지능의 뼈대인 인공 신경망은 사람의 신경을 모방한 기계 학습기법으로 사람의 감각기관에서 받아들인 정보는 뉴런을 통해 뇌로 전달되고, 뇌는 종합·판단해서 정보처리를 하는데, 이때 여러 개의 뉴런이 연결되면서 복잡한 연산 등을 수행한다. 이와 같은 두뇌의 정보처리 과정을 모방해서 만든 알고리즘이 바로 인공신경망이다. 하나의 환경에서 만들어진 알고리즘을 또 다른 분야에 적용하는데, 예를 들면 인터넷에 떠도는 사진을 통해 훈련된 이미지 식별 알고리즘을 의학 분야로 가져와 영상진단 등에 사용하는 식이다. 또한 '잘했다' 혹은 '못했다'라는 보상값을 통해 스스로 정보를 활용하고 결과를 도출하도록 하는 것으로, 인공지능 기술이 가장 먼저 크게 상용화될 분야는 교육이 될 가능성이 클 것이다. 인공지능을 개인별 숙지 정도를 고려한 개별지도 교육방식, 즉 1:1 개인지도 학습에 활용할 수 있으나 교수자는 빅데이터를 바탕으로 수업을 진행하기 때문에 교수법 유출이나 사생활 침해 등의 어려움이 있을 수 있다. 하지만 인공지능은 각 학생에 맞는 최적의 교육기회를 제공할 수 있을 것이다. 인공지능은 학습을 위한 데이터에 초점을 맞추고 전문가를 보조하는 역할을 하고 있고, 인간의 '의사결정 지원(decision support)' 시스템으로 자리 잡을 가능성이 더 높다.

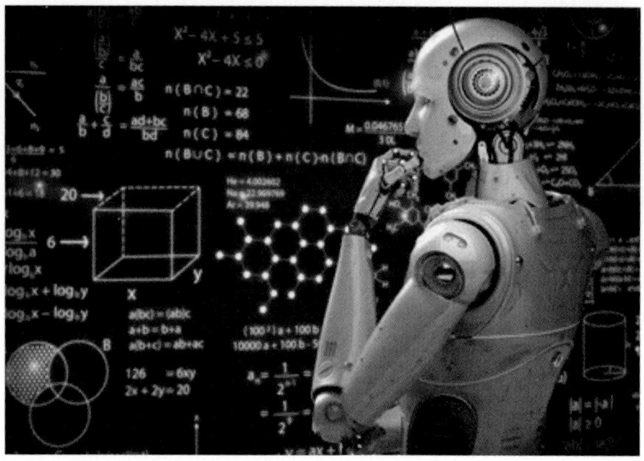

그림 2-9 인공지능(Artificial Intelligence)

4) 데이터 속성에 따른 분류

교육매체가 전달하는 데이터의 속성에 따라 크게 아날로그 매체와 디지털 매체로 구분할 수 있다. 컴퓨터가 개발되기 전에 사용되었던 매체를 지칭하는 아날로그는 전압이나 전류, 전파처럼 연속적으로 변화하는 물리량을 말하며, 자연에서 생성된 파장을 가능한 한 그대로 재현한 것을 의미한다. 대표적으로 TV, 라디오, 슬라이드, 녹음기 등 전통적 시청각 매체들이 있다. 반면, 디지털 매체는 컴퓨터를 기반으로 하는 모든 매체를 의미하며, 컴퓨터, 디지털 카메라, 디지털 비디오, 디지털 TV 등의 뉴미디어들은 대부분 컴퓨터를 통하여 자료의 저장과 제작이 이루어지므로 디지털 매체에 속한다(박성익 외, 2021).

3 테크놀로지를 활용한 교육

최근 컴퓨터와 테크놀로지의 발달로 컴퓨터와 최신 테크놀로지를 학습자의 학습을 촉진하는 수단과 도구로 활용함으로써 학습매체를 바라보는 관점이 변화하고 있다. 수업매체를 단순히 교육내용을 전달하는 수단에 그치는 것이 아니라 학습자의 문제해결이나 학습을 촉진하기 위한 도구이다(박성익 외, 2021). 또한 '테크놀로지로부터(from technology)의 학습'에서 '테크놀로지와 함께하는(with technology) 학습'으로 변화하고 있다(Howland, Jonassen, & Marra, 2012).

제4차 산업혁명 시대는 정보화 사회를 뛰어넘어 사물인터넷(IoT), 클라우드 컴퓨팅(Cloud computing), 빅데이터(Big data), 모바일(Mobile), 인공지능(AI) 기술의 발전으로 초지능, 초연결, 초현실, 초융합의 성격을 띤 지능정보사회(Intelligent information society)에 접어들었다. 무엇보다 제4차 산업혁명의 핵심은 지금껏 인간을 보조해왔던 기계가 이제 인간의 능력을 '대체' 혹은 '능가'하는 수준까지 도달하는 인공지능 기술에 있고, 인공지능 기술을 통한 가장 근본적인 변화는 인간의 사회화에서 핵심적인 역할을 하는 '교육' 영역에서 일어날 것으로 전망하고 있다(박성익 외, 2021).

또한 유비쿼터스 컴퓨팅 기술과 소셜미디어의 대중화는 시공간을 초월하여 협력적 상호작용의 환경으로 변화시키고 학습자의 학습공간을 전 세계로 확장시킬 수 있을 것이다(이인숙 외, 2020). 그러나 역사적으로 새로운 테크놀로지가 등장할 때마다 교육에는 큰 변화가 있을 것으로 기대하였지만, 결과적으로 현실 속에서는 테크놀로지의 교육적 효과는 미비하게 나타나고 있으며, 오히려 테크놀로지 사용에 따른 부작용이 더 큰 관심을 받기도 하였다. 특히 1980년대와 1990년대에 스마트 기기를 활용한 스마트 교육 정책이 추진되기도 하였으나 큰 실효성을 거두지 못하였다. 그러나 수업에서 테크놀로지를 어떻게 활용하느냐에 따라 그 효과가 달라질 수 있다.

1) 학습자 중심 교육과 테크놀로지

전통적으로 교육에서 테크놀로지는 지식을 전달하는 매체(media)로서의 역할을 담당해왔다. 교수자는 테크놀로지를 활용하여 학습자에게 지식을 전달하고 학습자와 의사소통한다. 컴퓨터와 인터넷은 학습자가 언제, 어디서나 교수자가 전달하는 학습자료에 접근할 수 있다는 점에서 수업매체의 발달에 크게 기여하였다.

최근 온라인 수업에서 교수자가 수업 동영상을 녹화한 동영상을 수업 매체로 활용한 것이 대표적인 예이다. 테크놀로지가 수업매체로서 역할을 충실히 하기 위해서는 교수자가 전달하고자 하는 교육내용을 신속하고 정확하게 전달하는 것이 필요하다. 그리고 학습내용을 효과적으로 전달하기 위해서는 전달하고자 하는 내용, 즉 메시지를 잘 설계하는 것이 중요하다(박성익 외, 2021). 그렇지만 테크놀로지를 단순히 지식을 전달하는 교육매체로만 인식할 경우 학습자의 역할이 소극적인 관점에 머물 수 있다. 테크놀로지를 통해 학습자가 스스로 지식을 구성한다는 구성주의적 관점(Constructivism)에서 학습자의 지식 구성을 돕는 도구로 활용하는 것이 바람직하다.

학습자 중심 교육에서 테크놀로지는 인지도구(cognitive tool)로서 학습을 지원하는 역할을 한다(Jonassen & Reeves, 1996; 박성익 외, 2021에서 재인용). 수업매체의 관점에서 테크놀로지는 학습자에게 정보와 지식을 전달하고 학습자는 테크놀로지로부터 배운다(learning from technology). 반면, 인지도구의 관점에서 테크놀로지는 학습자로 하여금 학습자 스스로 생각하고 다른 사람과 상호작용을 할 수 있도록 지원하기 때문에 테크놀로지와 함께 배운다(learning with technology). 학습자와 테크놀로지가 하나의 활동매체를 이루어 주어진 과제를 수행하기 때문에 어떤 테크놀로지를 사용하는가에 따라 그 과제의 수행정도가 달라질 수 있다(박성익 외, 2021). 따라서 학습자는 테크놀로지를 통해서, 즉 테크놀로지를 인지도구로 활용하여 탐구, 디자인, 협력, 성찰 등의 학습활동에 능동적으로 참여할 수 있다(박성익 외, 2021).

2) 학습자의 디지털 리터러시

테크놀로지를 활용한 수업을 효과적으로 실행하기 위해서는 우선적으로 학습자의 디지털 리터러시(digital literacy)가 중요한 역할을 한다. 디지털 리터러시는 학습자들이 디지털 사회에서 자기주도적으로 살아가기 위해 필요한 핵심역량이다(박성익 외, 2021). 전통적으로 리터러시는 읽고, 쓰고, 말하고, 듣고, 비판적으로 생각하는 능력을 의미하는데, 정보통신기술의 발달에 따라 컴퓨터와 인터넷 등을 이용한 학습과 상호작용이 증가하면서, 이러한 컴퓨터를 이용해서 다양한 자원으로부터 찾은 여러 형태의 정보를 이해하고 사용할 수 있는 능력이 요구되고 있다(박성익 외, 2021). 2000년대에 블로그(blog), 위키(wiki), 팟캐스트(podcast)와 같이 누구나 손쉽게 인터넷에 콘텐츠를 만들고 공유할 수 있는 웹2.0(web 2.0)이 발달하면서 학습자의 역할은 정보 소비자에서 생산자로 변화하고 있다. 이러한 디지털 환경의 변화에 따라서 디지털 리터러시의 개념도 "디지털 사회 구성원으로서 자주적인 삶을 살아가기 위해 필요한 기본 소양으로 윤리적 태도를 가지고 디지털 기술을 이해, 활용하여 정보의 탐색 및 관리, 창작을 통해 문제를 해결하는 실천적 역량"으로 발전하였다(김수환 외, 2017). 디지털 리터러시와 유사한 개념으로 ICT 리터러시, 인터넷 리터러시, 정보 리터러시, 미디어 리터러시 등이 있다([그림 2-10] 참고).

디지털 리터러시는 다양한 지식, 기술, 태도로 구성되어 있다. 테크놀로지 활용 수업을 효과적으로 설계하기 위해서는 디지털 리터러시의 구성요소를 이해할 필요가 있는데, 이러한 구성요소를 이해함으로써 학습자의 교과활동 과정에서 어떤 디지털 리터러시가 부족한지 파악하여 이를 증진시킬 수 있는 테크놀로지를 활용할 수 있기 때문이다.

김수환 등(2017)은 디지털 리터러시의 구성요소를 디지털 테크놀로지 이해와 활용, 디지털 의식과 태도, 디지털 사고능력, 디지털 실천역량 등의 네 영역으로 구분하였다([표 2-5] 참고). 테크놀로지 활용 수업을 위해서는 이러한 디지털 리터러시 구성요소를 교과의 수업목표와 잘 통합하여야 한다. 또한 디지털 리터러

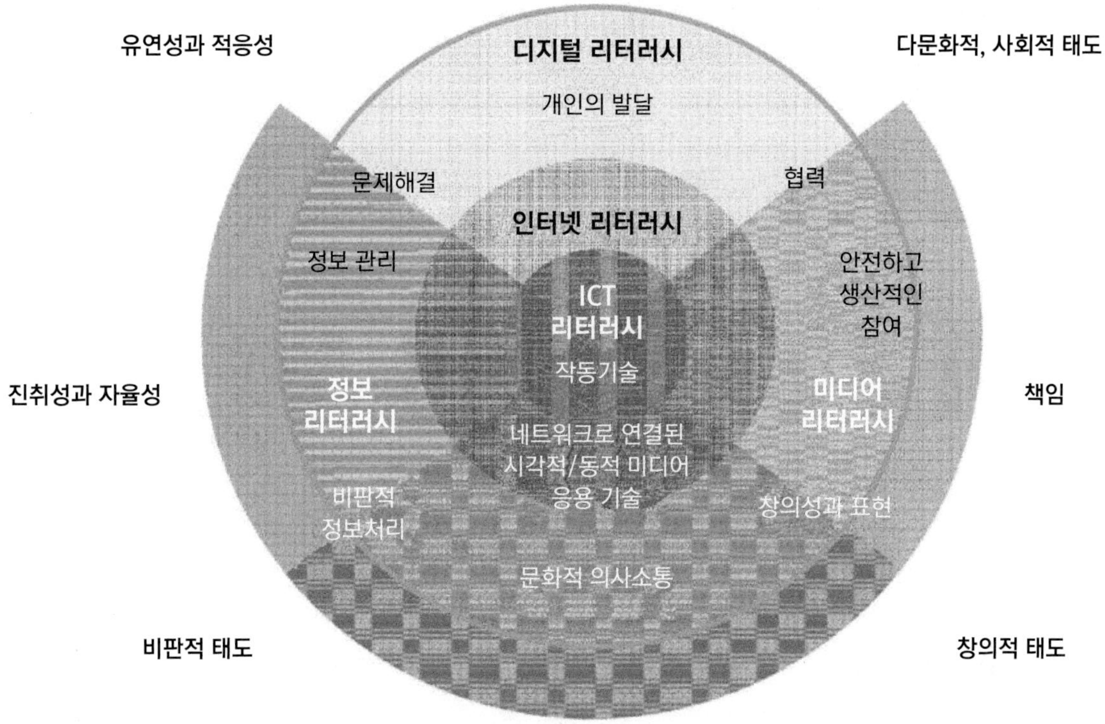

그림 2-10 디지털 리터러시(Digital Literacy by Ala-Mutka, 2011).

표 2-5 **디지털 리터러시 구성요소**

영역	구성요소	
디지털 테크놀로지 이해와 활용	컴퓨팅 시스템	컴퓨터, 모바일기기, 웨어러블기기 등 하드웨어 작동 원리 이해
	소프트웨어 활용	다양한 기기에서의 운영체제와 응용 소프트웨어 활용 기술
	인터넷과 네트워크	인터넷 활용 기술 및 빅데이터, 사물인터넷, 클라우드 컴퓨팅의 원리 이해
	데이터와 정보관리	데이터와 정보를 수집하고 가공하여 보존 및 전달하는 기술
	코딩	컴퓨터언어의 이해 및 기본적 활용을 통한 아이디어 표현 능력
	최신 기술 이슈	가상현실, 인공지능, 로봇(센서), 3D프린터 등 최신 기술 동향
디지털 의식과 태도	생명 존중 의식	디지털 환경에서의 생명의 존엄성 및 인간의 다양성에 대한 이해
	디지털 준법 정신	네트워크 보안, 디지털 지적 재산권 보호, 개인정보보호 등 디지털 사회규범 준수
	디지털 예절	사이버폭력 예방 등 온·오프라인 환경에서의 디지털 기기 사용 예절

-계속

표 2-5 디지털 리터러시 구성요소

영역	구성요소	
디지털 사고능력	비판적 사고력	수집한 정보를 이해·분석, 추론·논증, 종합·평가할 수 있는 사고
	컴퓨팅 사고력	추상화와 자동화를 이용하여 아이디어를 표현하고 문제를 해결하는 사고
	창의력 사고력	다른 관점에서 현상을 바라보고, 다양한 아이디어를 생각하고, 서로 다른 지식과 기술 영역을 융합하는 사고
디지털 실천 역량	의사소통 및 협업	디지털 환경에서의 상호작용, 토의·토론, 협력적 과제수행 능력
	문제해결	디지털 기술을 활용하여 문제를 분석하고 대안을 고안하는 능력
	콘텐츠 창작	프레젠테이션(표현), 디자인(설계), 코딩 기술을 활용한 새로운 정보·미디어를 생성하는 능력

시의 각 구성요소는 낮은 수준부터 높은 수준까지 다양한 수준을 가지고 있는데, 교수자는 학습자의 디지털 리터러시 수준을 고려하여 너무 어렵거나 너무 쉽지 않도록 과제와 테크놀로지를 잘 선택하고 학습활동을 지원해야 할 것이다(박성익 외, 2021).

4 교육매체의 선정 및 활용

1) 교육매체의 선정: ASSURE 모형

ASSURE 모형은 수업매체와 자료를 효과적이고 체계적으로 활용하기 위한 지침으로, 절차적 모형의 일종이다. ASSURE 모형의 장점은 교사가 교육현장에서 쉽게 활용할 수 있는 실천적인 것이라는 점이다. 실제 교실에서 매체와 자료의 활용을 위한 계획 수립에 초점을 맞추고 있어 일상적인 수업에서 매체와 관련된 교사의 일을 자세히 기술하고 있다. 하이니히(Heinich)와 그의 동료에 의해 고안된 ASSURE 모형의 각 단계는 다음과 같다[그림 2-11].

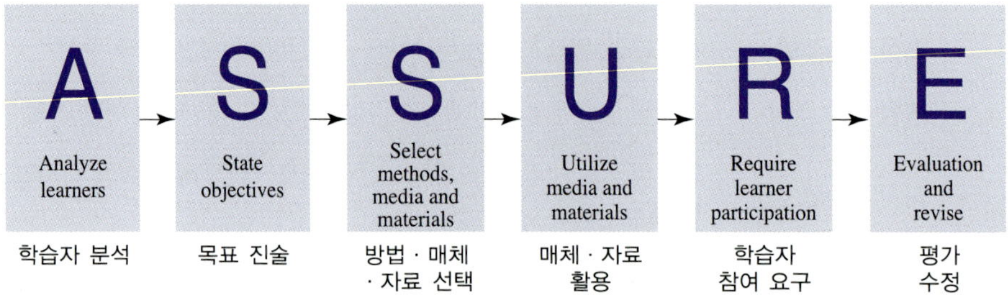

그림 2-11 교육매체의 효과적 활용을 위한 ASSURE 모형

(1) 학습자 분석

학습자 분석(analyze learners) 시 학습자의 특성과 교재의 내용 및 제시 방법이 상호관련성을 가지고 있어야 한다. 그러므로 교육 계획에 있어서의 첫 번째 단계는 학습자를 분석하는 일이다. 여기에는 연령, 학력, 직위, 지적 적성, 문화 및 사회경제적 요인 등과 같이 학습자의 일반적인 특성과 학습에 들어가기 전에 미리 성취하고 있어야 하는 기술은 어떤 것이며, 학습자가 학습하려고 하는 지식이나 기술에 대해 어느 수준까지 도달해 있는지 등이 포함된다. 학습자의 출발점에서의 능력, 그리고 불안, 적성, 상이한 자극에 인지하고 반응하는 방식에 영향을 주는 심리적 특성의 학습양식 등을 검사지나 인터뷰를 통해 분석한다.

(2) 목표 진술

목표 진술(state objectives)은 매체의 체계적인 활용을 위한 두 번째 단계로, 목표를 제시하고 그 목표의 성취에 알맞은 교수매체를 선정하며, 환경과 평가기준을 제시하는 것이다. 목표는 학습자가 학습을 마친 후의 행동을 자세하게 진술하며 학습자가 도달해야 하는 목표와 어떠한 새로운 능력을 발휘할 수 있어야 하는지를 기술해야 한다.

메이어(Mayer)의 목표 진술을 위한 4가지 구성요소는 ① A (audience): 누가 누구에게 학습할 것인지에 관한 대상을 명확히 하고, ② B (behavior): 학습자가 성취해야 하는 것을 관찰 가능한 행동으로 진술하며, ③ C (condition): 목표에 도달하는 데 사용되는 자원과 시간 등의 제약을 제시하고, ④ D (degree): 학습자가 목표에 도달했는지의 여부를 나타내는 기준을 제시한다.

(3) 매체 및 자료 선택

매체 및 자료 선택(select media and materials)은 학습자가 파악되고, 학습목표가 진술되었으면 현재 수준의 지식, 태도, 기술 등에 따른 교수 - 학습과정을 연결해야 한다. 즉, 어떤 수업 방법을 선정할 것인지, 어느 매체를 사용할 것인지, 그리고 매체와 교수방법을 실행하기 위하여 어떤 교재를 활용할 것인지를 결정해야 한다. 학습목표를 달성하기 위하여 시점에 따라 목표에 맞는 적절한 방법을 선택한다.

매체마다 전달할 수 있는 장·단점을 가지고 있으므로 수업상황, 학습자 변인, 목표의 성질 등에 따라 매체의 유형을 고려한다. 그리고 각 유형이 학습자에게 피드백을 줄 수 있는 기능이 있는지도 고려해야 한다. 또한 기존의 자료를 검색하고 목표에 맞게 수정하거나 새롭게 제작할 때도 학습목표, 대상, 비용, 시설, 시간 및 기술적 전문성 등을 세밀하게 검토하여야 한다.

(4) 매체와 자료의 활용

매체와 자료의 활용(utilize media and materials)은 매체를 학습내용과 전달방법에 따라 적재적소에 활용하는 것이다. 매체와 자료에 대한 준비가 이루어지면 학습자들에게 미리 매체에 대한 정보를 주어야 한다. 제시 후에는 토론이나 소집단활동 및 개별보고서 등의 사후학습을 유도하도록 계획한다.

① 매체를 사전에 확인하는 것부터 시작된다. 수업에 사용하기 전에 먼저 내용을 확인하고 제시할 자료를 지정된 장소에서 미리 확인하여 학습자의 수준과 목표에 적절한지를 결정하고 자료의 상태를 조사한다.

② 학습목표와 진행 단계에 맞추어 어떤 순서로 매체나 자료를 활용할 것인지를 정하고 교수자와 학습자가 무엇을 할 것인가를 예상하고 필요한 자료를 확보해야 한다.

③ 수업을 전개할 주변 환경을 정비한다. 학습자에게 편안한 의자, 적절한 환기, 조명과 온도, 분위기 조절 등을 제공하여야 하며, 매체에 따라 필요한 암막, 충분한 전원, 다양한 조명 등이 적절하도록 사전에 점검하여야 한다. 또 모든 학습자가 잘 보고 들을 수 있도록 시설을 배열해야 하며, 주제에 따라 학습자들이 토론하기를 원한다면 서로 마주볼 수 있도록 자리를 배열할 수 있어야 한다.

④ 학습자를 사전준비시킨다. 학습자를 주의집중시키기 위하여 제시할 내용의 소개, 학습할 주제와의 관련성, 또는 사용할 교수매체에 대한 정보나 특별한 용어에 대해 미리 설명해줌으로써 동기유발을 제공해야 한다.

⑤ 학습자료를 제시한다. 매체를 제시할 때 교수자는 프레젠테이션 기술을 발휘하여 능숙하게 대처해야 하며 학습자의 주의를 끌 수 있도록 한다.

(5) 학습자 참여 유도

학습자 참여 유도(require learner participation)는 내용의 일방적인 전달로만 이루어지는 것이 아니라 학습자가 학습과정에 능동적으로 참여할 때 더욱 효과적으로 이루어질 수 있다. 따라서 가장 효율적인 학습상황은 학습자가 목표달성을 위해 능동적으로 참여할 수 있도록 실제 행동을 요구하는 일이며, 학습자의 참여를 이끌어낼 수 있는 토의, 퀴즈 또는 연습문제 등을 준비한다. 학습과정에 학습자의 능동적 참여를 이끌 수 있는 방법을 켐프(Kemp)는 다음과 같이 제시하였다.

① 필기활동을 지시한다.

② 반응을 요구하는 질문을 제시한다.

③ 보거나 들은 것으로부터 선택·판단·결정하도록 요구한다.

④ 보거나 들은 내용을 활동이나 기술과 관련된 수행을 요구한다.

(6) 평가와 수정

평가와 수정(evaluation and revise)은 학습자의 성취도를 측정하고 매체와 방법에 대해 평가한 후 수정이 필요한 부분을 파악하는 단계이다.

① 평가

ASSURE 모형에서 이미 제시한 목표와 일치해야 한다. 학습자가 학습목표를 얼마나 달성하였는가를 측정하며, 그 외에도 사용한 교수매체와 방법에 대한 평가로서 사용한 자료는 효과가 있었는지, 투입된 비용은 적절했는지, 소요된 시간은 예정대로 되었는지 등도 평가해야 한다. 이는 다음 매체 사용 시 참고하기 위하여 필요하다. 또 하나는 교수 - 학습과정에 대한 평가이다. 이는 교수과정을 진행시키는 동안 수시로 할 수 있는데, 수업 전 단계는 학생의 능력과 선정된 자료가 적절했는지, 학습진행 단계에는 진단을 목적으로 평가가 제대로 이루어졌는지 등을 확인해야 한다.

평가가 끝났다고 하여 교수활동이 끝나는 것은 아니다. 평가란 교수매체의 효과적인 활용을 위해 ASSURE 모형을 계속 다시 사용하기 위한 출발지점이다.

② 수정

평가자료를 통해 수정하는 과정이다. 의도했던 것과 실제 수업 사이에서의 불일치, 학습자 성취에서 목표에 미달된 부분, 교육매체와 방법에 대한 학습자의 반응을 파악하며, 교수자는 교육의 각 요소에 반영하고 다음 교육의 성공을 위해 메모를 해두고 다음 교육에 참고하도록 한다.

2) 교육매체의 선택 모델

교육매체를 선택하기 위해서는 먼저 주어진 학습과제에 적합한 방법을 선택하고 적절한 매체의 유형이 무엇인지를 선택한 후 선정된 매체유형 내에서 구체적인 자료를 선택하거나, 수정하거나, 설계하는 세 단계를 거치게 된다. 학습자와 학습형태에 적합한 방법을 위해 한 가지 혹은 몇 가지 방법을 결합할 수도 있다. 적합한 유형의 매체를 선정하기 위해서 다양한 매체 요인을 고려해야 하며[그림 2-12], 매체유형을 선정한 후에는 매체에 적합한 자료를 선택해야 한다.

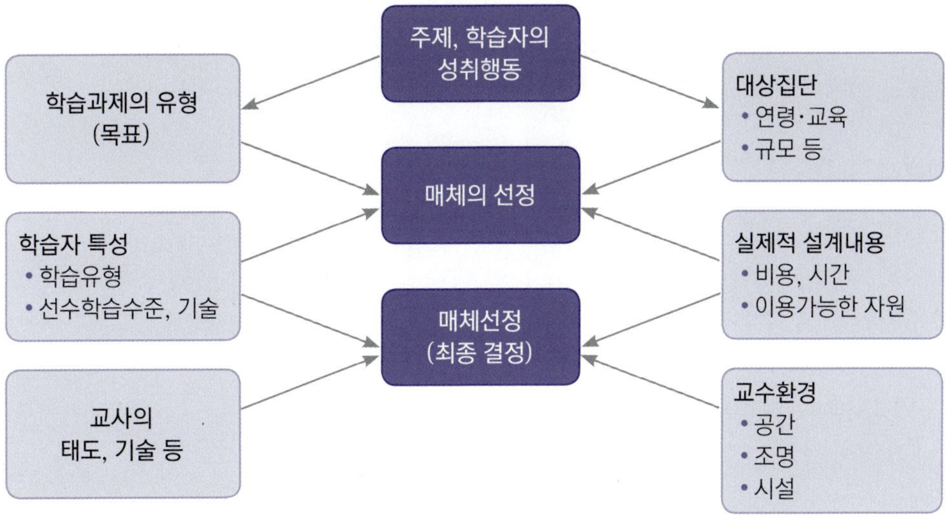

그림 2-12 교육매체 선택모델

3) 교육매체의 선택과정

교수 - 학습의 구성은 교수자와 학습자의 가치관이나 취향에 따라 매우 다양하게 결정될 수 있다. 궁극적으로 수업의 내용이나 목표에 따라 어떤 교육방법을 선택하는지가 가장 중요한 영향요인이라고 할 수 있다. 왜냐하면 교육방법에 따른 교육매체가 선정되어야 교육자료를 준비할 수 있기 때문이다. 교육자료는 학습목표를 달성할 수 있도록 미리 준비되어야 한다. 수업설계 시마다 학습자의 수준과 요구도에 따라 다양하게 수정하거나 재편집하는 변화가 필요하다. 교육매체는 교육 자료의 효율성을 극대화하는 수단으로 활용된다. 그러므로 학습효과를 높이기 위해서는 원하는 수준의 완성된 교육자료를 준비하는 데 많은 시간, 기술, 장비, 시설 및 노력을 투자해야 한다.

이와 같이 다양한 영향요인을 고려한 교육매체 선택과정의 효율적 방안에는 Kemp의 학습자 집단의 크기에 따른 '매체선택표(media selection diagram)'가 있다. 교육매체의 특성과 학습과제의 성격을 고려하여 교수 - 학습형태에 따라 효과적인 교육매체를 선택하는 과정에 도움을 주는 Kemp의 매체 선택과정의 효율적 방안을 도식화하면 [그림 2-13]과 같다.

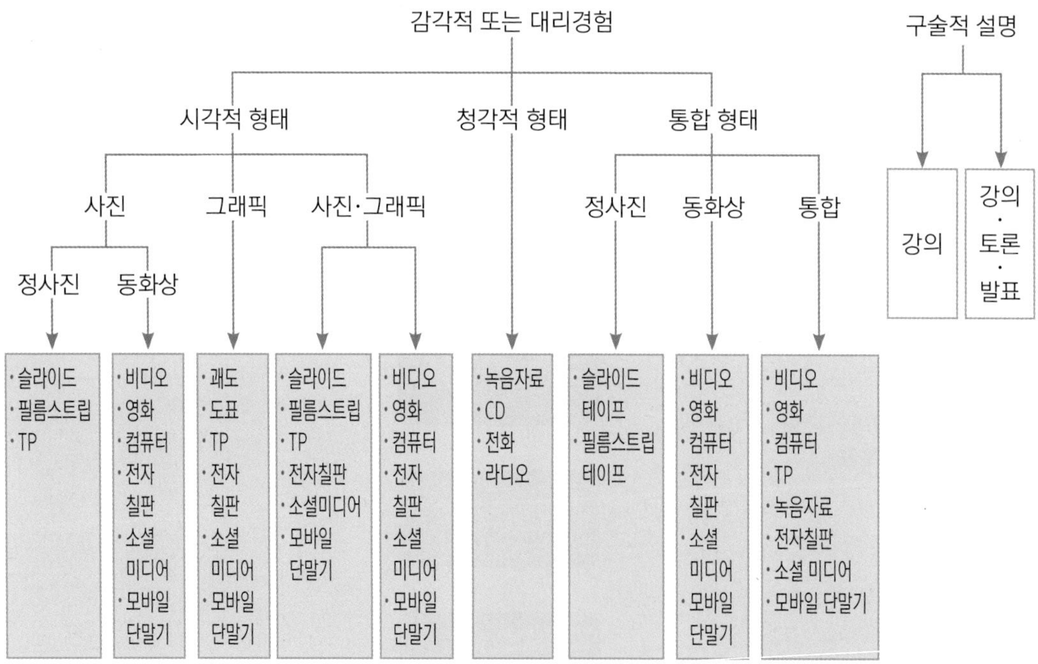

그림 2-13 교육매체 선택과정의 효율적 방안

4) 교육매체의 활용

교육매체 활용 시 고려사항은 다음과 같다.

- 교육매체 자체의 품질을 고려하여 선택한다.
- 학습자가 교육매체에 거부감이 없어야 한다.
- 수업진행자는 기자재를 조작할 수 있어야 한다.
- 학습자의 학습요구도와 수준에 적합하여야 한다.
- 교육환경에 적합한 교육매체를 선택하여야 한다.
- 한 번에 많은 교육매체를 활용하므로 산만하지 않도록 한다.
- 수업내용에 부적절한 교육매체는 교육효과를 저해할 수 있다.
- 수업진행자는 기자재를 미리 점검하여 작동 여부를 알아야 한다.
- 수업내용의 적절한 부분에 활용하고자 하는 전략이 확실해야 한다.
- 교육매체는 보조적 수단이지 수업진행자를 대신하는 것이 아님을 인지한다.

보건교육평가

1 교육평가의 개요

보건교육의 목적이 인간의 건강행동을 변화시키는 것이라면 보건교육의 평가는 보건교육으로 행동변화를 가져왔느냐를 판단하는 과정이다. 교육평가란 용어는 1930년부터 사용되었으며, 타일러(R. Tyler)는 교육목표의 달성 여부를 판단하는 행위를 교육평가라고 정의하였다. 즉, 교육평가는 교육목표를 설정하고, 교육내용을 선정하고 조직하여 교수-학습을 실시한 후에 설정된 목표가 달성되었는지를 확인하고 판단하는 과정이다[그림 2-14].

보건교육평가는 학습과 교육과정에서 최대한 도움을 주어 학습효과를 극대화시키려는 데 목적이 있으며 구체적인 목표는 다음과 같다.

- 학습자의 새로운 교육 요구 확인
- 설정된 학습목표의 도달 유무를 진단
- 교수자의 교육방법이나 교육기술의 적절성 확인

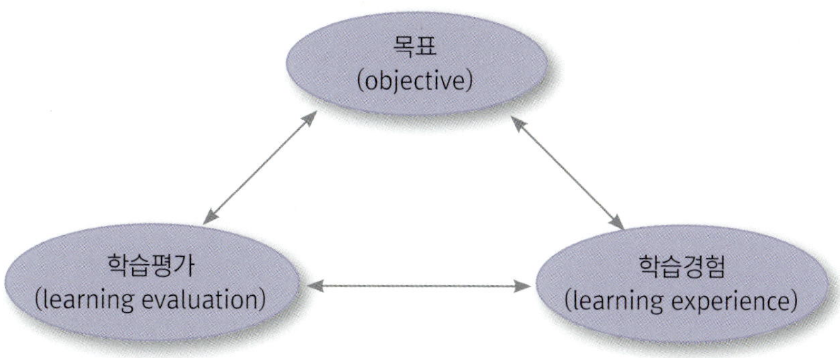

그림 2-14 Tyler의 교육평가에 대한 개념

- 교육과정 및 내용 타당도를 확인
- 학습효과 증진의 영향요인 확인
- 학습환경의 개선점 및 투입된 노력의 적정성 파악
- 학습결과의 환류(feedback)

교육평가의 대상에는 교육과정에 관계되는 모든 변수가 포함된다. 따라서 보건교육의 평가대상은 학습자, 교수자, 교육과정, 그리고 교육환경 등이다. 특히, 학습자는 행동의 변화 주체로서 주 평가의 대상이다. 교수자에 대한 평가는 교육내용, 교육방법, 교육에 활용한 매체, 교육 기술 등이 학습자의 학습에 영향을 미쳤는지를 평가한다. 다음으로 교육과정 자체가 올바르게 되었는지, 또는 효율성이 고려된 계획된 교육과정인지를 평가한다. 마지막으로 교육환경은 학습자와 교수자를 둘러싼 환경으로서, 학습에 얼마나 영향을 미쳤는지를 파악한다.

교육평가의 과정은, 평가대상을 결정하고 목표 달성 여부를 어떤 기준으로 평가할 것인지를 결정하는 기준 설정 단계, 평가하고자 하는 평가 대상과 관련된 자료를 가장 적절한 수집방법을 결정하는 자료수집 단계, 수집된 자료를 분석하여 목표의 달성 여부를 확인하는 자료분석 과정을 거친다. 보건교육 실시 후 교육평가서를 나누어주고 회수하는 과정을 수집이라고 한다면, 분석은 그 결과가 유익하고 완전히 이해되었는지, 목표에 도달된 대상자는 얼마나 있는지, 도달되지 못한 대상자는 그 이유가 무엇인지를 분류하는 과정이다. 그 다음으로는 분석된 자료를 통하여 교육결과를 판정하는 단계로서 전문적 판정 기술이 크게 요구되는 과정이다. 마지막으로 결과해석을 통해 얻은 영향요인과 원인을 해결하기 위한 방법을 모색하며, 그 결과를 향후 보건 교육 계획 시 반영하는 재계획의 과정을 거친다.

교육평가는 교육 목표의 실현을 극대화할 수 있는 방향으로 기능하는 것이 바람직하다. 구체적 기능은 다음과 같다.

- 교육과정이나 교재 등을 개선하고 발전시키는 기능
- 교육대상을 선발하거나 자격증을 부여하는 기능
- 교육활동에 대한 교육의 질 관리 책무성을 부여
- 행위에 대한 동기를 유발하는 역할
- 상이나 벌을 부여하는 기준 제공

2 교육평가의 유형

1) 평가시기에 따른 분류

교육을 평가할 때 흔히 사용되는 평가의 유형으로 평가시기에 따라 진단평가, 형성평가, 총괄평가로 나눌 수 있다.

(1) 진단평가

진단평가(diagnostic evaluation)는 교육이 시작되기 전에 학습자의 교육에 대한 이해도를 측정하는 사전평가이다. 또한 교육계획 수립 시 무엇을 교육할 것인가를 알아보기 위한 목적으로 활용된다. 학습자에 대한 올바른 파악을 위해 다음과 같은 목적을 갖는다.

- 학습자의 개인차에 맞는 적합한 교육방법을 모색한다.
- 학습자의 교육시작 시점의 지식수준, 태도, 흥미, 준비도, 동기부여 정도 등을 파악한다.
- 교육에 배정된 시간을 보다 효율적으로 사용하기 위해서 어떤 내용의 교육이 필요한지 파악한다.

그러나 보건교육 현장에서 미리 진단평가를 실시하고 이에 따라 교육을 실시하는 예는 현실적으로 드물다. 또한 진단평가를 실시했다 하더라도 진단평가의 결과를 실제 교육에 활용하지 않는 경우가 많다. 이는 교수자의 진단평가에 대한 인식부족, 학습자 수의 과다, 시간적 제한, 행정지원 등의 문제가 있기 때문이지만, 중요한 것은 교수자가 교육 시작 시점에라도 간단한 진단평가를 실시하고 교육을 실시하는 습관을 갖는 것이다.

(2) 형성평가

형성평가(formative evaluation)는 교수-학습 활동이 진행되는 동안 주기적으로 학습의 진행 정도를 파악하여 교육방법이나 내용을 향상시키기 위하여 실시하는 방법이다. 형성평가를 통해서 학습자의 주의집중과 학습의 동기유발을 증진시킬 수 있다.

형성평가로는 쪽지시험을 들 수 있으며, 보건교육현장에서는 많이 실시되지는 않지만, 질문이나 퀴즈 등으로 학습의 진행상태를 알아보는 것이 형성평가의 한 예이다.

형성평가의 목적은 다음과 같다.

- 교수자와 대상자가 학습 진행 정도를 서로 교환한다.
- 학습자의 개인차를 찾아냄으로써 개별화 학습을 시도한다.
- 학습자의 주의집중이 강화되고 학습동기 유발을 증진시킨다.
- 교육 중 실시하는 평가이므로 교수자가 유연하게 교육방법, 교육내용 등을 수정하여 목표 성취수준을

높인다.

- 교수자가 직접 평가계획을 세우고 교육과 평가 수준을 높인다.

형성평가는 교육목표의 도달 유무를 평가하는 것이므로 형성평가를 위한 목표설정은 최저 성취수준이 적합하다.

(3) 총괄평가

총괄평가(summative evaluation)는 일정한 교육이 끝난 후의 목표도달 여부를 파악하는 것이다. 형성평가의 특징은 평가 목적, 시간, 평가에 사용되는 내용, 문제의 성격, 배점기준 등이 각각 다르다는 것이다. 총괄평가의 목적은 다음과 같다.

- 집단 간 비교가 용이하다.
- 학습자의 학업 성취수준을 결정한다.
- 교수자의 교수방법 및 기법 개선에 유용하다.
- 학습자의 목표도달 성취 정도를 예측할 수 있다.
- 학습자에게 학습결과를 통보해 줌으로써 학습동기를 제고시킬 수 있다.

이상으로 진단평가, 형성평가, 총괄평가의 개념과 특성을 요약하면 [표 2-6]과 같다.

2) 평가기준에 따른 분류

무엇을 평가의 기준으로 할 것인가에 따라서 크게 절대평가와 상대평가로 구분할 수 있다.

(1) 절대평가

절대평가(criterion referenced evaluation)는 미래에 도달할 목표를 설정해놓고 교육을 실시한 후 목표에 도달하였는가, 도달하지 못하였는가를 분석하는 평가방법이다. 이 평가방법의 초점은 교육대상자가 얼마나 성취했는가가 아니라 무엇을 성취했는지이며, 이때 '무엇'은 바로 교육목표가 된다.

(2) 상대평가

상대평가(norm referenced evaluation)는 학습자의 학습결과를 미리 만들어놓은 기준에 비추어보아 그것이 기준보다 높다, 낮다, 잘했다, 부족했다 등을 판정하는 평가방법으로 이 평가방법의 초점은 무엇을 성취했느냐가 아니라 얼마나 성취했느냐가 된다([표 2-7] 참고).

표 2-6 진단평가, 형성평가, 총괄평가의 특성

구분	진단평가	형성평가	총괄평가
평가시기	교육 전	교육 중	교육 후
목적	학습 전 학습자의 지식, 흥미, 능력을 평가 교수방법에 대한 대안 마련	학습자의 목표도달 정도 학습의 곤란점 규명 교수전략 개선	학업성적 판정 예언타당도 규명 자격부여
평가도구	사전에 준비된 평가도구, 관찰, 체크리스트	교수자가 제작한 학습목표에 따른 평가도구	총합평가도구
평가기준	절대평가 및 상대평가	절대평가	절대평가 필요시 상대평가

표 2-7 절대평가와 상대평가의 비교

구분	절대평가	상대평가
평가의 초점	무엇을 성취했는가	얼마나 성취했는가
학습자의 개인차에 대한 견해	개인차 존재 교수활동으로 최소화 가능	개인차 존재 교수활동으로 극복 불가능
평가의 대상	교수-학습과정 전체	학습자가 주된 대상
평가자	교육담당자	교육담당자와 제3자
중요시되는 변수	내용타당도, 교과 타당도, 목표 타당도	신뢰도

출처: 정범모(1971). 교육과 교육학. 배영사.

3) 성과기준에 따른 분류

(1) 과정평가

과정평가는 프로그램이 어떻게 시행되었는가를 평가하는 것이다. 과정평가의 대상에는 교육 프로그램에 사용된 여러 자료, 제반 교육과정의 적절성과 난이성, 과정의 수, 각 과정의 시간적 길이, 참석자 수, 대상자의 참여율 등이 포함된다. 이처럼 과정평가는 프로그램이 계획한 대로 시행되었는지를 사정하여 프로그램을 관리하는 데 필요한 기초정보와 평가의 영향 또는 성과적 결과를 해석하는 기초를 마련하고, 시행된 프로그램이 다른 환경에서도 실현될 가능성과 일반화, 그리고 프로그램 확산 여부를 판단하는 데 단서를 제공해준다.

(2) 영향평가

영향평가는 프로그램을 투입한 결과를 단기적으로 나타난 바람직한 변화를 평가한다. 즉, 교육의 결과로 나타난 대상자의 지식, 태도, 신념의 변화, 기술 또는 행동의 변화, 기관의 프로그램, 자원의 변화, 사업의 수용도 등을 평가한다.

(3) 결과평가

결과평가는 성과평가라고도 하는데, 보건교육을 통해서 나타난 바람직한 변화로 인해 시간의 흐름에 따라 긍정적으로 나타난 효과를 평가한다. 프로그램을 시행한 결과로 얻은 건강 또는 사회적 요인의 개선점, 이환율이나 사망률의 감소, 삶의 질 향상 등을 평가하는 것이다.

4) 과정 중심 평가

과정중심의 평가란, 교육과정의 성취 기준에 기반한 평가 계획에 따라 교수-학습 과정에서 학생의 변화와 성장에 대한 자료를 수집하여 적절한 피드백을 제공하는 평가를 뜻한다(교육과정평가원, 2017). 이처럼 유기적인 평가체계를 통하여 교수자는 학습자가 습득한 학습내용을 적용하여 문제를 해결하고 있는지 확인하고 학습자의 오류를 수정해줄 수 있는 피드백을 제공하거나 학습자의 지속적인 학습 동기를 강화하고 성공적으로 학습을 촉진할 수 있다([표 2-8] 참고). 이 경우 교수자의 강의보다는 학습자의 수행을 중심으로 한 학습자 중심 수업으로의 전환이 전제되어야 하며, 교수-학습 과정에서 다양한 자료를 수집하여 즉각적인 피드백을 제공하기 위해서는 적극적인 정보통신기술의 활용이 요구된다. 학습 포트폴리오(learning portfolio)는 학습자의 실천적 지식구성, 성찰적 사고 및 자기주도 학습능력을 향상시키기 위한 교수-학습 방법이자 평가도구로 학습자의 변화와 성장을 종합적으로 평가할 수 있는 대표적인 과정중심평가 기법이다. 학습 포트폴리오는 학습자가 설정한 학습목표에 따라 정해진 주제를 중심으로 비교적 장기간에 걸쳐 수행한 학습의 성과물과 그 진행과정을 동시에 살펴볼 수 있다.

3 교육평가의 방법

보건교육에 사용되는 평가기법은 관찰법, 구두질문, 조사기록, 면접과 회의, 체크리스트, 문제토의, 역할극, 건강검사, 전문가 의견, 통계자료 등 여러 가지가 있다. 이러한 교육평가는 평가내용, 즉 지식, 태도, 기술에 따라 평가기법이 달리 적용되어야 한다.

- 인지적 영역 - 질문지, 구두응답 등
- 정의적 영역 - 질문지, 관찰, 태도, 척도 등
- 운동기술 영역 - 직접 관찰, 시범 등

표 2-8 결과중심 평가와 과정중심 평가

	결과중심 평가	과정중심 평가
평가체제	상대평가 양적 평가	절대평가 질적 평가
평가목적	선발, 분류, 배치 한 줄 세우기	지도, 조언, 개선 여러 줄 세우기
평가내용	학습의 결과 중시 학문적 지식	학습의 과정과 결과를 모두 중시 실천적 지식
평가방법	선택형 문항을 중심으로 한 지필평가 일회적 평가 객관성, 일관성, 공정성 강조	다양한 평가방법 혼용 지속적, 종합적 평가 전문성, 타당성, 적합성 강조
평가시기	학습활동이 종료되는 시점 교수-학습과 평가의 분리	학습활동의 전 과정 교수-학습과 평가의 통합
교수자역할	지식의 전달자	학습의 안내자, 촉진자
학습자역할	수동적 학습자 지식의 재생산자	능동적 학습자 지식의 창조자
교수학습	교사 중심 인지적 영역 중심 암기 위주 기본 학습능력 강조	학생 중심 인지적, 정의적 영역을 모두 강조 탐구 위주 창의성 등 고차적 사고기능 강조

출처: 교육부, 경기도 교육청 한국교육과정평가원(2017). 재구성(이인숙 외, 2020에서 재인용)

1) 관찰법

관찰법은 학습자의 학습활동을 관찰하여 학습의 변화량을 매일 연속적으로 측정할 수 있다. 즉, 언제든지 학습자의 전반적인 변화를 평가할 수 있고, 관찰결과는 즉시 학습 개선을 위해 활용할 수 있으며, 정의적인 면의 평가도 가능하다.

2) 질문지법

질문지법은 최소한 읽을 수 있고, 질문에 대한 지식이 있는 사람에게 사용할 수 있는 간접적인 측정방법이다. 질문의 문항을 개발할 때 고려해야 할 사항은 타당도(validity)와 신뢰도(reliability)이다. 타당도는 측정도구가 사전에 설정된 목적을 정확하게 측정하는가를 말하는 것이고, 신뢰도는 몇 번을 측정해도 그 결과가 모두 일치하는가를 나타낸다. 문항의 유형은 선택형과 서답형으로 나눌 수 있다.

(1) 선택형

선택형 평가는 글자 그대로 주어진 내용에서 정답을 선택하는 평가방법으로, 배합형, 진위형, 선다형 등이 있다.

① 배합형

배합형은 문항을 만들 때 전제나 답지의 내용들이 모두 동질의 것이어야 하며, 전체자 답지의 수 및 길이가 제한되어야 한다. 그리고 답지의 수가 반드시 전제의 수보다 많아야 한다.

② 진위형

진위형 문항은 애매모호하거나 답의 단서를 갖고 있는 경우가 많으므로 주의해야 한다. 진위형의 문항을 만들 때에는 한 문항에 한 가지 개념만을 다루며, 반드시 '진(眞)' 아니면 '위(僞)' 인 문장만을 사용한다. 그리고 부정문장은 가능하면 피하고 문장도 간결하게 하며 복잡한 조건이 많이 첨가된 문장도 피하고 절대어구도 피해야 한다.

③ 선다형

선다형은 문항작성이 비교적 어렵다는 단점이 있으나, 단순한 사실이나 개념, 용어의 기억을 평가하는 것에서부터 추리력, 판단력까지 평가가 가능하다. 선다형 문항작성 시 주의할 점으로는 간단명료한 어휘를 사용하도록 하며, 각 항목은 1개만의 바른 답을 갖도록 해야 한다는 것이 있다. 또한 하나의 중심이 되는 문제에 근거를 두고 항목의 중심이 되는 문제를 명확하고 완전하게 설명하도록 한다. 될 수 있으면 부정문은 피하고 문법적으로 일관성 있게 하며, 모든 답을 독자적이며 상호배타적으로 구성하도록 한다.

(2) 서답형

서답형 평가는 선택형과는 달리, 글로 써서 정답을 표현하고 이를 통해 교육결과를 확인하는 평가방법으로 그 형식은 단답형, 완결형, 논문형으로 구분된다.

① 단답형

단답형은 가장 단순한 형태의 질문으로 구성되고, 이 질문에 대해 간단히 답할 수 있도록 되어 있다. 단답형 평가방식을 선택할 때에는 명확한 질문을 하는 것이 가장 중요하다.

② 완결형

완결형은 문장의 일부분을 빼놓고 거기에 들어갈 적합한 내용을 기술하여 문장을 완결시키는 형식이다. 완성형의 문형을 만들 때에는 중요한 부분을 빠뜨려야 하며 정답이 꼭 하나로 정해져 있는 것을 선택한다.

③ 논문형

논문형은 다른 유형으로 측정하기 어려운 주제일 경우 사용한다. 하나의 긴 문제보다는 여러 개의 간단한 문제를 사용하는 것이 바람직하고 질문에 따른 답의 범위와 심도를 명확하게 제시해주는 것이 필요하다.

3) 구두질문법

관찰과 함께 사용할 수 있는 융통성이 큰 측정법으로 구두질문법이 있다. 이는 교육자와 학습자가 일대일 관계로 행해진다면 시간이 많이 소요된다는 단점이 있으나, 대상자의 이해 정도를 교육자가 즉시 알 수 있고 학습자는 자신의 답이 옳았는지를 즉시 알 수 있다. 그러나 규모가 큰 집단에서는 모든 개인이 질문에 반응할 수 없으므로 구두질문의 장점이 감소된다.

4) 자기보고서 및 자기감시법

자기보고서 및 자기감시법은 대상자의 태도, 가치, 흥미, 선호, 불안, 자존감 등 정의적 영역의 학습평가 시 사용된다. 태도를 묻는 척도는 사회적 기대에 따라 대답하기 쉽기 때문에 도구 제작과 결과의 해석에 유의해야 한다. 그리고 행동 관찰과 병행하는 것이 바람직하나 목적이 행동 변화라면 직접 행동을 측정하는 것이 더 바람직하다. 척도법을 사용한 설문지, 개방식 질문지, 진술식의 자가보고서 등이 있다. 대상자가 내면의 행위나 외향적 행위를 한 후 자신의 행위를 기록하는 방식인 자기감시법은 외부에서 대상자를 관찰한 관찰 자료와 그 내용이 다를 수 있다.

3장

보건교육의 실제

학습목표

인구집단별 보건교육의 목적을 파악한다.

인구집단별 보건교육의 특성을 이해한다.

실무현장별 보건교육의 목적을 파악한다.

실무현장별 보건교육의 접근방법을 이해한다.

인구집단별 보건교육

개인의 건강은 생애주기별 각 단계를 거치면서 사회적·경제적·환경적·심리적 경험을 축적하는 과정에서 성장과 성숙으로 변화를 거듭한다. 이에 개인의 건강에 대한 긍정적 효과를 극대화하기 위해 생애주기별 접근의 보건교육이 필요하다.

1 영유아 보건교육

1) 영유아 보건의 개념

생애주기별로 구분하였을 때, 영유아기란 신생아기, 영아기, 유아기를 포함한 학령기 전까지의 단계를 의미한다. 영유아 보건과 관련이 깊은 「모자보건법」 상의 아동은 출생 후 6세 미만이다. 우리나라의 영유아 보건 사업은 출생부터 성장·발달에 따라 필요한 검사와 관리, 의료서비스를 놓치지 않도록 하는 데 중점을 두고 있다.

영유아 보건교육은 영유아의 성장과 발달을 촉진하기 위해 영유아와 부모 및 보육시설 영유아 돌봄제공자를 대상으로 필요한 정보와 의료서비스를 제공하는 일련의 과정이다. 따라서 영유아 보건교육의 목적은 영유아의 질병과 사망을 예방하고 건강을 증진함으로써 가족이 행복하도록 하고, 국가의 건강한 인적 자원을 양성하고 확보하는 것이다. 영유아 보건교육은 아동의 성장발달단계에 따른 건강관리와 의료서비스 제공으로 건강한 국민으로 성장하도록 돕는 데 목표를 두어야 한다.

2) 영유아 보건교육의 목적

영유아 보건교육은 영유아의 성장과 발달을 촉진하기 위해 영유아와 부모 및 보육시설 영유아 돌봄제공자를 대상으로 필요한 정보와 의료서비스를 제공하는 일련의 과정이다. 따라서 영유아 보건교육의 목적은 영유아의 질병과 사망을 예방하고 건강을 증진함으로써 가족이 행복하도록 하고, 국가의 건강한 인적 자원을 양성하고 확보하는 것이다. 영유아 보건교육은 아동의 성장발달단계에 따른 건강관리와 의료서비스 제공으로 건강한 국민으로 성장하도록 돕는 데 목표를 두어야 한다.

3) 영유아 보건교육 수행전략

영유아 건강관리는 사전예방적 관리로서 영양, 구강건강, 시력관리, 청력관리, 안전관리, 감염병 예방과 관리 및 고위험 아동대상 건강관리가 포함된다. 영유아 보건교육은 사전 예방적 차원에서 이루어져야 한다. 아동 정기검진과 구강 및 시력검진, 예방접종과 안전 및 사고예방 등이 이루어져야 하며, 영양 및 식생활 개선에 대한 보건교육이 이루어져야 한다. 특히 영유아 보건교육은 영유아 대상자, 부모 및 주양육자, 보육시설 교사, 돌봄제공자를 대상으로 이루어쟈 한다.

4) 영유아 보건교육 계획서

(1) 교육순서

<table>
<tr><th>제목</th><td colspan="3">병아리 엄마의 육아 필살기</td></tr>
<tr><th>일시</th><td colspan="3">202*년 *월 *일(*) 14:00 ~ 14:50</td></tr>
<tr><th>장소</th><td colspan="3">***보건소 3층 보건교육실</td></tr>
<tr><th>참석인원</th><td colspan="3">임산부 20명</td></tr>
<tr><th>목표</th><td colspan="3">• 영아의 성장 발달에 따른 적합한 이유식을 설명할 수 있다.
• 영아의 성장 발달에 따른 이유식의 식품형태를 설명할 수 있다.</td></tr>
<tr><th>교육방법</th><td>PPT 강의</td><th>총 시간</th><td>50분</td></tr>
<tr><th>구분</th><th>학습내용</th><th>시간(분)</th><th>비고</th></tr>
<tr><td>도입</td><td>• 인사 및 선행학습 확인
• 오늘의 교육 주제 소개 및 교육 동기 유발
• 학습목표 제시</td><td>10</td><td>PPT</td></tr>
<tr><td>전개</td><td>• 이유식 교육</td><td>30</td><td>PPT
동영상</td></tr>
<tr><td>마무리</td><td>• 학습내용 요약 정리
• 성장 발달에 적합한 이유식
• 이유식의 식품형태
• 형성평가 실시(OX 퀴즈)
• 다음차시 예고 및 준비사항</td><td>10</td><td>PPT</td></tr>
</table>

(2) 주제 선정 배경

보건소 내소 임산부 20명을 대상으로 설문 조사를 실시한 결과 영아의 식이에 대한 관심도가 높았으므로 이 주제를 선정하게 되었다.

(3) 교육 안

보건소 내소 임산부 20명을 대상으로 설문 조사를 실시한 결과 영아의 식이에 대한 관심도가 높았으므로 이 주제를 선정하게 되었다.

<table>
<tr><td rowspan="2">도입</td><td>교육동기유발을 위한 공감 형성하기</td></tr>
<tr><td>□ 인사 및 오늘의 교육주제 소개
□ 교육 동기 유발
□ 학습목표 제시
• 영아의 성장 발달에 따른 적합한 이유식을 설명할 수 있다.
• 영아의 성장 발달에 따른 이유식의 식품형태를 설명할 수 있다.</td></tr>
<tr><td rowspan="2">전개</td><td>이유식 교육</td></tr>
<tr><td>
<table>
<tr><th>연령</th><th>섭식운동</th><th>식품의 형태</th></tr>
<tr><td>0~3개월</td><td>• 젖냄새가 나는 쪽으로 고개를 돌린다.
• 젖꼭지가 입에 닿으면 혀를 내밀며 힘차게 빤다.
• 유형 음식을 삼킨다.</td><td>• 모유
• 인공유</td></tr>
<tr><td>4~5개월</td><td>• 반사 작용이 없어진다.
• 손을 펴고 양손으로 물건을 잡는다.</td><td>• 이유 시작
• 젖병을 이용한 이유식을 제공하거나 숟가락 사용 시도</td></tr>
<tr><td>6개월</td><td>• 앞니가 나기 시작하고 씹는 운동을 한다.
• 혀 앞의 음식을 뒤로 보내 삼킨다.
• 물건을 잡는 능력이 향상된다.</td><td>• 숟가락으로 먹는 것이 가능
• 미음류: 곡류, 야채, 과일즙</td></tr>
<tr><td>7개월</td><td>• 턱을 이용해 음식을 부순다.
• 입안의 음식을 돌려가며 씹는다.</td><td>• 죽류</td></tr>
<tr><td>8~10개월</td><td>• 어금니가 나고 씹는 운동과 혀운동이 정교해진다.
• 삼키는 운동이 성숙해진다.
• 엄지와 검지를 이용하여 물건을 집을 수 있다.</td><td>• 과자류
• 부드러운 고형식
• 컵으로 먹을 수 있다.</td></tr>
</table>
</td></tr>
</table>

(4) 마무리

【평가도구: OX 퀴즈 응답】

	질 문	O	X
1	이유식은 만 8~12개월부터 시작한다.		✓
2	새로운 음식은 2~3일 간격으로 한 번에 하나씩 추가한다.	✓	
3	과일주스는 만 6개월 전에 주지 않는다.	✓	
4	이유식은 되도록 입맛에 맞도록 간을 해서 조리한다.		✓
5	알레르기가 있는 경우 만 12개월 이후 이유식을 시작해야 한다.		✓

2 청소년 보건교육

1) 청소년 보건의 개념

청소년기는 만 19세 미만인 자로 아동기에서 성인기로 이행하는 단계이며, 신체적, 정신적, 사회적으로 매우 중요한 변화와 성숙이 이루어지고 독립적인 성인으로 성장하기 위한 비단계이다. 그러나 이 시기 청소년들은 자율성과 의존성 사이에서 괴리를 경험하며 요구와 욕구에 대한 혼란을 겪게 된다. 이로 인해 건강위험행동에 쉽게 노출된다.

2) 청소년 보건교육 목적

청소년에게 제공하는 학교 보건교육은 개인의 건강관리능력을 함양시킬 수 있으며, 이를 통하여 1차 예방 측면의 건강관리교육을 제공함으로써 건강위험행동을 사전에 예방하고, 건강증진을 도모할 수 있다. 청소년기의 올바른 생활양식이 성인기로 이행될 수 있도록 보건교육을 통하여 건강관리능력을 형성하여 주는 것은 매우 중요하다. 또한 청소년들에게 보건교육을 제공하는 것은 사회경제적인 측면에서 비용을 절감할 수 있으며, 이들의 삶의 질을 향상시킬 수 있다.

3) 청소년 보건교육 수행전략

청소년 보건교육의 효율적인 접근방법은 학교를 통한 보건교육이다. 대부분의 청소년이 학교교육과정 내에 있기에 학교를 통하여 학교가 속한 지역사회의 자원과 네트워크를 형성하여 학생들의 건강증진을 도모함으로써 지역사회의 건강증진을 촉진할 수 있다. 교사와 학부모 중심으로 청소년의 발단달계상 요구, 건강문제 및 행동의지등을 파악하여 일상생활습관, 성장발달, 영양과 건강, 질병예방, 약물 사용, 정신건강, 가족생활, 성과 건강, 안전생활과 소비자 건강 질 지역사회 건강을 교육할 수 있다.

4) 청소년 보건교육 계획서

대상자	고등학생	대상자수	○○명	일시	○○○○년 ○○월 ○○일
소요시간	50분	장소	○○○○○	교육자	0명
보건교육 제목	꿈을 이루기 위해 유혹을 이기는 젊음은 아름답습니다!				
학습 목적	비흡연 학생을 포함한 흡연학생이 금연 동기를 갖게 된다.				
학습 목표	1. 흡연이 인체에 미치는 부정적 결과를 2가지 이상 말할 수 있다. 2. 금연 이유의 우선순위 3가지를 말할 수 있다.				

학습 단계	학습목표/내용	시간(분)	교수 - 학습활동/방법	교수-학습자료	평가계획
Ⅰ. 도입	인사, 학습주제 소개 1. 대상자들의 흡연 실태 2. 각국의 청소년 흡연실태 3. 학습목표 인식	10	1. 주위 친구 중에서 흡연자 수를 %로 발표하게 한다. 2. 각국의 청소년 흡연 실태를 %와 그래프로 보여준다. 3. 학습목표를 제시한다.	powerpoint 슬라이드자료(청소년 흡연 실태)	• 질문 (고교생의 흡연율이 가장 높은 나라, %는?)
Ⅱ. 전개	1. 흡연이 사회, 경제, 신체에 미치는 부정적 결과	30	1. 흡연의 부정적인 결과 알아보고 발표하기 ① 흡연이 인체에 미치는 영향(신체로 질병 묘사하기-병든 장기 그림 신체에 붙이기) ② 사회적인 부정적 효과 발표 ③ 경제적(담배비용, 의료비, …) 영향 제시 ④ 담배의 유해성분 알아보기 ⑤ 담배의 유해성을 실험하기	① 병든 인체장기그림 ② 차트(글과 내용을 나타내는 그림) ③ 비용, 의료비 나타내는 슬라이드 자료 ④ 유해성분을 나타내는 담배 그림 ⑤ 실험도구(지렁이, 담배, 비닐봉지, 라이터)	1, 2. • 질문 (흡연지식, 청소년에게 미치는 효과에 관한 ○, × 풀이 시험지 • 질문 (실험을 보고 느낀 점?)
	2. 흡연이 청소년에 미치는 영향		2. 흡연이 청소년에 미치는 부정적 효과를 생각하고 발표	발표, 차트	
	3. 흡연과 금연의 장단점 비교		3. ① 흡연의 긍정적인 효과를 말하게 한다. ② 흡연과 금연의 장·단점 비교하게 한다.	빈 차트(발표내용 기록함)	3, 4. 관찰 (발표내용과 태도)

학습 단계	학습목표/내용	시간 (분)	교수 – 학습활동/방법	교수–학습자료	평가계획
II. 전개	4. 금연 이유 찾기 및 우선순위 정하기	10	4. ① 금연을 해야 하는 이유를 찾아보고 발표한다(담배의 유해성분 때문, 건강에 미치는 영향, 중독성, 대인관계, 주위에 대한 피해, 외모, …) ② 금연이유에 대하여 자신만의 우선순위 정하게 한다.	① 빈 차트(금연 이유 기록함) ② A4 용지	3, 4. 관찰 (발표내용과 태도)
		3	5. 흡연지식을 자가 테스트한다.	흡연지식 설문지	
III. 정리	1. 금연준비: 금연각오 다지기	5	1. 학습을 요약·정리한다. 2. 흡연이 인체에 미치는 부정적 결과를 2가지 이상 말할 수 있다. 3. 금연 이유의 우선순위 3가지를 말할 수 있다.	1. 요점 기록한 차트 2. 금연 준비도 사정 설문지	금연준비도 사정질문지 작성내용을 평가

3 노인 보건교육

1) 노인 보건의 개념

우리나라의 65세 이상 노인인구 수와 전체인구 중 노인인구가 차지하는 비율은 지속적으로 급증하고 있다. 노인인구의 증가는 노화를 고려할 때 만성질환의 증가와 사회적 부담을 의미한다. 이에 우리나라는 노인보건의 개념에 평생국민건강관리와 함께 생애주기별 예방중심의 관점을 포함하고 노인의 삶의 질을 보장하며 국가 및 사회의 부담을 줄이기 위해 노력하고 있다.

노인인구는 나이가 들수록 만성질환 유병상태를 보였고 나이가 많아질수록 건강상태와 기능상태에 있어 복합적인 건강문제를 보였다. 또한 노인의 경제상태와 안전의 문제에 대한 사회적 인식이 필요한 상황에 있음을 확인할 수 있었다. 따라서 노인과 함께 건강한 노년을 위한 다양한 사회의 변화가 필요한 시점이며 노인복지와 함께 보건적인 측면에서 건강증진과 질병예방 문제를 함께 다루는 노력이 필요하다.

2) 노인 보건교육의 목적

노인보건교육은 질병의 예방, 조기발견, 조기치료 및 재활과 사회복귀의 1, 2, 3차 예방에 초점을 맞추어야 한다. 이를 위해 첫째, 정기적인 건강검진과 건강 고위험군에 대한 조기 접근이 이루어져야 하며 이를 통해 건강상태를 파악하고 맞춤형 중재가 제공되어야 한다. 둘째, 질병발생 시 조기치료와 함께 발생할 수 있는 합병증과 만성적인 문제 예방을 위한 교육이 제공되어야 한다. 셋째, 노인이 속한 가족, 기관, 사회에서의 관계유지와 적응 및 통합이 이루어지는 방향으로 목적이 설정되어야 한다.

3) 노인 보건교육의 수행전략

노인보건교육에서 고려할 사항은 통합적 접근 차원에서 보건교육이 이루어져야 한다는 것이다. 노인의 건강문제는 복합적이고, 노인의 질병과 질병 간에 관련이 있기 때문이다. 노인이 질병관련 고위험요인을 가지고 있을 경우 조기발견과 조기치료를 위한 보건교육을 시행하여야 한다. 노인의 경우 노화와 관련되어 질병이 만성의 단계로 진행될 수 있으므로 재발방지, 증세의 악화방지와 합병증 예방을 위해 보건교육이 이루어져야 한다. 또한 삶과 죽음에 대한 정리와 마무리를 위하여 인간의 존엄성과 삶에 대한 내용이 포함되어야 한다.

4) 노인 보건교육 계획서

<table>
<tr><td>대상</td><td>치매선별검사 상 인지저하자 및
경도인지장애 진단자 15명</td><td>시간</td><td>50분</td><td>장소</td><td>치매안심센터
프로그램실</td></tr>
<tr><td>학습제목</td><td colspan="5">스마트한 기계로 스마트해지는 치매예방교실(웹코트)</td></tr>
<tr><td rowspan="2">학습목표</td><td>일반적 목표</td><td colspan="4">치매예방의 중요성을 인지하여 치매예방활동을 실천한다.</td></tr>
<tr><td>구체적 목표</td><td colspan="4">• 치매 예방 수칙을 3가지 이상 열거할 수 있다.
• 치매예방 건강 손 운동을 집에서 실천할 수 있다.</td></tr>
</table>

<table>
<tr><th>학습단계</th><th colspan="2">교수-학습활동</th><th>시간(분)</th><th>보조자료</th></tr>
<tr><td>도입</td><td>동기유발 및
학습 목표 제시</td><td>• 인사 및 지난차시 교육내용 복습
• 동기유발: 치매예방 방법에 대해 말해보기
• 학습목표 제시</td><td>10</td><td>PPT</td></tr>
<tr><td rowspan="3">전개</td><td>학습목표 1</td><td>〈 오늘의 학습주제: 치매예방수칙 3·3·3 〉
• 즐길 것 3가지(운동, 식사, 독서)
• 참을 것 3가지(절주, 금연, 뇌 손상)
• 챙길 것 3가지(건강검진, 소통, 치매조기검진)</td><td rowspan="3">30</td><td>PPT</td></tr>
<tr><td>학습목표 2</td><td>〈 준비운동 – 건강 손 운동 〉
• 건강 손 운동 6단계 학습
• 노래에 맞춰 따라하기</td><td>PPT,
동영상</td></tr>
<tr><td>학습목표 3</td><td>〈 두뇌 자극하기 – 웹코트 장년코스 2단계 〉
• 물건모양 짝 맞추기(시지각 능력)
• 물건의 용도와 모양에 맞게 짝 맞추기(일상생활능력)
• 보기와 같이 도형 그리기(시지각, 미세손동작능력)</td><td>PPT,
동영상,
태블릿</td></tr>
</table>

학습단계	교수-학습활동		시간(분)	보조자료
정리	학습목표 달성 확인	퀴즈를 통한 학습목표 달성 확인 • 치매예방수칙 3·3·3 빈칸 채우기 • 건강 손 운동 순서 맞추기	10	PPT
	마무리	학습내용 요약 및 다음 차시 설명		

교육 안

학습목표 1 – 치매예방수칙 3·3·3

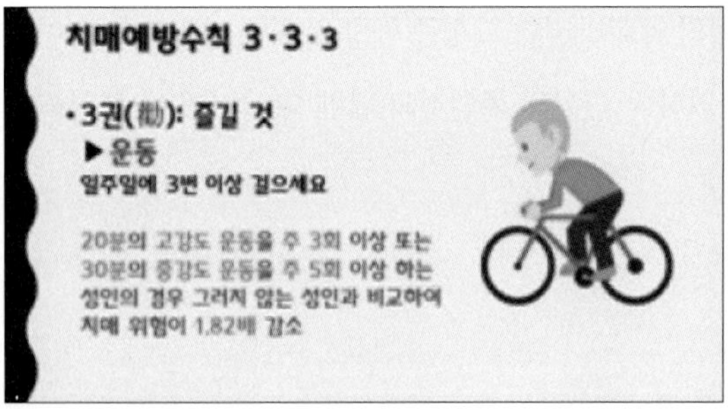
치매예방수칙 3·3·3
•3권(勸): 즐길 것
▶운동
일주일에 3번 이상 걸으세요
20분의 고강도 운동을 주 3회 이상 또는
30분의 중강도 운동을 주 5회 이상 하는
성인의 경우 그러지 않는 성인과 비교하여
치매 위험이 1.82배 감소

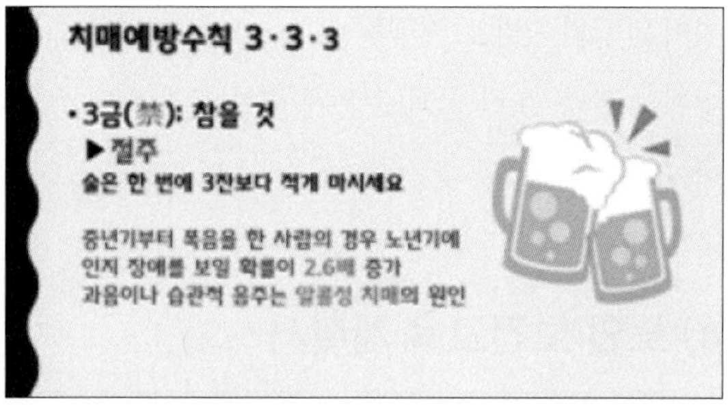

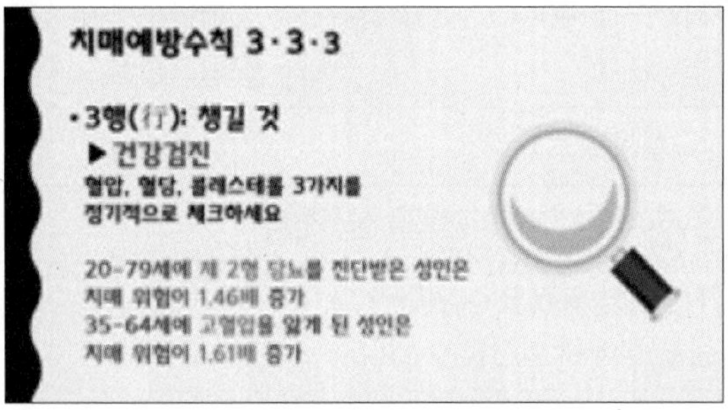

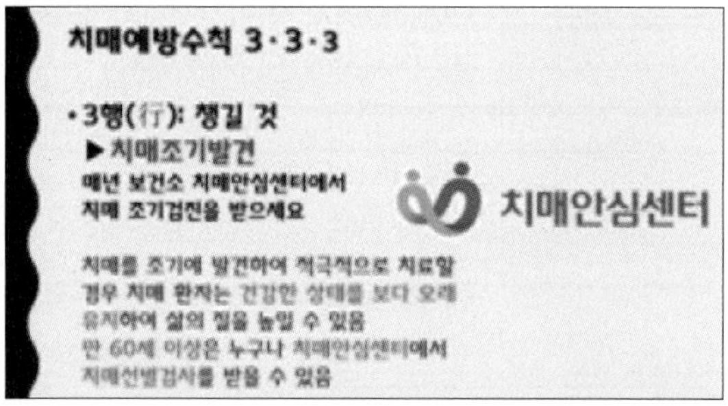

학습목표 2 – 건강 손 운동

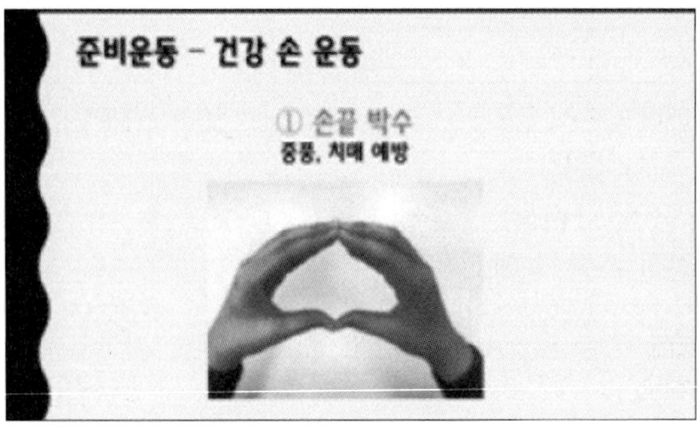
준비운동 – 건강 손 운동
① 손끝 박수
중풍, 치매 예방

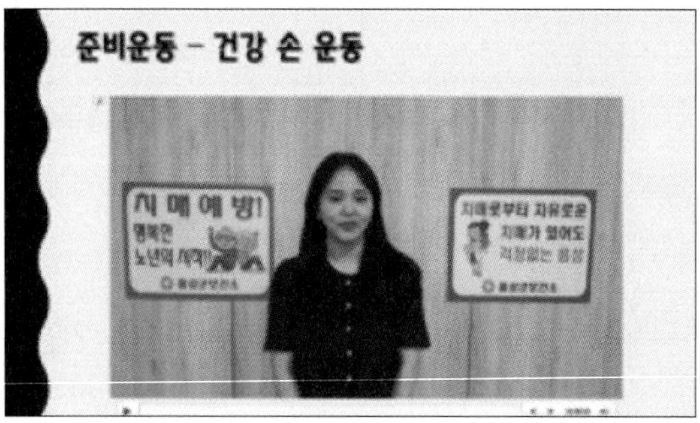
준비운동 – 건강 손 운동

학습목표 달성 확인

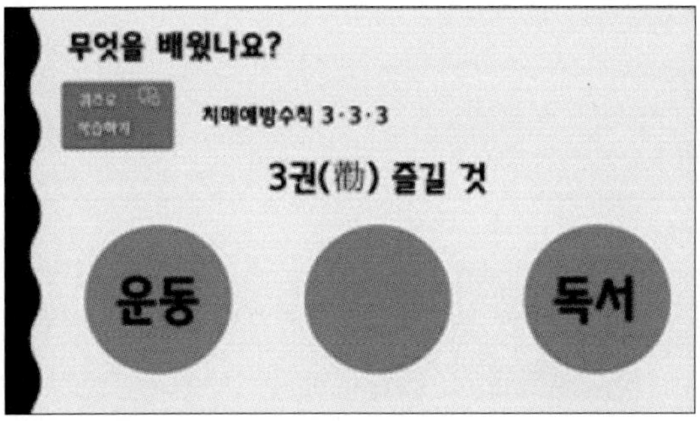

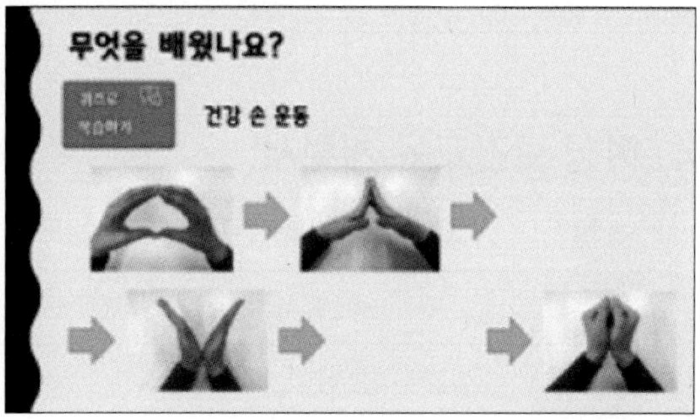

4 여성 보건교육

1) 여성 보건의 개념

여성보건은 생이주기별 건강에서 가장 기초가 되며, 한 나라의 국민건강과 나아가서는 삶의 질을 추구하는 근간이 된다. 모성인구의 대상은 넓은 의미에서 초경에서 폐경에 이르는 모든 여성을 의미하며, 의미에서는 임신, 분만, 산욕기, 수유기의 여성을 뜻한다. 여성 중 가임기여성과 관련된 모성 중심사업은 임신 전부터 임신 중, 분만, 산후 관리까지의 과정을 포함되며 고위험 임산부 관리와 난임부부지원과 예비부부지원 등이 포함된다.

2) 여성 보건교육의 목적

여성 보건교육을 통하여 모자인구의 사망수준 및 위험요인을 감소시키며, 모성과 영·유아의 건강수준을 향상시키고, 모자인구를 위한 건강한 물리적·사회적 환경을 조성·개선할 수 있다. 곧, 여성 보건교육의 목적은 행복한 가정의 형성과 유지, 건강한 임신과 출산, 출산 후 건강관리를 통해 태아와 산모의 건강을 보호하고 안전한 분만을 이끌어 내는 것이다. 이를 위해 결혼 전의 가족계획과 임신 전의 건강증진, 영양상태 및 약물복용 관리교육이 필요하며, 임신 중의 건강관리, 부모 역할 준비 등에 대한 교육이 이루어져야 한다.

3) 여성 보건교육의 수행전략

생식건강과 건강한 임신과 출산을 위해서는 가임기 여성을 대상으로 한 보건교육이 지속적으로 이루어져야 한다. 여기에는 가족계획, 성교육과 성상담, 생식건강증진에 대한 교육과 프로그램 제공 등이 포함되어야 한다. 여성보건교육은 여성뿐만 아니라 배우자도 함께 교육대상에 포함하는 것이 바람직하다. 가족의 형성과 건강은 부부가 함께 준비하고 맞이할 때 의미 있는 일이 될 것이며 출산과 함께 부모로서의 역할이 주어진다는 점에서 부모의 역할과 의미, 자녀 양육에 대한 교육을 실시함으로써 출산 후 겪을 수 있는 역할 갈등과 우울증 등을 예방할 수 있을 것이다.

4) 여성 보건교육 계획서

<table>
<tr><td>제 목</td><td colspan="3">우리 함께 준비 해요 건강한 임신·행복한 출산</td></tr>
<tr><td>교육일시</td><td>○○○○년 ○○월 ○○일 14:00 ~ 14:50</td><td>교육장소</td><td>○○ 시청 교육실</td></tr>
<tr><td>교육대상</td><td>○○시 미혼남녀, 예비부부</td><td>교육인원</td><td>10명</td></tr>
<tr><td>교육강사</td><td colspan="3">○○시 건강증진과 ○○ 간호사</td></tr>
<tr><td>교육목적</td><td colspan="3">남·녀가 함께 임신의 중요성을 인지하고 계획하여 임신에 장애가 되는 고위험 요인을 조기에 발견하고 개선함으로써 건강한 임신과 행복한 출산을 지원하고자 함</td></tr>
<tr><td>교육목표</td><td colspan="3">• 임신 전 건강관리의 필요성을 2가지 이상 설명할 수 있다.
• 임신 준비를 위한 고위험 요인을 2가지 이상 설명할 수 있다.</td></tr>
<tr><td>교육방법</td><td>PPT 강의</td><td>총 소요시간</td><td>약 50분</td></tr>
</table>

구분	학습 내용	시간(분)	비고
도입	• 인사 및 교육 주제 소개 • 주제 선정 배경 - 서울시 출산 관련 현황 (초 저출산 가속화, 결혼·출산 연령의 고령화 난임환자 증가 가속화, 저체중 및 조산아 출생 증가)	10	PPT
전개	• 임신 준비는 왜 필요한가? - 고위험군 개선으로 선천성 기형아 예방 - 난임 남녀의 조기 발견으로 초기 치료를 통한 임신 가능성 증가 • 임신에 장애가 되는 고위험 요인 • 건강한 임신을 위한 자가 점검 및 검사 - 서울시 남녀임신준비지원 사업 프로그램 · 건강위험 평가 설문 조사 · 종합 비타민(남·여 모두) · 남녀 건강검진 여: 일반건강검진외난소호르몬 검사, 성병검사, 풍진항체검사, 갑상선호르몬검사, x-ray 남: 일반건강검진 외 정액검사, 성병검사, x-ray	30	PPT
마무리	• 임신 전 건강관리의 필요성을 2가지 이상 설명할 수 있다. • 건강한 임신에 장애가 되는 흡연, 음주, 성병 등 고위험 요인 2가지 이상 설명할 수 있다.	10	PPT

의료기관 보건교육

1 의료기관 보건교육의 개념

의료기관이란 의료인이 공중 또는 특정 다수인을 위하여 의료·조산의 업을 하는 곳으로 의원급 의료기관(의원, 치과의원, 한의원), 조산원, 병원급 의료기관(병원, 치과병원, 한방병원, 요양병원, 정신병원, 종합병원)으로 구분한다(「의료법」 제3조). 의료기관 보건교육은 질병을 예방하고 질병을 조기발견·치료하며 재활까지도 포함하여 실시한다.

2 의료기관 보건교육의 목적

의료기관은 환자의 전반적인 치료와 함께 통합된 보건교육이 제공되어야 할 대표적인 현장으로 이곳에서 실시되는 보건교육은 환자 및 보호자를 대상으로 올바른 보건지식을 전달하고 건강을 증진하기 위한 목적으로 이루어지고 있다. 환자를 대상으로 질병에 대한 지식교육을 통해 질병의 인식을 향상시켜 질병의 합병증을 예방할 수 있도록 하므로 이러한 교육은 빠를수록 효과적이다. 또한 의료기관의 전체적인 특성에 따라 환자의 보건교육 내용에 맞는 일관성 있고 통합된 역할을 수행할 수 있는 보건교육이 필요하다.

3 의료기관 보건교육의 수행전략

의료기관에서의 보건교육은 환자의 질환에 대한 정보를 제공하여 자신의 건강을 스스로 관리할 수 있도록 도와주어 치료에 대한 순응도를 높일 수 있도록 해야 한다. 따라서 교육제공자인 의료인중심 교육이 아니라 대상자중심 교육으로, 치료과정뿐만 아니라 예방에도 중점을 두어야 한다. 병원에서 환자교육은 대 상자의 행동변화가 아닌 병리상태의 치유에 초점을 두기 때문에 대상자의 행동변화에 대한 요구충족이 제 한된다. 이러한 이유로 효과적인 교육을 적용하는 데 다소 어려움이 있으며, 이를 극복하기 위해서는 의료인의 인식 개선과 간호사의 과중한 업무량 및 제한된 간호인력 등을 고려하여 보건교육 프로그램, 인력, 인프라를 연계·지원하는 체계적인 구축 방안이 필요하다.

의료기관에서 환자 및 보호자를 대상으로 보건교육을 실시할 때는 보건교육의 효과를 높이기 위해 다음과 같은 수행 원칙을 고려해야 한다.

- 교육목표 설정에 환자를 참여하도록 하여 학습 동기유발을 높일 수 있도록 한다.
- 대상자교육을 전담할 수 있는 여러 영역의 전문인력으로 구성된 조직이 필요하다.
- 교육 시작 전 대상자의 교육요구를 파악한 후에 이를 반영한 학습목표와 학습내용을 구성하여 교육을 시작하도록 한다.
- 교육적 상황이 자신의 생활과 연관될 때 행동변화가 용이하며 대상자의 적극적인 참여로 보건교육이 잘 수행되도록 한다.
- 교육내용이나 정보는 분명하고 정확하게 전달해야 하며, 대상자에게 필요한 정보에 초점을 맞추어 교육 하도록 한다.
- 대상자는 자발적으로 보건교육에 참여하도록 하며, 학습성과로 행동변화가 요구된다.
- 교육은 상호신뢰와 존경심, 조력관계가 형성될 수 있는 여건에서 적절한 시기에 교육한다.
- 대상자의 경험을 존중하고, 피드백을 수시로 확인한다.

4 의료기관 보건교육 계획서

뇌졸중 환자의 일상생활동작 훈련

대상	뇌졸중 환자 15명	장소	병원 교육장	일시	○○○○년 ○○월 ○○일
학습주제	뇌졸중 환자의 일상생활동작 훈련(옷 입고 벗기)			시간	50분
학습목표	1. 스스로 옷 입고 벗기를 수행할 수 있다. 2. 조작이 가능한 옷을 선택할 수 있다.				
학습자료	유인물, PPT				

단계	학습 과정	교수 - 학습 활동	시간(분)	자료 유의점
도입	학습 동기 유발	• 뇌졸중 발생 후 일상생활동작의 변화에 대해 이야기해보도록 한다.	5	경험을 자유롭게 발표함
	학습 목표 소개	• 학습목표 제시 - 옷 입고 벗기를 스스로 수행할 수 있다.	5	
전개	옷 입고/벗기 훈련	• 뇌졸중 후 가장 일반적으로 나타나는 손상 중 하나는 한쪽에만 우세하게 나타나는 근력의 약화이다. 이러한 근력의 약화가 일상생활동작에 영향을 미치므로 가장 작은 동작이면서도 자신의 신체를 돌보기 위한 활동인 옷 입고 벗기를 먼저 배워보도록 한다. - 균형이 문제 시 잠겨진 휠체어 또는 튼튼한 팔걸이 의자에 앉아서 옷을 입고 벗도록 한다(침상에서는 침상 등받이를 세워지지). - 신축성 있는 옷감 선택 - 조작이 가능한 간단한 구조의 옷 선택 활동 1) • 앞 단추가 있는 셔츠 입기 / 벗기 방법 활동 2) • 앞 단추가 없는 셔츠 입기 / 벗기 방법 활동 3) • 바지 입기 / 바지 벗기 방법	30	강의, 시범 • 유의점: 대상자가 교육내용에 집중할 수 있도록 참여 & 질문유도
정리 및 평가	학습 정리 및 평가	• 앞의 활동을 통해 느낀 점을 발표해 본다(1~2명). 스스로 옷 입고 벗기를 시범 보일 수 있다. 조작이 가능한 간단한 구조의 옷을 선택할 수 있다. • OX퀴즈 풀기	10	• 자료: 퀴즈 • 유의점: - 정리할 수 있는 정돈된 분위기를 만든다. - 대상자 참여유도

뇌졸중 환자의 옷 입고 벗기 방법 훈련
앞단추 없는 옷 입기 / 앞단추 없는 옷 벗기

윗옷 입기(환측부터) 윗옷 벗기(건측부터)

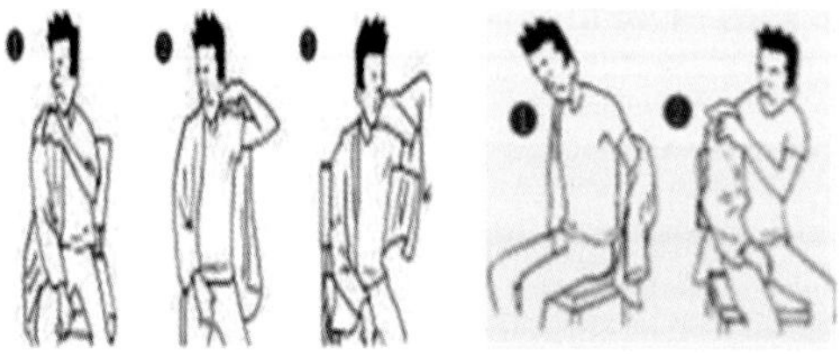

뇌졸중 환자 옷 입고 벗기 방법 훈련
앞단추 없는 옷 입기 / 앞단추 없는 옷 벗기

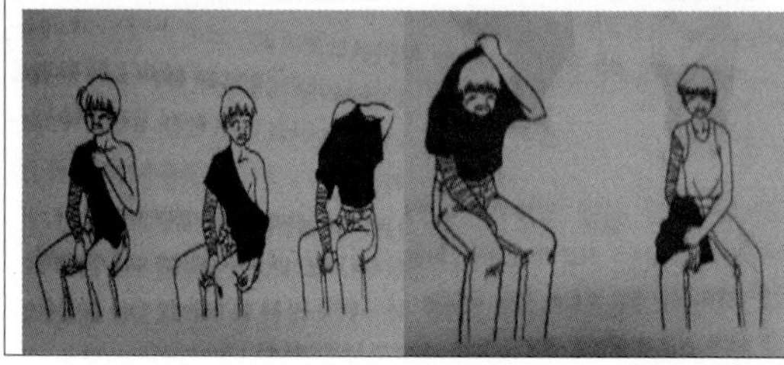

바지 입기(환측부터)

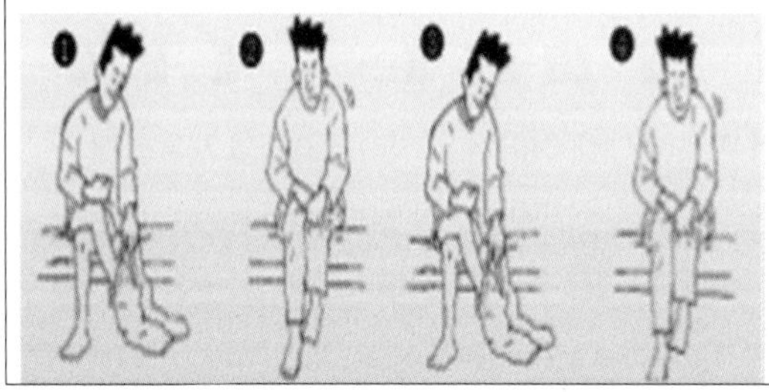

바지 입기(환측부터)

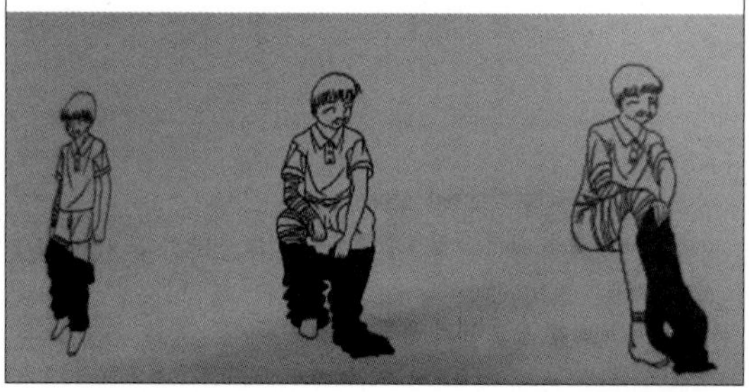

OX퀴즈

다음 질문이 맞으면 두 손으로 둥근 모양 ○를, 틀리면 두 손으로 X를 표시하세요.

① 윗옷을 입을 때는 불편한 쪽부터 먼저 입는다.
② 옷을 벗을 때는 불편한 쪽부터 먼저 벗는다.
③ 바지를 입을 때에는 건강한 쪽부터 먼저 입는다.
④ 바지를 벗을 때에는 건강한 쪽부터 먼저 벗는다.

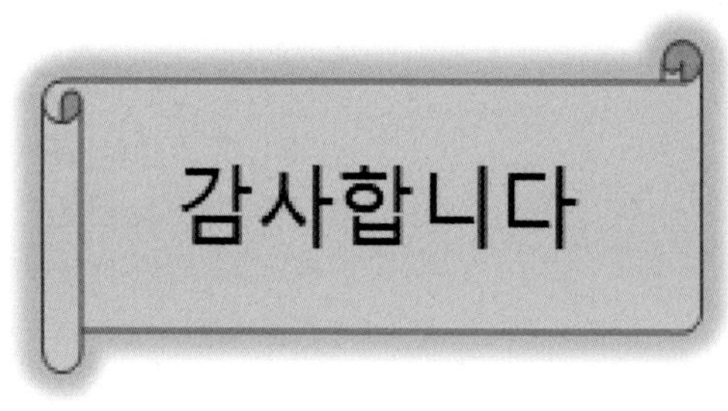

고혈압 환자의 식이요법

대상	고혈압 환자 20명	장소	○○병원 교육실	일시	○○○○년 ○○월 ○○일 ○○시
학습주제	고혈압 환자의 식이요법			시간	50분
학습목표	1. 고혈압 식이관리의 중요성을 2가지 이상 설명할 수 있다. 2. 대상자는 올바른 식이요법을 2가지 이상 설명할 수 있다.				
학습자료	동영상, 빔 프로젝터, 유인물, 음식모형				

단계	학습 내용	교수 – 학습 활동		시간(분)	자료 및 유의사항
		교육자	대상자		
도입	고혈압 식이의 중요성	• 인사 • 고혈압 환자의 현황, 고혈압에 영향을 주는 인자를 동영상으로 제시한다. • 수업의 목표를 제시한다.	• 인사 • 동영상 시청 • 수업목표에 대하여 인지한다.	5	동영상
전개	고혈압 환자의 올바른 식이요법	• 고혈압 환자의 올바른 식이요법의 실천 – 칼륨 섭취 – 식이섬유 섭취 – 지방선택 섭취 – 저염식이 – 알코올 – 흡연 활동) 복합적인 식사재료 변경 알아보기	• 설명을 듣고 반응하며 질문한다. • 자신이 좋아하는 음식과 싫어하는 음식을 이야기한다.	15 10	강의 • 자료: 음식 모형 • 유의점: 대상자가 교육자의 교육 내용에 집중할 수 있도록 질문 유도
	고혈압 환자의 맞춤 운동요법	고혈압 환자를 위한 운동 – 운동과 식이요법의 관계 – 간단한 스트레칭 – 고혈압 환자를 위한 맞춤 운동요법	• 동영상을 보며 따라서 연습해 본다.	15	강의, 실습
정리 및 평가	고혈압 식이요법 요약정리	• 고혈압 환자의 올바른 식이요법에 대한 요약정리 • 고혈압 환자를 위한 운동 순서 요약정리	• 고혈압 식사관리 중요성을 2가지 이상 설명할 수 있다. 대상자는 올바른 식이요법을 2가지 설명할 수 있다.	5	질의 응답 시범

스스로 하는 당뇨병 관리

대상	당뇨병 환자 20명	장소	○○병원 교육실	일시	○○○○년 ○○월 ○○일 ○○시
학습주제	고혈압 환자의 식이요법			시간	50분
학습목표	1. 당뇨병 관리를 위한 올바른 식습관을 2가지 설명할 수 있다. 2. 혈당 관리를 위한 적합한 식이를 2가지 설명할 수 있다.				
학습자료	팸플릿, 빔 프로젝터, 동영상				

단계	학습 내용	학습활동		시간(분)	자료 및 유의사항
		교육자	대상자		
도입	• 당뇨병의 개념 및 식이 관리의 중요성 설명 (주로 '왜 식이관리가 필요한가?'와 관련된 내용 환기) • 대상자의 수준 정도 파악을 위한 퀴즈 • 일반적인 목표 및 방향 제시하기	• 인사 • 당뇨병에 대해 자주 묻는 사항에 대한 퀴즈 • 사진자료를 제시함과 동시에 일반적인 수업의 목표를 제시한다.	• 인사 • 질문에 답하기 • 사진자료를 보며 수업목표에 대하여 인지한다.	10	PPT ※ 질문에 대한 반응이 모호하면 교육자가 내용을 정리하여 제시한다.
전개	〈당뇨병 식이관리 방법〉 • 당뇨병대상자를 위한 식이요법의 목적 • 3대 영양소 각각의 특성과 효율성이 높은 식품 • 대상자들에게 많이 일어나는 상황에 따른 알맞은 당뇨식이 방법 • 당뇨식이에 도움이 되는 저염식과 저지방식의 식품구분과 대처 방법 • 당뇨병에 위험도를 높이는 위생관리 • 올바른 생활습관	• 그림 자료를 제시하며 실제 식습관과 비교하도록 한다. • 외식을 할 경우, 추천 음식 제시한다. • 왜 위생관리가 필요한지 PPT 자료와 함께 설명한다.	• 설명을 듣고 반응한다. • 설명을 듣고 반응하며 질문한다.	30	PPT (사진자료 포함) ※ 대상자가 교육자의 교육내용에 집중할 수 있도록 자주 질문 유도

단계	학습 내용	학습활동		시간(분)	자료 및 유의사항
		교육자	대상자		
정리 및 피드백	• 전체 당뇨병 관리를 정리 〈강화물이 있는 피드백 차원의 노래 익히기〉 • 교육내용을 포함한 동영상 재생 • 당뇨병 관리 교육내용 복습 차원의 노래 익히기	• 당뇨병 관리 리플릿을 제공하며 설명한다. • 당뇨병 관리 동영상 노래를 다함께 부르도록 유도시키며 강의 마무리	• 당뇨병 관리를 위한 올바른 식습관 2가지 설명할 수 있다. 혈당관리를 위한 적합한 식이를 2가지 설명할 수 있다.	10	PPT 동영상 자료

유방절제술 환자의 일상생활관리

<table>
<tr><td>대상</td><td>유방절제술 환자 및 배우자 10명</td><td>장소</td><td>병원 교육장</td><td>일시</td><td>○○○○년 ○○월 ○○일 ○○시</td></tr>
<tr><td>학습주제</td><td colspan="3">유방절제술 후 일상생활관리에 대해 설명할 수 있다.</td><td>시간</td><td>50분</td></tr>
<tr><td>학습목표</td><td colspan="5">1. 대상자는 스스로 옷 입고 벗기를 수행할 수 있다.
2. 유방절제술 위한 일상생활관리 2가지 이상 설명할 수 있다.</td></tr>
<tr><td>학습자료</td><td colspan="5">파워포인트, 유인물, 동영상</td></tr>
</table>

단계	학습 과정	교수 – 학습 활동	시간	자료 유의점
도입	학습 동기 유발 학습 목표 소개	• 유방절제술 환자 소개 문제 1) 유방암은 왜 발생할까요? 문제 2) 유방암이 유발하는 위험요인은 무엇이 있을까요? – 유방절제술 환자의 일상생활 경험담에 대해 서로 이야기해 본다. • 학습목표 제시 – 유방절제술 후 일상생활관리에 대해 설명할 수 있다.	10분	• 자료: 동영상 • 유의점: 경험을 자유롭게 발표할 수 있도록 함
전개	일반적 관리 사항	• 유방절제술 환자를 위한 일상생활관리에 대해 알아본다. – 휴식과 수면: 사우나, 찜질방은 피부손상의 우려가 있으므로 수술 후 6개월 이후에 다니도록 권함 – 가사활동: 손에 상처가 생기지 않도록 장갑 등을 끼고 하도록 권장(칼질, 화단 가꾸기 등) – 외모 관리: 체중관리를 위한 올바른 식습관과 건강을 위한 생활습관 제시(열량별 식단표 작성 예시) – 운전 – 스포츠 – 마음가짐과 생활 태도	30분	• 자료: PPT • 유의점: 대상자가 교육내용에 집중할 수 있도록 질문유도
정리 및 평가	학습 정리 및 평가	• 대상자 스스로 옷 입고 벗기를 수행할 수 있다. • 유방절제술을 위한 일상생활관리 2가지 이상 설명할 수 있다.	10분	• 자료: 퀴즈 • 유의점: 질문 정리할 수 있는 정돈된 분위기를 만든다.

유방암은 왜 발생할까요?

- 정확한 원인은 알 수 없으나 위험인자로는 유전적 소인, 여성 호르몬, 신체적 활동부족, 지방식이 섭취, 알코올 섭취, 방사선 노출 , 연령 및 출산경험 등이 알려져 있다.

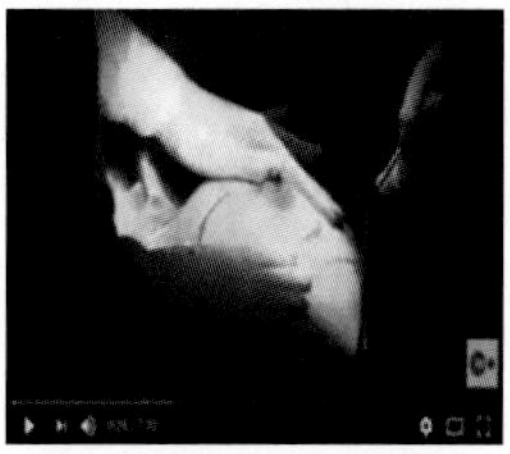

유방절제술 환자를 위한 일반적 관리사항

휴식과 수면

휴식을 충분히 취하도록 합니다.
충분하게 잠을 잘 수 없을 때에는
가능한 운동을 해본다.

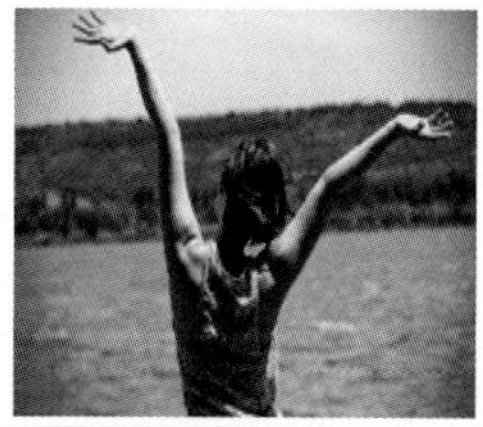

유방절제술 환자를 위한 일반적 관리사항

가사일

가끔씩 필요할 땐 쉬기도 하지만,
일상생활과 활동은 할 수 있는 만
큼 계속 유지하는 것이 좋다.

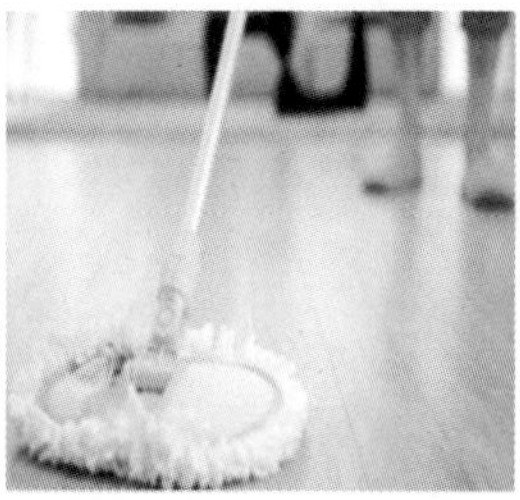

유방절제술 환자를 위한 일반적 관리사항

외모관리

- 외견상 정상 유방과 차이가 나지 않도록 하는 것은 타인을 대하는데 있어서 자신감을 잃지 않도록 도움을 줄 수 있다.
- 화장, 복장, 액세서리를 이용하고 자신에 대해 좋게 생각하도록 한다

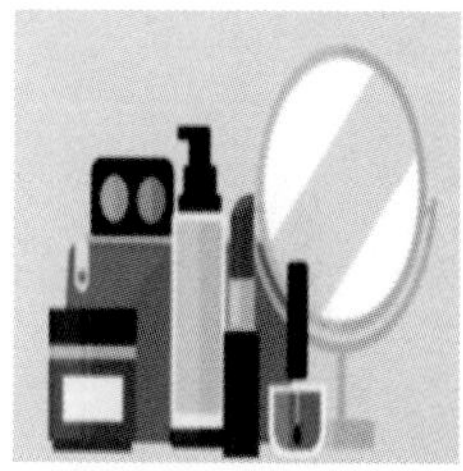

유방절제술 환자를 위한 일반적 관리사항

운전

봉합사 제거 후에는 가능하지만
개인적인 치유과정이나 적응도에
따라 차이가 있을 수 있다

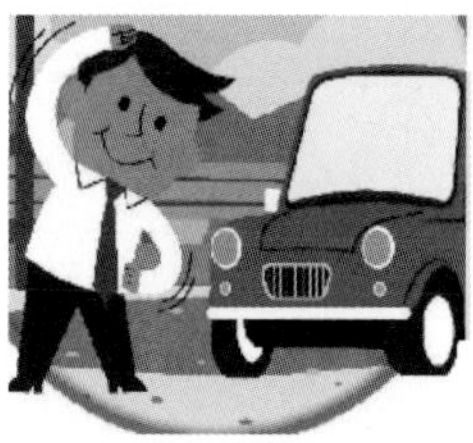

유방절제술 환자를 위한 일반적 관리사항

스포츠

- 운동 중에도 대화가 가능하고, 등에 땀이 나는 정도가 적당하다.
- 운동 후에는 충분한 휴식이 필요하며, 자기의 기본체력에 맞게 점차 운동량을 늘리는 것이 좋다.

※ 주의할 점: 팔에 무리를 주지 않도록 유의해야 합니다.

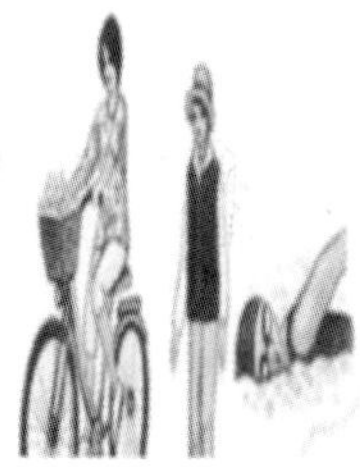

유방절제술 환자를 위한 일반적 관리사항

생활방식을 바꾸고,
자신감 가져야

아내를 위한 지침

병원에 같이 가고
아내를 웃게 하라

남편을 위한 지침

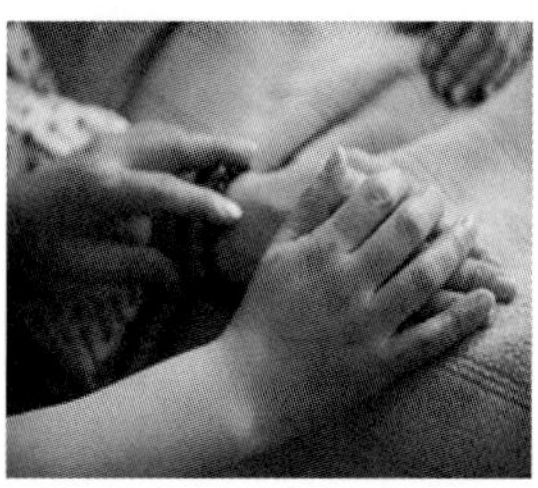

OX퀴즈

다음 질문이 맞으면 두 손으로 둥근모양 ○를, 틀리면 두 손으로 X를 표시하세요.

① 유방절제술 후 평소 즐기던 운동은 신체에 무리가 되므로 하지 않는 것이 좋다.
② 유방절제술 후 심리적·정서적 감정의 변화는 반드시 지지해주도록 한다.
③ 유방암 발생은 나이 든 기혼여성에게 많이 발생한다.

3

지역사회 보건교육

지역사회(community)는 지리적 경계 또는 공동가치와 관심에 의해 구분되는 사회집단으로 서로를 상호작용하면서 특정 사회구조 내에서 기능하며, 규범, 가치, 사회제도를 창출한다. 이러한 지역사회의 구성원은 물리적, 사회적 환경과 같은 동일한 건강결정요인에 노출될 확률이 높고, 사회가 가지고 있는 규범, 관습, 사회적 가치, 행동양식은 구성원들에 영향을 미친다. 또한 지역사회 자원을 활용하여 문제를 해결할 수 있는 역량을 가지고 있기 때문에 지역사회는 건강에 중요한 역할을 하게 된다.

지역사회보건(Community Health)은 보건소 등의 공공기관에서 조세에 의한 공공재원의 지원을 통해 국민들에게 필수서비스를 제공하는 공중보건(Public Health)에서 발전하였다. 지역사회보건은 공중보건보다 확장된 개념으로써 국민의 건강보장을 위한 총괄적 건강관리의 모든 영역을 포함하며, 국민의 기본권으로서의 건강권을 지키기 위해 정부, 개인, 민간기금을 포함한 가용자원을 효율적으로 사용하여 보건의료서비스를 받는 전체 인구집단의 건강 유지와 증진에 중점을 둔다. 지역사회 주민을 대상으로 보건기관을 중심으로 이루어지는 활동이며 개인 및 집단이 건강한 생활을 영위할 수 있도록 예방 차원에서 이루어지는 활동과정이다.

1 지역사회 보건의 개념

우리나라 국가 및 지방자치단체에서 모든 국민의 건강생활실천을 위한 보건교육을 하도록 규정하고 있다. 「국민건강증진법」 제2조 제2항에서 "보건교육"이라 함은 개인 또는 집단으로 하여금 건강에 유익한 행위를 자발적으로 수행하도록 하는 교육이라고 정의하고 있다. 따라서 지역사회 보건교육은 지역사회 구성원들을 대상으로 건강에 대한 가치와 책임의식을 함양하고 건강에 관한 바른 지식을 보급하여 스스로 건강생활을 실천할 수 있도록 하는 교육을 의미한다. 지역사회 보건교육은 지역주민으로 하여금 지역사회 전체의 건강보호와 건강증진을 위한 행동 변화를 통해 지역사회의 적정기능 수준을 향상시키는 데 기여할 것이다.

2 지역사회 보건교육의 목적

지역사회 보건교육의 목적은 모든 주민이 건강에 도움이 되는 활동을 스스로 실천할 수 있도록 돕는 것이며, 지역사회 구성원들이 개인 또는 지역사회의 건강문제를 스스로 해결할 수 있도록 지원하는 계획된 활동이라고 할 수 있다. 이러한 지역사회 보건교육의 구체적인 목적은 다음과 같다.

- 지역사회 구성원들이 건강을 유지, 증진하는 데 필요한 능력과 기술을 갖는다.
- 지역사회의 사회적, 물리적 환경을 건강친화적으로 개선한다.
- 주민참여를 통하여 지역사회 건강문제를 해결한다.

지역사회 보건교육은 지역주민들이 해당 지역에서 살아가는 동안 기본적인 건강권을 유지할 수 있도록 다양한 지역사회자원의 조직화와 연대의식을 통해 지역주민 스스로가 자신의 건강에 대해 더 많은 책임을 갖고 건강증진을 위한 행동변화에 적극적으로 참여하고 실천할 수 있도록 동기를 유발하고, 잘못된 생활습관을 교정하도록 지지해줄 수 있는 보건교육자의 역할이 요구되어진다. 또한 지역사회의 생애주기별 또는 생활터별 각 집단의 건강문제와 요구도에 맞는 교육내용을 선정하여 보건교육을 실시하여야 한다[그림 3-1].

이러한 지역사회 보건교육의 특징은 첫째, 지역사회 보건교육은 주민의 요구와 건강문제에 적합하도로 지역사회를 중심으로 계획되고 실행되어야 한다. 둘째, 지역사회 건강문제의 해결주체는 주민(개인, 가족, 지역사회)이며, 모든 주민들의 자발적인 참여를 통하여 건강문제를 해결하도록 한다. 지역사회이며, 모든 주민들의 자발적인 참여를 통하여 건강문제를 해결하도록 한다. 셋째, 지역사회의 건강문제를 해결하는 데 필요한 자원은 항상 부족하기 때문에 자원을 효율적으로 활용하여 최대한의 결과를 얻을 수 있도록 노력해야 한다. 넷째, 지역사회 보건교육은 주민들의 삶의 질을 향상하기 위한 여러 활동의 일부이기 때문에 보건분야뿐만 아니라 타 부문과도 협력하여 종합적으로 진행해야 한다.

3 지역사회 보건교육의 수행전략

1) 지역사회 보건교육의 고려사항

효과적인 지역사회 보건교육을 실시하기 위해 다음과 같은 사항을 고려해야 한다.

첫째, 지역사회의 정확한 건강문제를 사정하고 주민의 요구도 파악한다. 다양한 대상자의 건강문제는 먼저 지역사회의 건강문제를 사정한 자료에 근거하여 정확하게 확인하고 그에 따른 대상자별 교육주제와 내

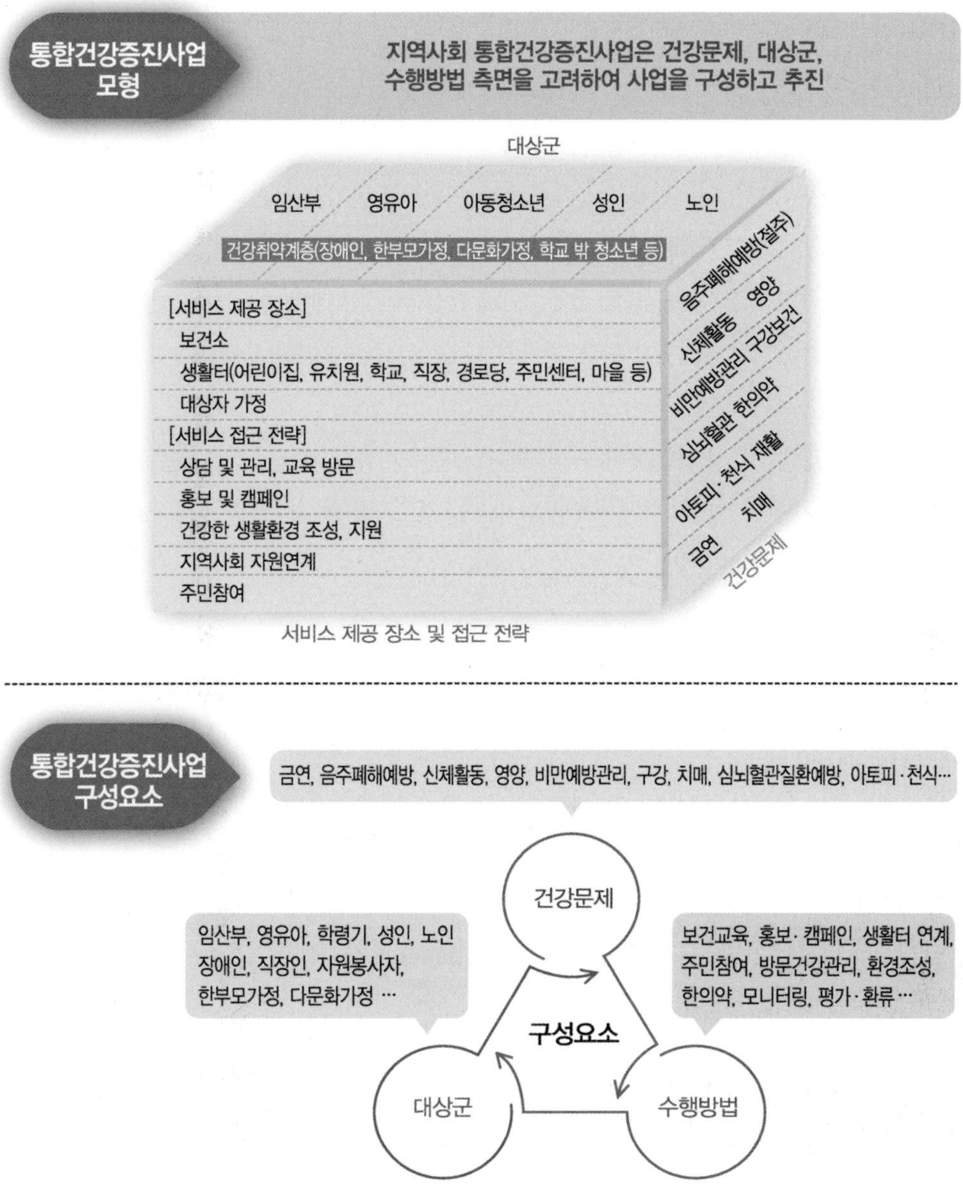

그림 3-1 지역사회 통합건강증진사업 구성요소
출처: 지역사회 통합건강증진사업 총괄안내서, 보건복지부(2021).

용을 선정한다. 지역사회 대상자가 요구하는 건강문제해결을 위한 교육 주제와 내용이어야 지역사회주민의 관심과 참여율이 높으므로 효과를 기대할 수 있다.

둘째, 지역사회 보건교육 대상자의 특성을 파악한다. 지역사회주밍의 경험과 지식수준 정도에 따라 교육 내용에 대한 이해도가 다르다. 그러므로 대상자의 일반적인 특성과 학습수준, 즉 보건교육 내용에 관한 경험이나 지식수준을 확인하여 전달하여야 한다.

셋째, 지역사회 보건교육 대상자에게 알맞은 교육방법, 교육매체를 선택한다. 교육방법은 강의식 방법보다 는 실물이나 실제상황을 활용하여 시범을 보이거나, 실문과 비슷한 모형을 통해 실기를 수행하는 방법으로 전달하여 새로운 지식과 정보를 제공하는 현장으로 만들어 흥미를 유발하고 무엇인가 유익한 시간을 가졌다는 확신을 갖도록 한다.

넷째, 자발적인 주민참여와 자원활용으로 지속 가능한 교육을 도모한다. 새로운 집단으로 이루어진 현장에서는 보건교육에 참여한 것 자체에도 의미를 부여하고 격려하여 적극적인 참여를 이끌어내도록 한다. 그렇게 함으로써 지역사회 공공기관을 통한 지역주민의 건강증진사업에 만족하게 되고 새로운 보건교육 프로 그램에도 신뢰성을 가지고 참여하게 된다. 지역 내 다양한 자원과 연계하고 협력하여 지역주민의 자발적인 참여를 이끌어 냄으로써 보건교육의 효과가 지속되도록 유도한다.

마지막으로, 보건교육 시간을 고려하여 보건교육 자료를 준비하고 교육이 진행되는 동안 대상자들의 반응을 계속 관찰하여야 한다. 그리고 한꺼번에 많은 내용을 가르치지 않으며 정확한 의사소통을 한다.

2) 비대면 건강관리

코로나 19 확산과 같은 감염병 시대에 지역사회 건강증진을 위하여 비대면 건강관리 서비스 제공이 더욱 중요해지고 있다. 또한 의료서비스의 패러다임이 치료·병원 중심에서 예방·소비자 중심으로 변화하면서 제4차 산업혁명시대의 스마트 헬스케어가 부상하고 있다. 스마트 헬스케어란 헬스케어와 인공지능(AI), 빅데이터, 사물인터넷, 클라우드, 나노 등의 기술들이 융합된 새로운 개념으로, 기존의 헬스케어 영역에서 더 나아가 언제 어디서나 개인이 손쉽게 건강관리를 받을 수 있어 최근 각광받는 분야이다. 다음은 비대면 건강관리 사업추진[그림 3-2]과 스마트 헬스케어를 적용한 보건소 모바일 헬스케어[그림 3-3]에 대한 내용이다.

◎ 비대면 건강증진사업 추진전략

구 분	방식		내 용
목적			• 공중보건 위기상황 시 건강취약계층 만성질환 악화 예방 및 단절 없는 건강증진 서비스 제공 • 전 생애주기에 대한 접근성 향상으로 건강증진사업 수혜자 확대
사업내용	홍보	언론매체	지방방송, 라디오, 기사, 홍보영상 송출 등을 통한 홍보 * 지역매체를 활용할 경우 주민 대상 특화 가능
		SNS	최근 온라인 SNS 매체 이용 활성화에 따라 정보전달 및 쌍방향 소통 기반의 온라인 홍보 강화 추세
		시설물	옥외 광고물 설치, 자량을 활용한 교통 광고 등을 통해 건강 메시지를 지속적으로 노출함으로써 주민 인식 고취 및 홍보
	상담·소통·관리	유선/전화	전화를 통한 대상자의 건강습관·건강상태상담 및 지지 제공
		문자, SNS, 인터넷카페	건강증진 · 건강관리 정보를 제공하고, 상호교류를 통한 보건소-주민 간 소통창구로의 활용
		모바일 어플리케이션	모바일 헬스케어 어플리케이션을 이용한 건강위험요인 상담 및 건강생활 실천 상담·교육 서비스 제공
	자료, 물품 제공	도보이동/승차/배송을 통한 교구제공 (Walking/Drive-thru)	사업영역별 활용가능 교구, 자료, 실습재료 등을 주민 워킹스루·드라이빙 스루·자택 배송 방식을 이용하여 대여 및 제공 * 실습 가능한 매뉴얼 또는 리플릿 등을 함께 제공함으로써 원활한 수행을 도모
		우편	정보전달 및 사업홍보를 위한 인쇄자료 활용(뉴스레터, 리플릿 등)
	교육 운영	동영상 자료 제공	주민 스스로 실습이 가능하도록 건강증진 서비스(운동법, 조리법 등)를 동영상으로 촬영하여 제공(문자 등 링크제공)
		실시간 스트리밍 교육	대면교육 및 실습 콘텐츠를 실시간 스트리밍 서비스를 통해 중계하여 서비스를 제공 * 제공자-대상자 간의 소통 활성화 및 현장감 강화 가능
	소규모 집단	가족, 친구	집안에서 할 수 있는 건강증진프로그램 제공 * 가족과 함께하는 건강꾸러미 제공 및 활동 등
		소규모 마을 공동체	접촉범위를 최소화하고 일상생활에서 자주 만나는 가까운 이웃, 마을 공동체(동네)를 활용한 서비스 방식
참고자료			• 2020년도 비대면 건강증진사업 수행사례집 • 2020 콘텐츠가 있다! 국민건강을 잇다! 온(on)통(通)

그림 3-2 2021 지역사회 통합건강증진사업 총괄안내서-비대면 건강관리 사업추진
출처: 보건복지부(2021).

◎ 모바일 헬스케어

<table>
<tr><th>구 분</th><th>내 용</th></tr>
<tr><td>목적</td><td>• 보건소 건강증진사업과 ICT를 활용한 모바일 헬스케어 플랫폼 융합을 통해 공공분야에서 맞춤형 건강관리 서비스 제공</td></tr>
<tr><td>대상</td><td>• 만 19세 이상 성인 중 건강위험요인이 1개 이상인 자(단, 질환자는 제외)
※ 보건소에 내소하여 시행한 건강검진 결과에 따라 대상자를 판정함
<table>
<tr><th colspan="2">위험요인</th><th>판정수치</th></tr>
<tr><td>① 혈압</td><td>수축기/이완기</td><td>130mmHg/85mmHg이상</td></tr>
<tr><td colspan="2">② 공복혈당</td><td>100mg/dL이상</td></tr>
<tr><td rowspan="2">③ 허리둘레</td><td>남</td><td>90cm이상</td></tr>
<tr><td>여</td><td>85cm이상</td></tr>
<tr><td colspan="2">④ 중성지방</td><td>150mg/dL이상</td></tr>
<tr><td rowspan="2">⑤ HDL-콜레스테롤</td><td>남</td><td>40mg/dL 미만</td></tr>
<tr><td>여</td><td>50mg/dL 미만</td></tr>
</table></td></tr>
<tr><td>추진절차</td><td>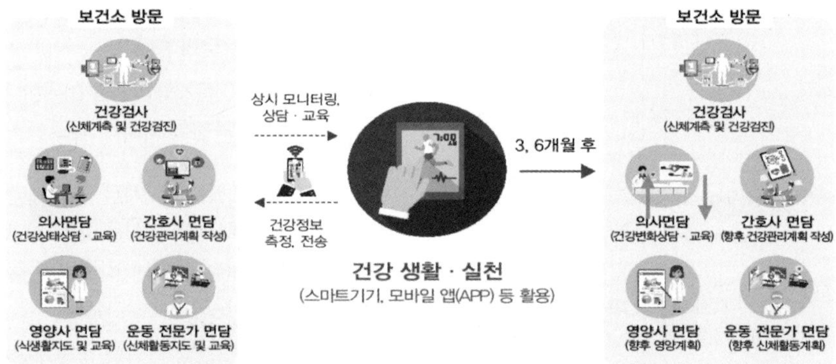
</td></tr>
<tr><td>내용</td><td>• (보건소 사전방문) 보건소 건강검진 결과를 토대로 의사상담을 통해 대상자 판정 및 등록, 건강생활습관평가 및 전문가 상담(간호사, 영양사, 운동전문가)을 통한 건강관리목표 설정
• (건강관리 서비스) 대상자는 모바일 앱 및 스마트 기기를 활용해 건강정보 측정·전송 및 생활습관 기록 ⇒ 보건소 전문가는 온라인으로 대상자를 상시 모니터링하여 모바일 앱을 통해 맞춤형 건강상담·교육 등 건강관리 서비스 제공
- (자가 관리) 대상자는 자신의 건강수치 및 건강상태, 식습관, 운동량 등의 건강정보를 앱에 기록하여 자신의 건강생활습관을 확인
- (전문가 상담) 보건소 전문가는 앱을 통해 기록된 대상자의 건강상태·영양·운동정보 등 건강정보를 파악하여 대상자 맞춤형 건강상담*을 월 1회 제공함
* 영양, 신체활동, 건강 상담을 각각 월 1회 모바일 앱을 통해 제공
• (보건소 최종방문) 6개월 후 건강검진 및 신체계측을 통해 건강생활실천 및 건강위험요인 변화를 확인하고 검진수치를 토대로 대상자 개선 정도 평가 및 향후 건강관리계획 제공</td></tr>
<tr><td>참고자료</td><td>• 보건소 모바일 헬스케어 사업 안내서</td></tr>
</table>

그림 3-3 2021 지역사회 통합건강증진사업 총괄안내서-모바일 헬스케어
출처: 보건복지부(2021).

3) 지역사회 보건교육 계획서

비만예방을 위한 운동요법

대상자	40대 이상인 지역주민	교육일시	○○○○년 ○○월 ○○일
교육장소	OO시 주민건강지원센터 3층 건강증진센터	소요시간	50분
제목 및 주제	Fat Free, 더 건강하게		
목표	일반적	올바른 행동방안을 스스로 실천함으로써 비만을 예방할 수 있다.	
	구체적	• 비만예방을 위한 식이 2가지 설명할 수 있다. • 비만예방을 위한 운동의 필요성 3가지 설명할 수 있다.	

단계	학습 내용	교육방법	교육매체	시간 (분)	유의점
도입	• 교육자 소개 • 대상자에게 교육의 목적 설명	비만관련 동영상 시청 학습목표제시	동영상 PPT	5	대상자는 교육에 긍정적인 반응을 보인다.
	• 교육 전 인바디검사를 실시하여 대상자의 비만 정도를 확인 • 대상자의 비만에 대한 지식과 교육요구도 정도를 설문지로 작성	체험 설문지	인바디측정기계	5	대상자는 학습에 관심을 가진다.
전개	비만이란?	비만의 정의, 원인, 위험요인, 미치는 영향 등을 설명	PPT 팸플릿	10	대상자는 비만이 무엇인지 말할 수 있도록 질의응답을 유도한다.
	비만예방 식이	대사증후군을 예방할 수 있는 식이에 대해 설명	PPT 모형	10	대상자는 비만 예방식이에 대해 설명할 수 있도록 질의응답을 유도한다.
	비만예방을 하기 위한 운동	운동 전 스트레칭 대상자에게 비만 예방을 위한 운동 시범보이기 대상자가 교육자의 시범을 따라하도록 격려 주민간강증진센터의 운동교실 소개 및 등록 장려	시범	10	대상자는 비만 예방 운동을 실천할 수 있도록 격려한다.

단계	학습 내용	교육방법	교육매체	시간(분)	유의점
정리	교육내용 요약 및 결론	교육내용을 요약 설명 퀴즈를 통해 정리 교육만족도 조사	O,X 퀴즈 설문지	10	O,X 퀴즈 설문지
평가	구조평가	교육대상자, 교육자와 보조인력의 수가 적절하였는가?			
		시설 및 장비가 교육하기에 적절하였는가?			
		계획된 예산과 일치하였는가?			
	과정평가	진행계획과 실제 진행 정도 비교 확인			
		강의 방해요인, 교육매체 오작동 등 목표달성 저해요인			
		대상자 수준에 적절한 강의 주제 및 내용의 타당성			
		교육담당자의 강의 내용 숙지 정도 및 준비 정도			
	결과평가	비만예방 식이 2가지 이상 설명할 수 있다.			
		비만예방을 위한 운동의 필요성 3가지 설명할 수 있다.			
		대상자의 교육만족도 70점 이상 80%			

치매예방

대상자	60대 이상인 지역주민	교육일시	○○○○년 ○○월 ○○일
교육장소	OO시 경로당	소요시간	50분
제목 및 주제	찾아가는 경로당 치매예방교실		
목표	일반적	인지강화 훈련을 통하여 치매를 예방할 수 있다.	
	구체적	• 치매의 위험요인 3가지에 대해 설명할 수 있다. • 치매 예방을 위한 인지강화훈련을 실천할 수 있다.	

단계	학습 내용	교육방법	교육매체	시간(분)	유의점
도입	• 교육자 소개 • 대상자에게 교육의 목적을 설명	• 학습목표 제시 • 치매관련 영상시청 • 높은 치매 유병률 통계 자료 제시	• PPT • 동영상	5	
전개	• 치매란?	• 치매의 정의, 원인과 유형, 증상 등을 설명	• PPT	10	질의응답
	• 치매예방의 중요성 • 뇌 깨우기 운동법 소개 • 치매예방 인지강화 훈련	• 치매 예방 훈련에 대해 설명하기 • 인지강화훈련 • 틀린그림찾기 • 신문스케치 • 룰렛 계산기 • 치매 예방 손가락 운동(동영상)	• 유인물 • PPT • 동영상 • 시범 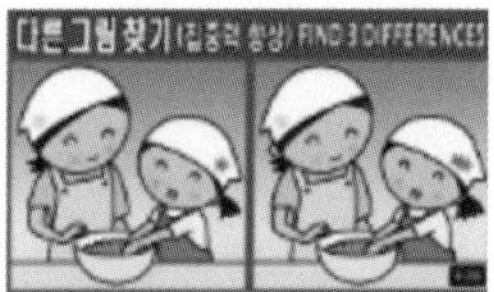 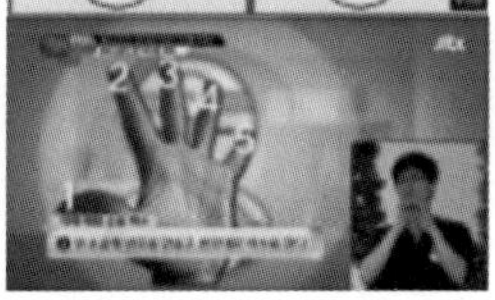	25	관찰
종결	• 요약 및 결론	• 교육내용에 대해 요약하여 설명 • 퀴즈를 통해 정리	PPT	10	OX퀴즈 질의응답
평가	결과평가 대상자의 지식	치매의 위험요인 3가지 설명할 수 있다. 정답률 70% 이상 교육 종료 후 치매예방을 위한 운동 수행 정도 60% 대상자의 교육만족도 70점 이상 80%			

학교 보건교육

1 학교 보건교육의 개념

학교 보건교육의 정의를 살펴보면 브루스와 게이(Bruess & Gay)는 "학교 보건교육은 학생의 건강 지식을 높이기 위한 활동이나 단지 정보를 제공하는 것보다는 그들이 결정을 내리고 문제를 해결할 수 있도록 단계적으로 도와주는 활동"이라고 하였다. 그리고 카플란(Kaplan)은 "학교 보건교육이란 학생 개인이나 학교 전체의 건강과 관련된 지식, 태도, 그리고 행위에 바람직한 영향을 주도록 학습 경험을 제공하는 것이다" 라고 하였으며, 울드(Wold)는 "학교 보건교육은 학생이 긍정적인 건강행위를 실천하고 적용하도록 돕는 과정과 경험의 집합이다"라고 하였다.

또한 미국 학교 보건교육 전문기구(1984)에서 정한 학교 보건교육의 정의는 다음과 같다.

- 유치원부터 고3까지의 교육과정이다.
- 학생의 건강요구와 건강 현안문제 해결에 계획적이고 실천적이다.
- 질병의 예방뿐만 아니라 건강을 유지·증진하도록 동기를 부여하는 수업이다.
- 학생 스스로 건강을 책임지며 의사결정을 내리는 기술을 개발하기 위한 활동이다.
- 학생과 건강과 관련된 지식, 태도, 실천을 교육하고 시범하는 기회이다.
- 지역사회건강, 보건의료소비자, 환경개선, 가족관계와 가족생활, 인간 성장과 발달, 영양과 건강, 일상건강생활, 질병 예방과 관리, 사고예방, 약물 사용과 관련된 영역의 주제와 관련하여 신체적·정신적·사회적 건강을 통합한다.

따라서 학교 보건교육은 학생 개개인과 집단의 흥미와 요구에 따라 그들의 지식과 태도에 영향을 주기 위하여 학습경험을 제공하는 과정이다. 하지만 단순히 학생의 건강지식을 높이기 위한 활동이나 정보를 제공하는 것보다는 학생 스스로 건강에 대하여 의사결정과 문제를 해결하도록 단계적으로 도와주는 것이 필요하다.

2 학교 보건교육의 목적

학교 보건사업의 일환인 학교 보건교육은 학교 인구인 학생 및 교직원에게 건강에 대한 올바른 지식과 정보를 제공하여 건강한 생활태도 및 습관을 형성하도록 하여, 자신의 건강관리를 스스로 해결할 수 있는 적정 기능수준을 높이는 데 목적이 있다. 학교 보건교육의 궁극적인 목적은 학생 및 교직원이 스스로 자신의 건강관리를 할 수 있는 능력을 성취하는데 있으며 구체적인 내용은 다음과 같다.

- 학령기에 건강에 대한 올바른 신념과 습관을 교육하면 바람직한 행동변화와 함께 건강한 성인에 이르게 한다.
- 학교는 전문적인 교육을 위한 시설과 인력들이 이미 갖추어져 있고, 학생들이 교육을 위해 한 장소에 모여 있어서 효과적으로 교육할 수 있다.
- 인구의 1/4에 해당하는 학생을 통해 가정 및 지역사회까지 영향을 미쳐 파급효과가 매우 크다.
- 단순히 건강지식을 알게 하는 것이 아닌 적정기능수준의 건강을 유지하는 데 필요한 지식과 태도를 바람직한 방향으로 변화시킨다.
- 건강한 삶을 선택하고 유지하며 유용한 의료서비스를 합리적으로 사용하여 건강수준과 환경개선에 대한 결정을 스스로 수행할 수 있도록 지도한다.

「학교보건법」 제9조, 제9조의2, 제15조에 따르면, 2009년 3월 1일부터 학교에서 학생들은 보건교사 에게 신체발달 및 체력증진, 질병의 치료와 예방, 음주·흡연과 마약류를 포함한 약물 오용(誤用)·남용(濫 用)의 예방, 성교육, 이동통신단말장치 등 전자기기의 과의존 예방, 도박중독의 예방 및 정신건강증진을 위해서 보건교육을 실시하도록 되어 있다. 또한 안전사고를 예방하기 위하여 학생에 대한 안전교육과 심폐소생술 등 응급처치에 관한 교육 등의 보건교육을 체계적으로 하도록 되어 있다. 그 밖에도 「교육기본법」, 「초중등교육법」, 「국민건강증진법」, 「구강보건법」, 「아동복지법」, 「성매매방지 방지 및 피해자 보호 등에 관한 법률」, 「학교폭력예방 및 대책에 관한 법률」 등에도 학교 보건교육에 대해서 명시되어 있다.

우리나라 정규 보건교육과정은 「초·중등교육법」 제23조 제2항에 의거하여 2007년 개정 교육과정 수정 고시 (교육인적자원부 고시 제 2008-148호)에서 최초로 규정되었으며 초·중등학교에서의 보건교육을 다음과 같이 시행한다고 하였다.

- 초등학교는 2009년 3월 1일부터 5, 6학년에서 재량활동 시간을 활용하여 연간 각각 17시간 이상의 보건교육을 실시(현재는 최소한 1개 학년 이상에서 교과와 창의적 체험활동 시간 활용으로 변경)
- 중학교는 2010학년부터 재량활동 선택과목으로 실시하되, 2009학년도에는 1개 학년에서 재량활동 시간을 활용하여 연간 17시간 이상 실시

- 고등학교는 2010학년도부터 선택과목(교양과목군)으로 실시하되, 2009학년도에는 1학년에서 재량활동 시간을 활용하여 연간 17시간 이상 실시(재량활동이 창의적 체험활동으로 변경)

* 1시간 기준 : 초(40분), 중(45분), 고(50분)

3 학교 보건교육의 수행전략

1) 미취학 아동 보건교육 수행전략

① **다양한 교수자료로 융통성 있게 전개**

- 아동의 개인차를 인정하고 능력과 흥미에 적합한 내용과 방법으로 실시하여 효과를 높인다.
- 같은 내용이라도 각 아동의 발달 특성에 맞게 다양한 교수자료 및 접근방법으로 진행한다.

② **경험한 구체적 사례로 관심 유도**

- 아동은 직접적 경험을 통해 가장 효과적으로 학습할 수 있다. 학습 활동이나 자료는 일상생활에서 경험하는 것이어야 한다.
- 교육은 실제로 만져보고, 느껴보고, 조작해볼 수 있는 구체적인 것이어야 한다.

③ **쉽고 재미있는 방법으로 실시**

- 아동 스스로 참여하고자 하는 마음이 생길 수 있도록 발달수준에 맞고 재미있게 구성되어야 한다.
- 자발적인 호기심을 유발할 수 있도록 다양하고 적절한 색, 모양, 재질 등으로 만들어진 교구나 자료를 이용하여야 한다.

④ **지속적이고 반복적인 교육**

- 기본 지식을 이해하고, 안전한 생활을 하는 데 필요한 기술을 습득하며, 나아가 이를 습관화하고 필요한 경우 행동의 변화까지 이룰 수 있도록 지속적이고 반복적으로 실시되어야 한다.

2) 초·중·고등학생 보건교육 수행전략

① **학생중심의 수업**

- 모든 학생이 적극적으로 수업에 참여하도록 유도한다.
- 소집단 토의나 활동의 기회를 자주 제공하여서 상호협력적이고 자기주도학습이 되도록 한다.
- 강의식 지식전달 중심교육에서 벗어나 학생의 체험중심, 활동중심, 지식이해중심의 수업을 진행하도록 한다.
- 학생 스스로 답을 찾아내도록 유도하고 함께 문제를 해결하는 활동을 한다.

- 획일적인 학습이 아니라 학생의 개인차를 존중하고, 학생의 관심과 발달수준에 따른 개별적인 과제 부여를 통해 학습을 촉진한다.

② 교사의 준비

- 얼굴에 가급적 미소를 띠고 환하게 웃는 표정을 짓도록 한다.
- 자세는 당당하고 똑바른 자세를 취하되 양손을 수업 상황에 맞추어 자연스럽게 놓고, 발은 어깨 넓이 정도로 벌리되 한 발을 앞으로 해도 괜찮다.
- 시선은 학생들에게 고르게 분배하면서 동시에 눈맞춤을 해야 한다. 너무 똑바로 보는 것보다는 눈 밑이나 코 언저리를 보도록 한다.
- 마이크를 사용 시 마이크 상태를 미리 점검하며 음량 등을 조절하며 편안한 속도로 교실 뒤에서도 들릴 정도의 음성 크기로 한다.
- 또렷하고 정확한 발음으로 화법에 맞게 말하되 가능한 한 알아듣기 쉬운 말로 한다.
- 수업 중 학생들을 향해서 서서 등을 보이지 말고, 한 곳에 계속 머물지 않도록 하며, 학습지 활동 시에는 책상 사이를 순회하며 진행하도록 한다.
- 좌절 또는 비난보다 긍정적이고 칭찬하는 언어를 많이 사용한다.
- 분명하고 의미 있는 말을 사용한다. 말하고자 하는 내용에 적합한 어휘를 활용하고 애매하거나 모호한 용어는 사용하지 않는다.

③ 실생활과 관련된 흥미로운 수업

- 체험활동중심의 수업을 진행한다.
- 과제는 단순히 학습을 위한 것이 아니라 일상생활과 관련된 교육적 경험을 강조하는 내용이 좋다.

④ 다양하고 재미있는 학습방법의 활용

- 다양한 수업매체를 적절히 사용하여 학생의 이해도를 높인다.
- 드라마, 역할놀이, 모의놀이, 조사, 토론, 실험 실습 등과 같은 다양하고 재미있는 학습방법을 많이 활용한다.

⑤ 효과적인 설명방법

- 설명내용이나 예를 학생들의 이해 수준에 맞게 하되 학생들에게 익숙하고 학생들의 능력과 경험에 부합한 것으로 한다.
- 설명내용이 명확하고 효과적이기 위해서 교과의 주요 내용을 강조하고 다양한 예를 든다.
- 설명은 흥미로울수록 학습효과가 상승하기 때문에 학생들의 주의를 집중시킬 수 있는 자극적인 것이 바람직하다.
- 복잡한 교과의 설명은 몇 개의 구성요소로 나누고, 이들 각각에 해당되는 단순한 예를 들며 설명하는 것이 효과적이다.

- 실물, 모형, 그림 등을 활용해서 구체적이면서도 논리적으로 설명하도록 한다.
- 설명 후에는 반드시 이해 여부를 확인하고, 재설명 여부도 결정한다.
- 설명의 반복은 집단의 크기나 수준에 따라 조정한다.

⑥ **좋은 질문의 내용과 방법**

- 질문은 명료하고 사고를 진작시키며 응답 여지가 많은 질문을 하며 단순히 '예'와 '아니오'로 답변할 수 있는 질문은 피한다.
- 전체 학생에게 먼저 질문을 던지고, 잠시 생각할 수 있는 시간을 주며 자발적으로 답하는 학생이 없으면 몇몇 학생을 지명해서 답변하도록 한다.
- 가능한 한 많은 학생을 참여시키고 습관적으로 응답을 잘하는 학생에게만 답변하도록 하지 않는다.
- 좋은 답변에는 칭찬을 하고 가능한 한 옳은 답변을 할 수 있도록 질문하고 긍정적인 강화를 한다.
- 학생의 능력을 고려해서 다양한 수준의 질문을 하고 모든 학생이 정확하게 답할 수 있도록 응답 기회를 준다.

3) 그 밖의 보건교육 시 고려사항

① **목소리의 높이와 속도에 변화를 준다.**

- 아무리 좋은 내용이라도 똑같은 높이와 속도로 교육을 진행하면 지루하기 때문이다.
- 보통 속도로 말을 하다가, 갑자기 말의 속도를 늦추면 학생이 더욱 주의집중하게 된다.
- 말의 속도는 학습자의 수준, 학습 상황, 학생들의 요구 등에 따라 다양하게 하는 것이 필요하며, 중요한 내용의 설명은 천천히 그렇지 않은 것은 조금 빨라도 된다.

② **상투적인 말버릇과 태도를 삼간다.**

- 사투리는 되도록 삼가고 습관적으로 "음…", " 어…"와 같은 표현은 가능한 한 반복적으로 사용하지 않는다.
- 말끝을 제대로 알아들을 수 없게 떨어뜨리거나 흐리지 않도록 한다.
- 팔짱을 끼거나 주머니에 손을 넣고 말하는 것, 턱을 괴며, 뒷짐을 지는 등의 자세는 피한다.

③ **기자재 활용 시 유의한다.**

- 파워포인트나 영상자료 구성 시 여백을 활용하여 한 컷에 너무 많은 개념을 담지 않도록 한다.
- 교육의 처음 30초간은 기자재를 사용하지 않는 것이 좋다. 주의가 산만해지기 때문이다.
- 기자재에 대고 교육하지 않도록 주의하고 학생을 바라보도록 한다.

④ **학생과 눈을 마주친다.**

- 교육 시 학생을 바라보아야 한다. 시선을 맞추기가 어려우면 학생의 눈과 눈 사이를 보거나, 학생의 어깨 혹은 두 학생 사이를 보도록 한다.

⑤ **이동하며 설명한다.**

- 손을 주머니에 넣고 움직인다든지 교탁에 비스듬히 기대거나 붙어있지 않도록 한다.
- 너무 자주 빨리 움직이면 학생이 산만하게 느낄 수 있다.
- 가만히 서 있는 것보다 약간씩 이동하면서 진행하여 학생이 주의집중을 더욱 잘 하게 한다.

⑥ **이야기하듯 말한다.**

- 연설하듯이 하기보다 이야기하듯이 한다.
- 가르칠 내용을 숙지한 다음 자신의 이야기로 설명한다.

⑦ **학생이 발표할 수 있는 기회를 제공한다.**

- 학생에게 질문을 던지고, 2~3명씩 짝을 지어 토의하도록 한 다음 몇 사람에게 발표를 시키고 다시 내용정리를 해주도록 한다.

4 학교 보건교육 계획서

생활 속의 건강한 선택: 그림책 읽기를 통한 양성평등 교육

지도일시	○○○○년 ○○월 ○○일	지도대상	6학년	장소	6-1교실	지도교사	○○○
단원	생활 속의 건강한 선택						
학습주제	그림책 읽기를 통한 양성평등 교육						
학습 목표	1. 일상 생활 속 성차별 상황을 1가지 이상 말할 수 있다. 2. 양성 평등한 일상을 만들기 위한 방법을 말할 수 있다.						

배움 흐름	배움 과정	배움 중심 교수·학습 활동	자료(▶) 및 유의점(※)
배움 열기	학습 분위기 조성	□ 수업인사 코로나19 방역 수칙을 잘 지키며 학습할 수 있도록 점검한다(보건교육실 입실 시 손소독, 발열측정, 마스크 착용 점검).	※ 코로나19 예방을 위한 보건교육실 환기, 소독 및 책상 가림막 사전 준비
	동기 유발	□ 일상생활 속에서 성차별이라고 느꼈던 경험 나누기 - 가정이나 학교에서 여자라는 이유로 또는 남자라는 이유로 차별을 느껴본 경험 이야기 "남자가 돼서 그렇게 눈물이 많으면 되겠어?" "넌 여자가 돼서 얌전해야지 그렇게 뛰어다니니?" "남자 꿈이 무슨 간호사야? □ 간호사를 꿈꾸던 남성이 집안의 반대와 사회의 편견에 부딪혀 결국 꿈을 접고 다른 직업을 선택하게 된 사례 https://www.hankookilbo.com/News/Read/201712181569877400 기사출처: 한국일보(2017)	

<table>
<tr><th>배움 흐름</th><th>배움 과정</th><th>배움 중심 교수·학습 활동</th><th>자료(▶) 및 유의점(※)</th></tr>
<tr><td>배움 열기</td><td>배움 문제 확인</td><td>□ 배움 문제 확인
1. 성차별이 무엇인지 알아보고
2. 양성 평등한 일상(사회)을 만들기 위한 방법 생각해보기
□ 배움 활동 안내
1. 그림책을 읽기를 통한 성 고정관념 찾기
2. 양성 평등한 일상(사회)을 만들기 위한 방법 '나다움'으로 표현하기</td><td>※ 해결할 배움 문제를 분명하게 인식하게 한다.</td></tr>
<tr><td rowspan="3">배움 전개</td><td>핵심 단어 점검</td><td>□ 성차별, 성 차이, 양성 평등 핵심단어 점검
성 차이: 남자와 여자가 태어날 때부터 가지고 있는 신체적 차이
성차별: 여성 혹은 남성에 대한 고정적인 생각이나 느낌(편견) 때문에 여성 혹은 남성에게 불이익을 주는 행동
양성 평등: 성별에 따라 차별받지 않고 존중받아야 할 소중한 사람으로 누구나 평등해야 할 권리를 가지고 있음</td><td>보건 교과서 63쪽</td></tr>
<tr><td>배움 활동1</td><td>〈다녀왔습니다〉 그림책 소개
□ 그림책 속 숨겨진 성차별(고정관념) 찾아보기
- 〈다녀왔습니다〉 학생, 보건교사 목소리 더빙으로 함께 감상하기
- 학생 개별적으로 통그림책 감상 후 한 장면 메모지 활동으로 발표하기

* 통(通)그림책 감상법: 그림책을 보면서 나와 마음이 통한 지점을 토대로 자기표현을 이끌어 내는 그림책 수업 방식임. 그림책을 자연스럽게 함께 읽기-그림책을 한 번 더 읽어주면서 나와 통하는 장면 찾기
* 한 장면 메모지 활동으로 토론하기: 내 마음과 통하는 그림책 한 장면에 통(通)그림책으로 질문을 던지고 나면 아이들에게 포스트잇을 한 장씩 나누어준다. 그림책 한 장면에서 발견한 나의 생각이나 느낌, 질문을 포스트잇에 간단히 써서 그 장면에 붙이고 발표한다.
출처: 읽고 쓰고 만드는 그림책 수업(2019) 아이스크림원격연수원 연수자료. 이현아</td><td>▶ 필기구, 접착메모지, 그림책〈다녀왔습니다〉
▶ 학생 그림책 더빙 자료

※ 통그림책 감상 후 자신의 생각을 솔직하게 발표하도록 지지한다.</td></tr>
<tr><td>배움 활동2</td><td>□ 양성평등한 일상을 만들기 위한 방법 생각해보고 '나다움'으로 표현하기
- 성 고정관념에서 벗어나 가장 나다운 모습을 자유롭게 그리기(요즘 내가 가장 행복했을 때의 모습, 나 자신이 사랑스러울 때 등)
□ 성 고정관념에서 벗어나 가장 나다운 모습 이야기 나누기
- 글과 그림으로 표현한 '나다움' 발표하며 성 역할에 대한 고정관념이 아닌 나의 모습, 친구의 '나다움'을 알아본다.</td><td>▶ 32절 도화지(활동지), 색연필</td></tr>
</table>

배움 흐름	배움 과정	배움 중심 교수·학습 활동	자료(▶) 및 유의점(※)
배움 정리	배움정리 및 차시예고	□ 그림책 〈다녀왔습니다〉를 통한 배움 정리 1. 이 책의 주인공 지호와 지민이는 어떤 관계였나요? 2. 지호와 지민이는 같은 일상에서 조금은 불편한 감정을 느꼈습니다. 일상에서 어떤 숨겨진 차별이 있었나요? 3. 지민이와 지호가 일상에서 차별받지 않기 위해서는 일상에서 어떤 노력이 필요할까요? 여러분은 어떤 노력이 필요할까요? □ 차시 예고: 생명 탄생의 비밀	

■ 평가계획

평가내용	평가척도			평가시기	평가방법
그림책을 통하여 일상 속 성차별(성 역할 고정관념)을 찾을 수 있는가?	상	중	하	배움 활동 중	교사 관찰평가
양성 평등한 일상을 만들기 위한 방법을 말할 수 있는가?	상	중	하		
성 역할 고정관념에서 벗어나 '나다움'을 표현할 수 있는가?	상	중	하		

■ 판서 계획 및 배움 활동 자료

판서 계획 및 활동지판서: 그림책 이미지 활용 통(通)그림책 활동	활동지 : 32절 도화지 활용
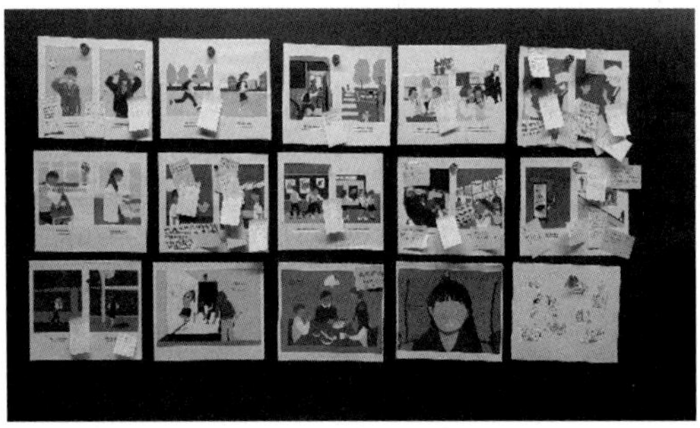	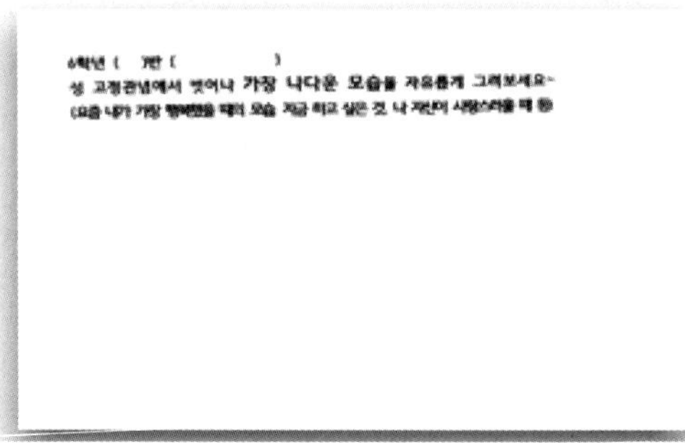

〈수업 PPT〉

보건6

그림책 읽기를 통한
양성 평등 교육

우리가 만드는 평등 세상

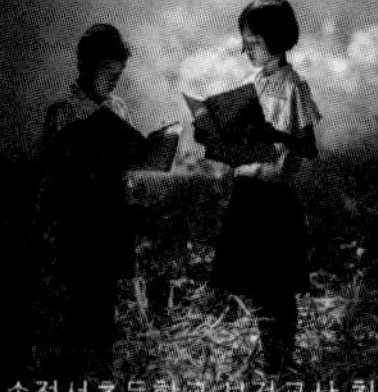

송정서초등학교 보건교사 최지수

들어가기

- 가정이나 학교에서 여자라는 이유로 또는 남자라는 이유로 차별을 느껴본 경험이 있는지 생각해봅시다.

- "남자가 돼서 그렇게 눈물이 많으면 되겠어?"
  "넌 여자가 돼서 얌전해야지 그렇게 뛰어다니니? "
  "남자 꿈이 무슨 간호사야?"
  혹시 여러분은 이런 말 들어본 적 있나요?

https://www.hankookilbo.com/News/Read/201712181569877400
간호사를 꿈꾸던 남성이 집안의 반대와 사회의 편견에
결국 꿈을 접고 의대에 가게 된 사연
출처: 한국일보(2017)

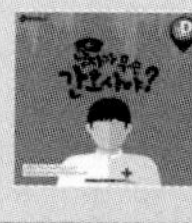

학 습 목 표

1. 성 차별이란 무엇인지 알아보기
2. 양성 평등한 일상(사회)을 만들기 위한 방법 생각해보기

성 차별이란? 양성 평등이란?

- 남자와 여자가 태어날 때부터 가지고 있는 신체적 차이를 성 차이라고 합니다. 예를 들어 아기는 여자만 낳을 수 있다는 것은 생물학적인 성차이 이지요.
- 그러나 성 차별은 여성 혹은 남성에 대한 고정적인 생각이나 느낌(편견) 때문에 여성 혹은 남성에게 불이익을 주는 행동을 말합니다.
- 우리는 누구나 성별에 따라 차별 받지 않고 존중 받아야 할 소중한 사람으로 누구나 평등해야 할 권리를 가지고 있습니다. 이것이 양성 평등이지요.

[활동1] 그림책<다녀왔습니다>를 읽고

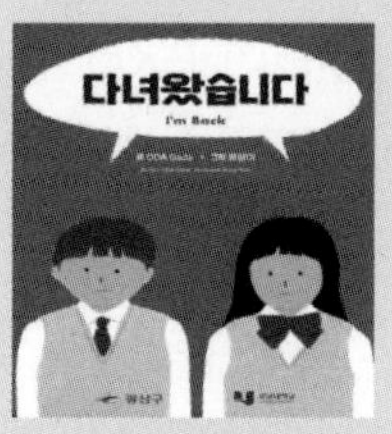

일상 생활 속 숨겨진 성 차별(고정관념) 찾아보기

* 통(通) 그림책 방법: 그림책을 보고 나와 통한 장면, 이유 등을 접착 메모지에 적어 책에 붙이고 이야기 나누기

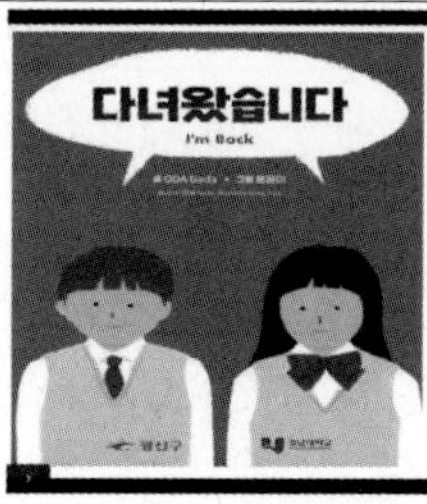

출처: 광주광역시 광산구 제작 '(작성자: 광산구, 호남대, 홍윤이 작가, 유니크스튜디오)' 2020: 그림책 '다녀왔습니다'
해당 저작물은 공공누리 제1유형으로 개방한 그림책으로 광산구청 홈페이지http://www.gwangsan.go.kr에서 무료 다운로드

[활동2] 양성 평등한 일상을 만들기 위한 방법 '나 다움' 표현하기

성 역할 고정관념에서 벗어나 가장 '나 다운' 모습 그림으로 표현하기

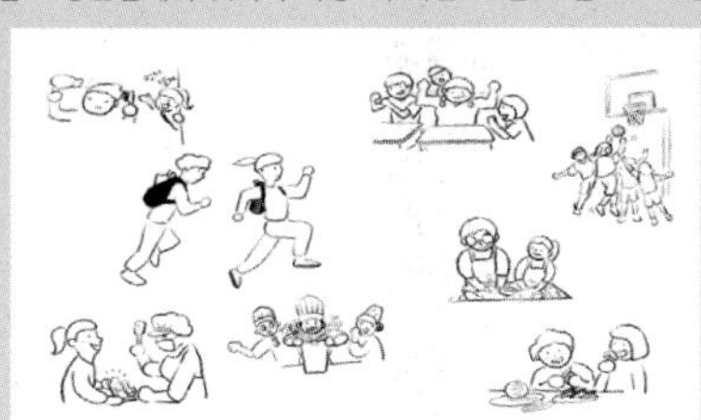

[배움 정리] 그림책 <다녀왔습니다>

1. 이 책의 주인공 지호와 지민이는 어떤 관계였나요?

* 쌍둥이 남매 였습니다. 이 책은 성별이 다른 쌍둥이 남매를 통해 우리 사회에서 가지고있는 성에 대한 고정적인 생각(편견)으로 인한 차별을 보여주었습니다.

2. 지호와 지민이는 같은 일상 속에서 조금은 불편한 감정을 느꼈습니다. 일상속에서 어떤 숨겨진 차별이 있었나요?

* 지민이는 지호보다 아침에 일찍 준비를 했지만 지호보다 늦게 학교를 가게 되죠? 학교에서도 쉬는 시간,체육 시간,급식 시간 등에 숨겨진 차별이 있었습니다. 여러분은 어떤 차별인지 잘 찾았을까요? 여자는 축구를 못할거야, 남자가 여자보다 밥을 많이 먹을 거야, 남자는 뜨개질이나 요리를 못할 거야, 여자는 과학을 싫어할 거야, 여자 교복은 치마, 상대방의 외모를 품평하는 등 나도 모르게 성에 대한 편견을 갖고 사는 건 아닐까요?

3. 지민이와 지호가 일상에서 차별 받지 않기 위해서는 일상에서 어떤 노력이 필요할까요? 여러분은 어떤 노력이 필요할까요?

생활 속에서 생물학적인 차이로 인한 다른 점은 인정하되, 어떤 성별의 사람이 무슨 일을 하든, 어떤 분야를 좋아하든 편견없이 서로 존중하고 인정해주는 사회가 되어야겠습니다. 우리는 각기 다른 개성과 다른 능력을 갖고 있습니다. 성별에 따른 고정관념에서 벗어나 내가 가장 좋아하고 사랑하는 것을 찾아보길 바랍니다.

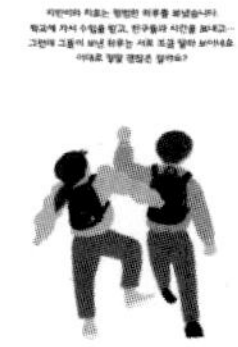

출처: 한국학교보건교육연구회 제12회 보건교육연구대회 수상 지도안(2022). 광주 송정서초, 최지수 보건교사.

안전과 응급처치: 심폐소생술의 이해

지도일시	○○○○년 ○○월 ○○일	지도대상	중학교 1학년	수업방식	비대면(ZOOM)
단원	안전과 응급처치			지도교사	○○○
학습주제	심폐소생술의 이해				
학습 목표	1. 심폐소생술 및 심장충격기 사용의 원리를 설명할 수 있다. 2. 심폐소생술 및 심장충격기 사용 방법을 시범보일 수 있다.				

흐름	내용	자료 및 유의점
도입 00:00 ~ 00:10 (ZOOM 출석 5분)	1. ZOOM을 통해 출석 확인 및 수업 안내를 통한 동기 부여 및 수업 학습 목표를 교과서를 통해 읽게 한다(천재교육 보건 166쪽). 2. 심폐소생술 관련 2~3분 영상을 직접 찾아본 후 인증샷을 구글클래스룸에 업로드할 수 있도록 안내 및 지도한다. 3. 구글클래스룸에 탑재된 보건교육 영상을 제시간에 확인하여 학습할 수 있도록 안내한다. 4. 차시 예고에 구성주의 학습(비주얼 싱킹)을 한다는 것을 예고하여 수업을 듣고 심폐소생술을 본인의 지식으로 표현하기 위한 이해가 필요함을 강조한다.	출석은 수업 시작 후 5분 이내에 완료되어야 하므로 수업 시작 후 5분 전까지 학생들에게 직접 연락하여 참여 유도하도록 한다.
전개1 00:10 ~ 00:12	전개 1: 응급처치 수업에 대한 전반적인 이해 1. 목차를 통해 심폐소생술이 어느 단원에 속해 있고, 어떻게 수업을 진행할 것인지 확인할 수 있도록 일목요연하게 정리한다. 2. 큰 단원인 응급처치 단원의 내용을 확인한 후, 세부적인 내용을 확인할 수 있도록 한다. 심폐소생술의 정의, 심폐소생술을 배워야 하는 이유, 가슴압박 방법, 인공호흡 방법, 자동제세동기의 정의, 자동제세동기의 순서대로 배운다는 것을 알 수 있도록 소개한다. CONTENTS 01 심폐소생술 이론 02 심폐소생술 이론 강화 03 심폐소생술 실습 04 생활 속의 응급 처치 1 05 생활 속의 응급 처치 2 06 생활 속의 응급 처치 시나리오	1. 라이겔루스의 정교화 이론 적용을 위해 큰 틀과 목차를 반드시 설명해야 한다. 2. 다음 차시의 이론 강화의 경우, 본인의 지식으로 구조화하여 구성하는 것임을 미리 밝혀, 학생들의 영상 몰입도를 강화할 수 있도록 한다.

흐름	내용	자료 및 유의점
전개1 00:10 ~ 00:12	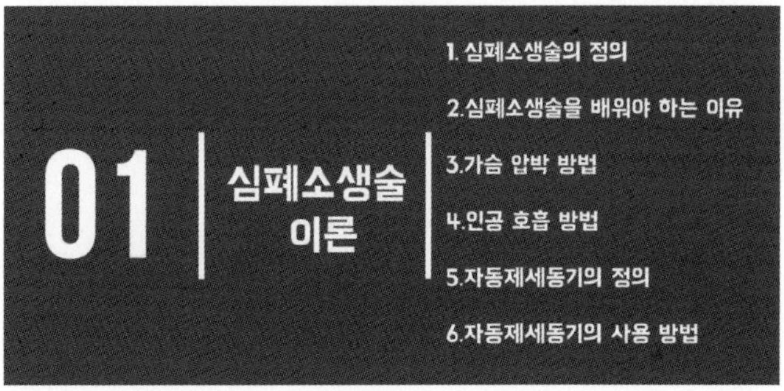	
전개2 00:12 ~ 00:15	전개 2: 심폐소생술의 정의와 원리 1. 심폐소생술의 한자에 대한 자세한 예시와 풀이를 통해 학생들에게 심폐소생술이라는 생소한 단어에 대해 정확한 의미를 확실하게 알 수 있도록 한다. 용어 정의가 부실하면 전체 원리에 대한 이해가 튼튼하지 못하게 된다. 본인이 평소에 안다고 생각했던 용어에 대한 숨어 있는 이야기를 알게 되면 동기유발에 도움을 준다. 이를 통해 심장과 폐를 되살리는 기술이자 재주가 심폐소생술이라는 것을 알게 된다. 이를 통해 구조화를 하여 심장과 폐 각각에 어떠한 원리에 따라 어떠한 처치를 할 것인지 확인할 수 있다. 가. 心 : 마음 심, 심장의 모양을 본뜬 글자, 가장 첫 번째로 나온 글자인 만큼 가장 중요하게 다루어질 필요가 있음을 강조 나. 肺 : 폐장 폐, 肉 고기는 신체의 살을 나타내고, 이를 왼쪽 부수로 사용하게 되면 月 달 월 부수를 자연스럽게 설명하여 신체 일부분을 나타내는 것임을 알려주도록 함. 市는 시장의 사람들처럼 왔다 갔다 하며 교환이 이루어지는 신체의 부위는 산소와 이산화탄소의 교환이 이루어지는 폐임을 알려줌. 이를 통해 학생들의 흥미를 유발함 다. 蘇 : 되살아날 소, 다 죽어가는 병자에게 풀(약초), 물고기(생선), 벼(식사)를 주면 다시 살아날 만큼 힘을 얻는다는 뜻을 알려주어, 그냥 살리는 것이 아닌, 다시 살리는 것에 대한 의미로, REsuciation의 의미를 동시에 알려줄 수 있음 라. 生 : 날 생, 학생 대부분이 이미 알고 있으므로 간략하게 설명함. 많은 학생이 안다는 것은 상용단어나 학생 사용 제품이 많음. 따라서 이를 통해 흥미롭게 설명하여 학습 동기를 유발할 수 있음 마. 術 :재주 술, 기술(技術), 미술(美術), 수술(手術) 등 손이나, 사람이 조작하여 실행하는 재주임을 말해 학생들이 평소에 쉽게 생각하고, 뜻을 명확하게 이해하지 않은 채 사용한 용어들에 대한 정의를 알려줌	하나하나에 명확한 예시를 들어주면서 설명하면 학생들의 이해도가 높아진다.

<table>
<tr><th>흐름</th><th>내용</th><th>자료 및 유의점</th></tr>
<tr>
<td>전개2
00:12
~ 00:15</td>
<td>
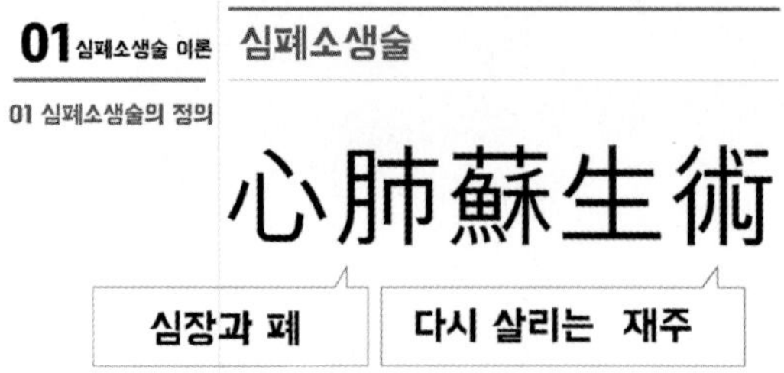

2. 심폐소생술의 정의를 기반으로 원리 설명한다.
심폐소생술이라는 심장과 폐를 되살려서 결국에는 뇌를 살려야 한다는 결론에 도달할 수 있다. 그러기 위해서 산소를 공급하는데, 폐로 들어온 산소를 혈액 속으로 운반하는 중요한 역할을 하는 것이 심장임을 강조한다.

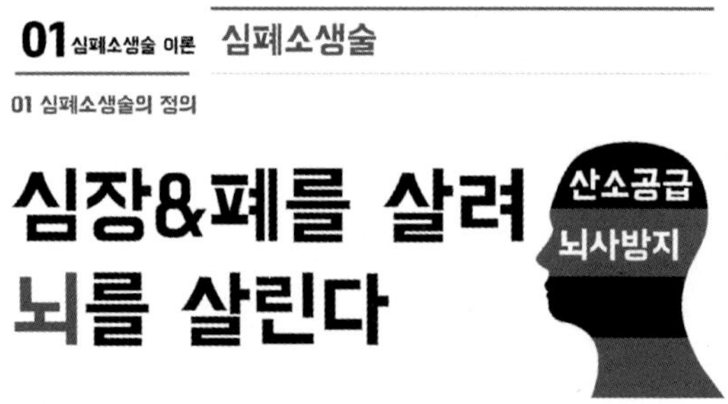

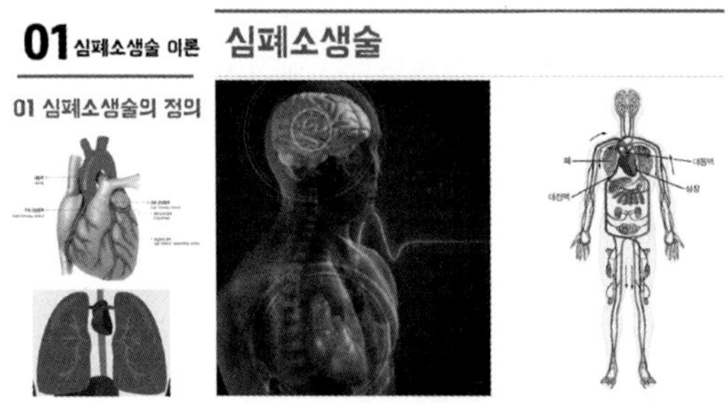

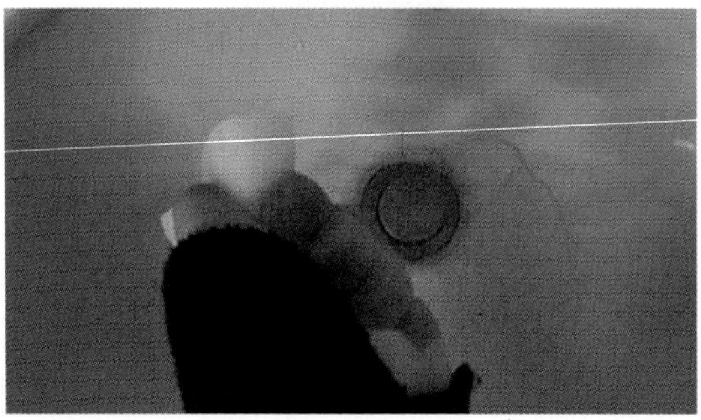
</td>
<td>심장의 역할을 강조할 때 학생들이 쉽게 이해할 수 있도록 집에서 흔히 볼 수 있는 스펀지를 활용해 심장의 펌프질 작용을 이해할 수 있도록 한다.</td>
</tr>
</table>

<table>
<tr><th>흐름</th><th>내용</th><th>자료 및 유의점</th></tr>
<tr><td>전개 3
00:15
~ 00:17</td><td>전개 3: 심폐소생술을 배워야 하는 이유
1. 국민의 권리와 교육자의 의무의 관점을 통해 학생들이 자기 효능감과 자신감을 가질 수 있도록 유도한다.
2. GOLDEN TIME에 대한 이해 (4분) 뇌세포의 손상이 올 수 있어, 심폐소생술이라는 행위의 빠른 실행에 대한 중요성을 강조한다.
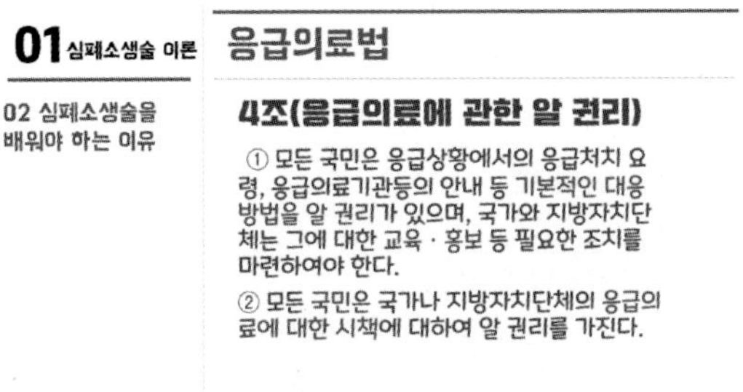

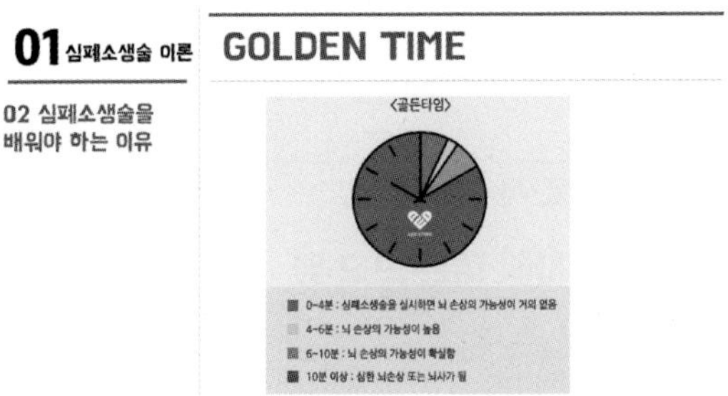
</td><td>학생들이 스스로 배움을 권리라고 생각하여 스스로 자신감을 가질 수 있도록 격려와 지지가 필요하다.</td></tr>
<tr><td>전개 4
00:17
~ 00:25</td><td>전개 4: 심폐소생술이 필요한 상황
1. 사례 소개
학생들이 평소 드라마나 뉴스에서 들어본 심근경색증에 대한 정확한 용어 정의를 통한 이해 유도한다.
가. 心 : 심장
나. 筋 : 대나무처럼 줄이 지어 있으며, 신체의 힘(力)을 내게 해주는 근육
다. 硬 : 굳을 경, 돌처럼 딱딱해지다.
라. 塞 : 굳을 색, 요새의 땅을 단단하게 굳힌다.
이를 통해 산소가 풍부한 혈액이 전신으로 이동하지 못하여 산소 부족으로 인해 신체의 기능이 급격하게 저하됨을 설명
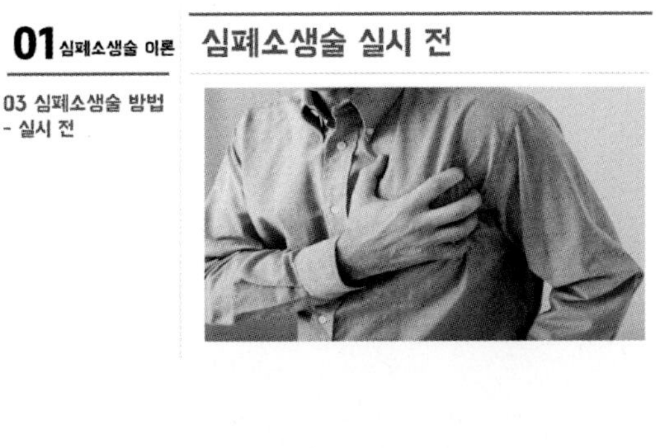
</td><td>심근경색의 경우, 한자의 난이도가 높기 때문에 이해하기 쉽게 풀어서 설명해야 한다.

학생이 흔히 생활 속에서 겪을 수 있는 상황을 위주로 예시를 들어 설명한다.

혼자 119에 신고할 경우, 화상통화 등의 방법으로 심폐소생술 교육이 이루어질 수 있다.</td></tr>
</table>

<table>
<tr><th>흐름</th><th>내용</th><th>자료 및 유의점</th></tr>
<tr><td>전개 4
00:17
~ 00:25</td><td>2. 심폐소생술 실시 전 확인할 내용
가. 본인의 안전 확인하기
나. 의식 확인하기: 귀와 가장 가까운 신체면서 목이 돌아가지 않게 어깨를 두드리기
다. 호흡 확인하기: 눈과 귀를 활용하고, 가슴과 복부를 활용
라. 예외 사항 확인하기: 혈당 조절 불능 및 뇌병변, 맥박 측정하지 않음 등
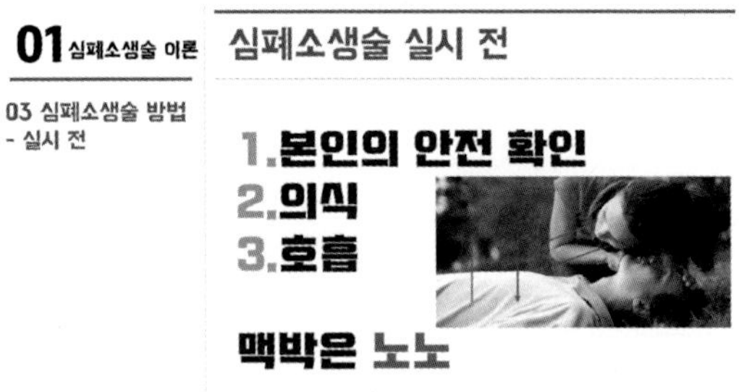

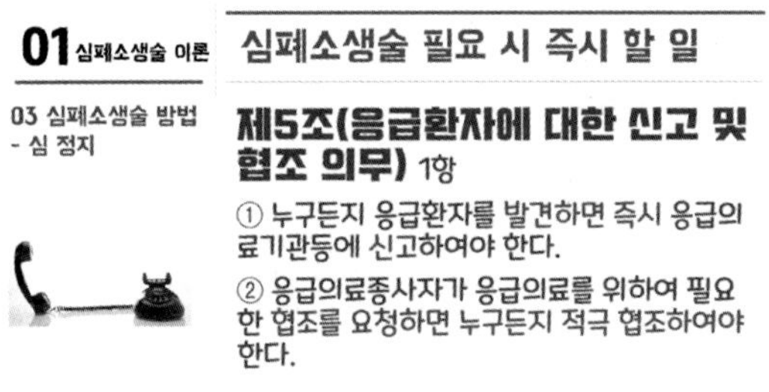

마. 심정지로 119 신고하기 및 자동제세동기(심장충격기) 요청
바. 119 신고의 중요성과 응급상황 시 협조에 대한 의무 안내
→ 일반적 상황을 기준으로 수업함
→ 핵심은 119 신고</td><td></td></tr>
<tr><td>전개5
00:25
~ 00:35</td><td>전개 5: 심폐소생술의 절차
1. 심폐의 기능을 대신하여 환자의 뇌의 기능을 유지하는 원리이다.
가. 심장: 심장 대신 뛰고
나. 폐: 폐 대신 숨을 쉰다.
2. 가슴압박의 원리를 설명한다.
가. 심장의 수축과 이완을 통한 펌프질로 전신 혈액 순환 작용에 대한 이해
나. 뇌 혈액 순환에 대한 이해</td><td>「응급의료에 관한 법률」 제5조의2</td></tr>
</table>

흐름	내용	자료 및 유의점
전개5 00:25 ~ 00:35	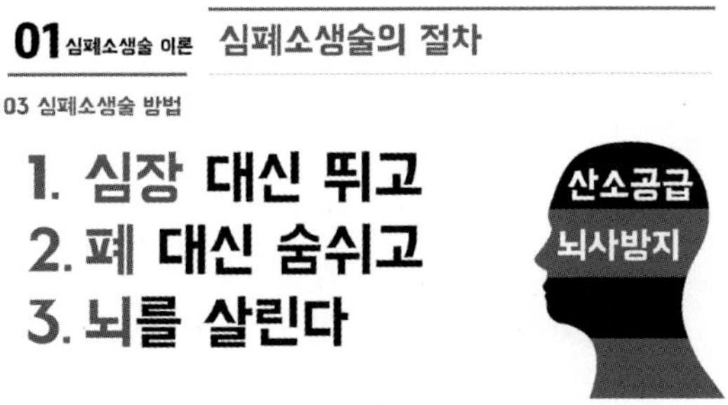 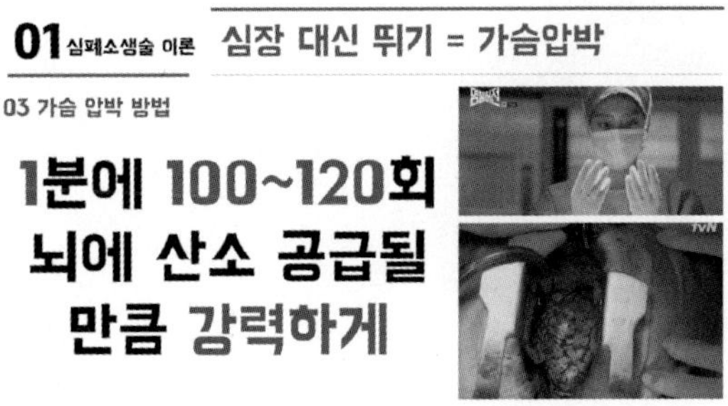 3. 가슴압박 방법을 설명한다. 가. 손꿈치의 위치 및 손 모양 준비에 대한 설명 나. 누르는 방법: 속도, 압박 위치위치, 깊이, 이완과 수축, 체중을 가하는 자세 다. 가슴압박의 부작용과 이에 대한 법적 이슈 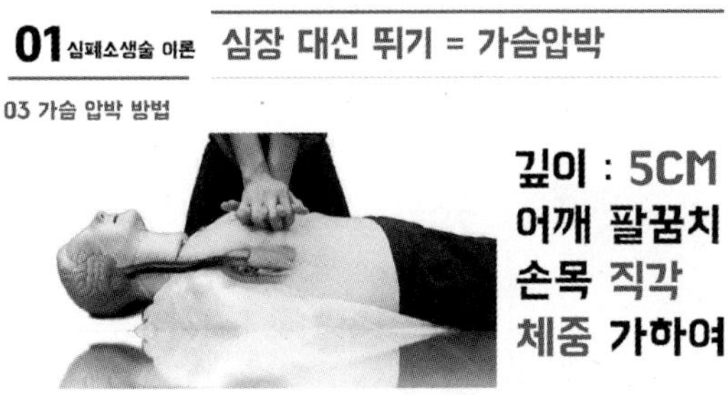 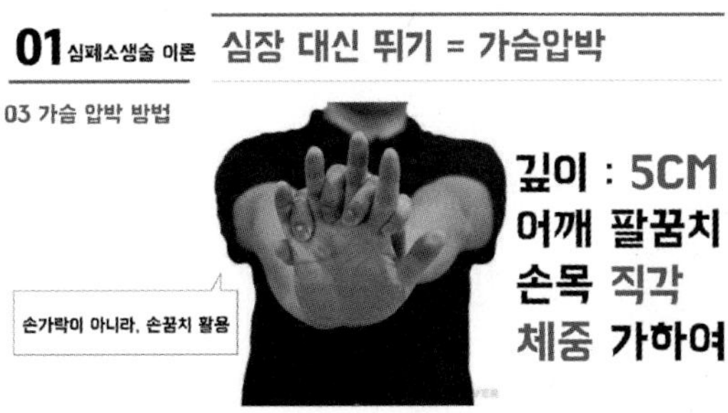	

흐름	내용	자료 및 유의점
전개5 00:25 ~ 00:35	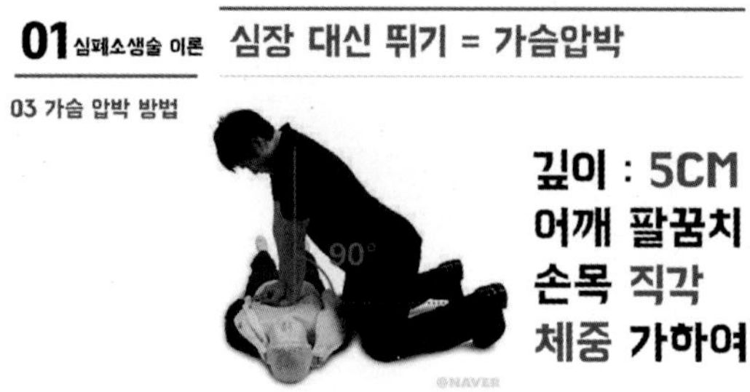 4. 인공호흡의 원리 및 방법 설명한다. 가. 폐 대신 숨을 쉬게 해주는 기능 나. 기도 확보(공기가 들어갈 통로) 다. 인공호흡은 필수가 아님을 자세한 설명을 통해 알림 (감염병, 구토, 혈액, 잘못된 인공호흡 등) 라. 공기를 주입하는 방법(횟수, 간격, 일상 호흡) 마. 주의 사항 설명 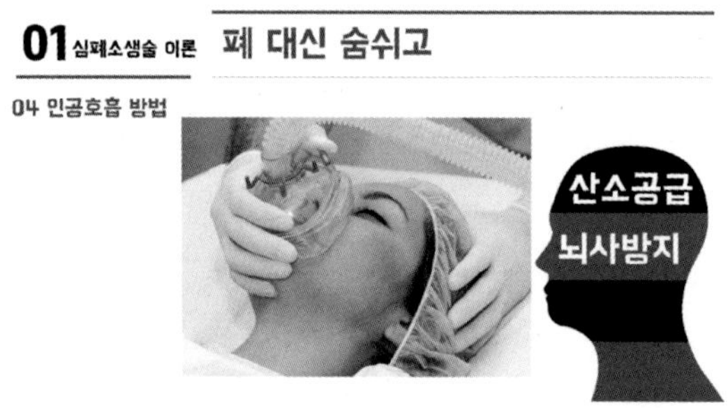 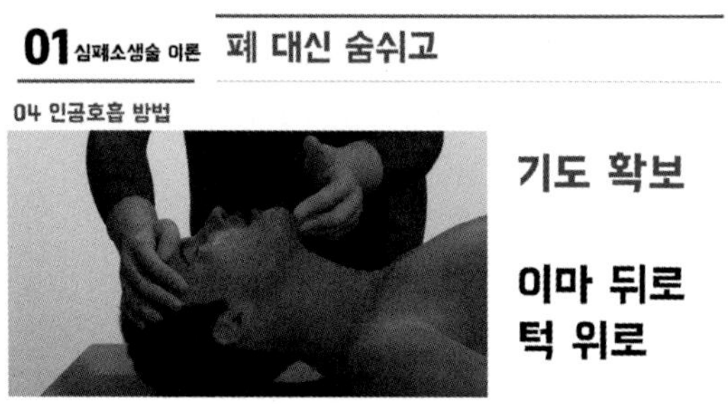 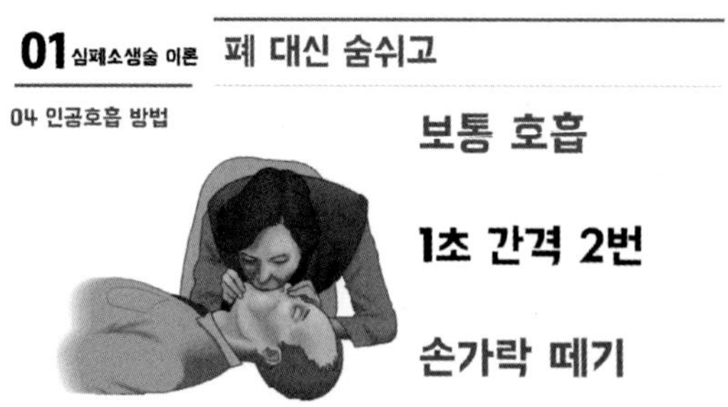 5. 인공호흡의 부작용을 설명(위 팽창, 심장 압박)한다.	

<table>
<tr><th>흐름</th><th>내용</th><th>자료 및 유의점</th></tr>
<tr><td>전개6
00:35
~ 00:40</td><td>

전개 6: 심장충격기(자동제세동기)의 원리와 사용 방법

1. 자동제세동기의 정의와 원리
   가. 自動 : 스스로 움직이는
   나. 除 : 덜 제, 언덕을 올라가다 보면 계단이 사라지는 것처럼 없어짐
   다. 細動 : 미세한 움직임(학생들이 이를 알지 못할 수 있기 때문에 반드시 예시를 제시, 본 교사는 테니스공을 활용한 정상적인 움직임과 미세한 움직임을 비교 제시함)
   라. 器 : 그릇 기, 도구 혹은 무언가에 능숙한 사람

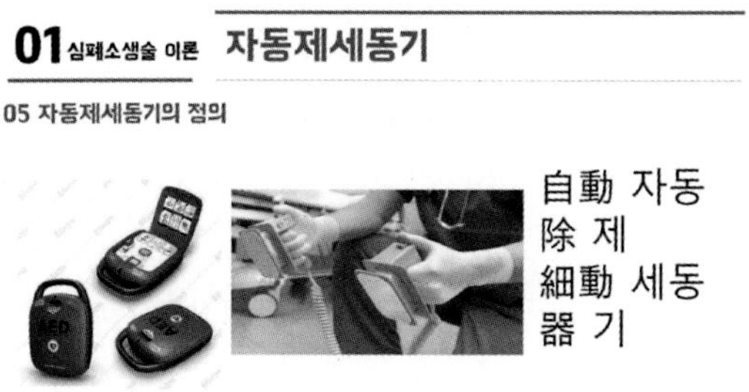

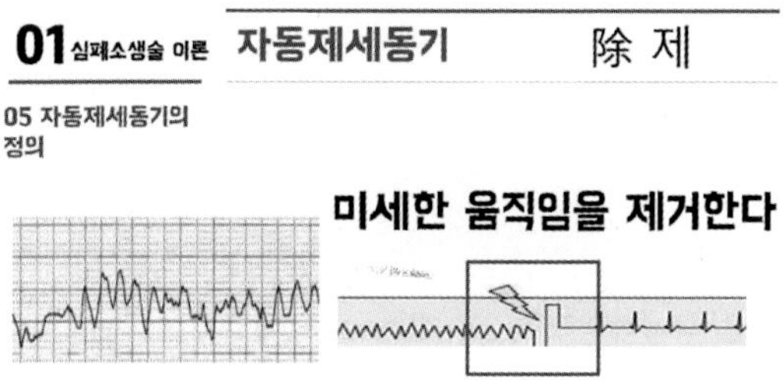

자동제세동기란 스스로 움직여서 미세한 움직임을 없애는 도구라는 사실을 안내하고, 심장 충격을 통해 미세한 움직임을 없앤다는 것을 강조함

2. 심장의 리듬과 전류에 대한 개념
   가. 심장 정상 리듬과 심실세동 리듬 대한 이해

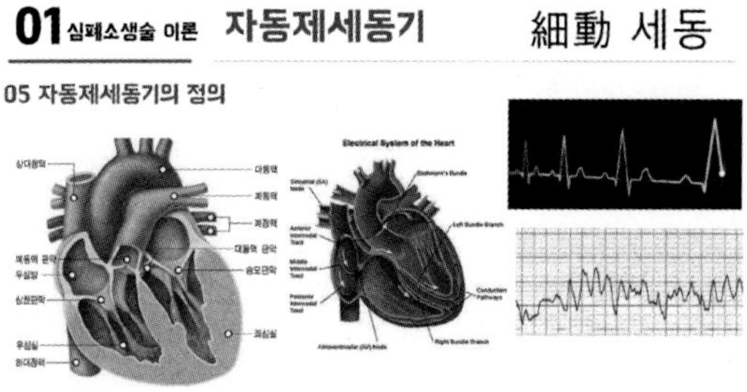

</td><td>전개 4의 심근경색과 심실세동의 연관성을 함께 언급한다.
교과서를 통해 한 번 더 패드의 정확한 위치와 주의 사항에 대해 안내 필요하다.</td></tr>
</table>

흐름	내용	자료 및 유의점
전개6 00:35 ~ 00:40	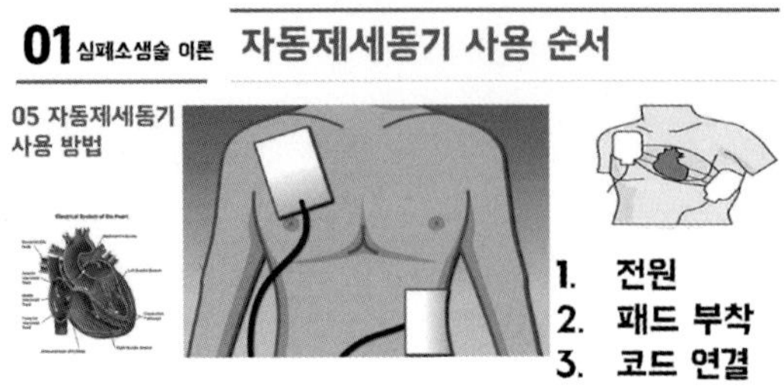 나. 심장의 전류의 방향과 제세동기 패드 부착 위치에 대한 시각적 이해 유도 다. 미세한 움직임인 심실세동 제거로 인한 전기 충격으로 타인에게서 떨어져야 함을 강조함 3. 회복 자세 환자의 의식, 호흡이 회복되었을 경우, 환자의 기도가 막히지 않게 측위를 취해야 함을 안내	
정리 및 평가 (10분)	정리: 수업 내용 평가와 정리, 차시 예고 (ZOOM 집합) 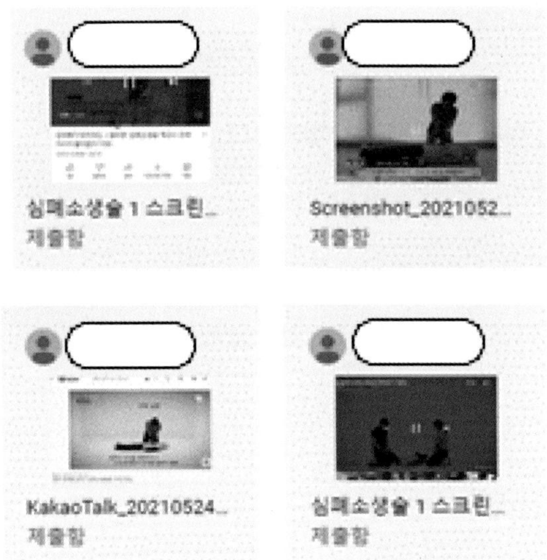 가. 수업 초반의 2~3분 영상 찾기 과제 미제출자 제출 독려 → 구글클래스룸을 통해 미제출자 즉시 확인 가능 나. 수업 내용 평가를 통한 내용 정리 (1) 실시간 화면 공유를 통해 괄호 안에 들어갈 내용을 인출할 수 있도록 유도하고, 다음 시간의 비주얼 싱킹에 해당 내용이 한 장의 종이에 모두 본인이 표현하는 그림과 숫자로 포함되어야 함을 미리 안내	과제 제출 현황을 실시간으로 보며, 학생들에게 스크린샷을 제출할 수 있도록 유도하고, 제출하지 않은 경우, 시간을 정해 반드시 제출할 수 있도록 안내한다.

<table>
<tr><th>흐름</th><th>내용</th><th>자료 및 유의점</th></tr>
<tr><td>정리 및
평가
00:40
~ 00:45</td><td>**01** 심폐소생술 이론 **수업 마무리 평가 및 다음 시간 준비**
1. 심폐소생술은 심장과 폐를 되살려 ( )의 기능을 보존하고자 한다.
2. 가슴 압박의 위치는? ( )와 ( ) 사이 ( ) 아래 1/2이다.
3. 가슴 압박의 속도는? ( )회~( )회 이다.
4. 가슴 압박 시 깊이는 ( )cm이다.
5. 119대원이 도착하기 전까지 가슴압박( )회 인공호흡 ( )회를 반복
6. 자동제세동기(심장충격기)의 사용 순서는?
가. 패드 부착 나. 전원 켜기 다. 코드 연결 라. 방송 듣기

(2) 다음 차시 비주얼 싱킹 방법 안내

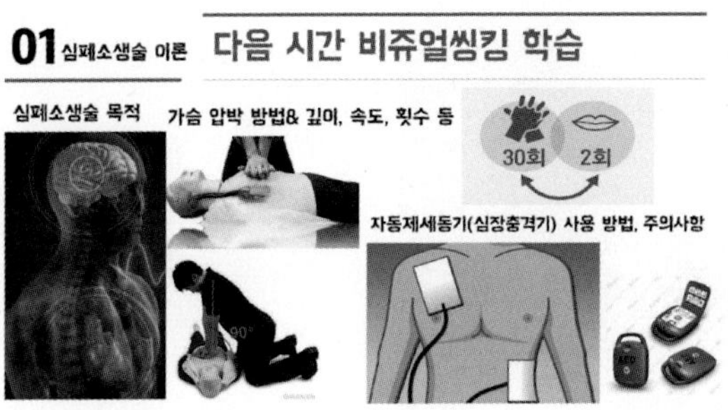

단순히 그림을 그리는 것이 아니라, 본인의 지식으로 구체화된, 본인이 알아볼 수 있는 구조화된 지식을 찾아가는 과정임을 안내한다.</td><td>비주얼 싱킹을 위해 지식을 내면화할 수 있도록 다양한 시각적 자료를 교사가 준비하여야 한다.</td></tr>
<tr><td>소단원 평가</td><td>1. 비주얼 싱킹을 통한 구조화와 인출 학습을 통한 포트폴리오 평가
가. 교과서와 수업 영상을 통해 지식을 재구성
나. 교사가 학생들과 함께 칠판(다음 차시 대면) 혹은 구글클래스룸(부득이하게 온라인인 경우) 보드를 활용하여 함께 구조화를 인출하며 모델링과 비계설정을 동시에 시행

2. 평가 기준
가. 심폐소생술의 목적을 그림을 통해 확인할 수 있는가?
나. 가슴압박에 대한 구체적인 횟수, 깊이, 속도, 손 모양을 확인할 수 있는가?
다. 자동제세동기(심장충격기)의 사용 방법과 주의 사항을 확인할 수 있는가?</td><td>반드시 평가 기준을 본 차시에 안내하여 다음 차시 소단원 평가에 학생의 불이익이 없도록 한다.</td></tr>
</table>

출처: 한국학교보건교육연구회 제12회 보건교육연구대회 수상 지도안(2022). 부산 양동여중 장소담 보건교사.

〈수업 PPT〉

중학교

1학년 보건 수업

응급처치 - 심폐소생술

CONTENTS

01 | 심폐소생술 이론

1. 심폐소생술의 정의
2. 심폐소생술을 배워야 하는 이유
3. 가슴 압박 방법
4. 인공 호흡 방법
5. 자동제세동기의 정의
6. 자동제세동기의 사용 방법

01 심폐소생술 이론 심폐소생술

01 심폐소생술의 정의

心肺蘇生術

심장과 폐 | 다시 살리는 재주

01 심폐소생술 이론 심폐소생술

01 심폐소생술의 정의

심장&폐를 살려 뇌를 살린다

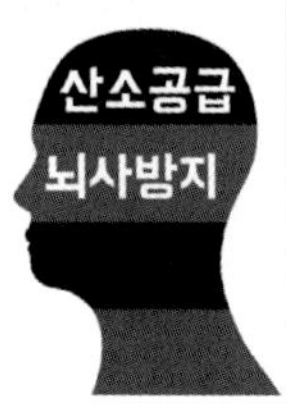

01 심폐소생술 이론 심폐소생술

01 심폐소생술의 정의

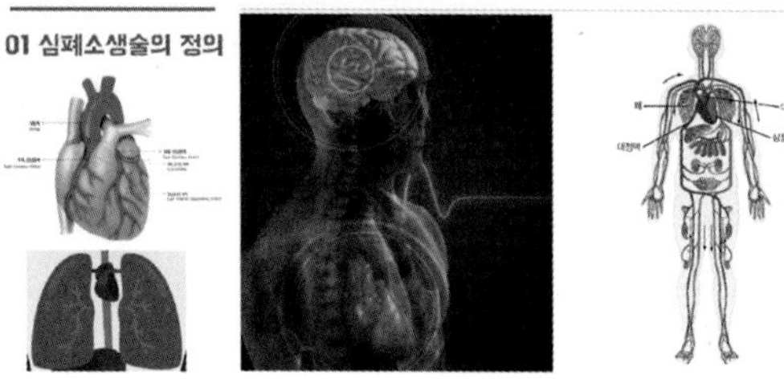

01 심폐소생술 이론 응급의료법

02 심폐소생술을 배워야 하는 이유

4조(응급의료에 관한 알 권리)

① 모든 국민은 응급상황에서의 응급처치 요령, 응급의료기관등의 안내 등 기본적인 대응방법을 알 권리가 있으며, 국가와 지방자치단체는 그에 대한 교육 · 홍보 등 필요한 조치를 마련하여야 한다.

② 모든 국민은 국가나 지방자치단체의 응급의료에 대한 시책에 대하여 알 권리를 가진다.

01 심폐소생술 이론 GOLDEN TIME

02 심폐소생술을 배워야 하는 이유

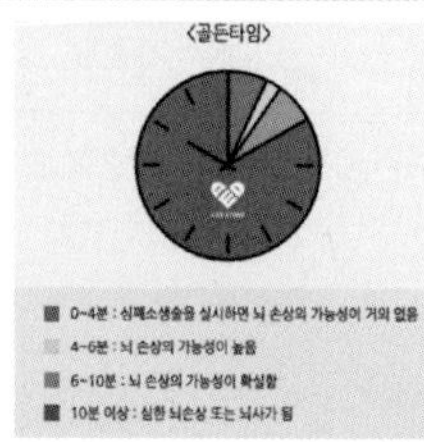

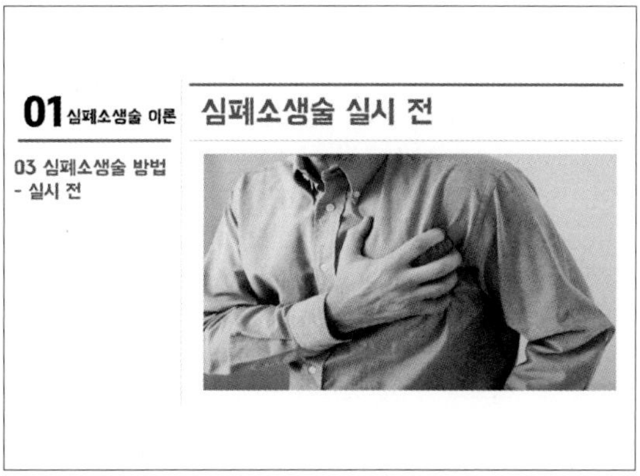
01 심폐소생술 이론
심폐소생술 실시 전
03 심폐소생술 방법
- 실시 전

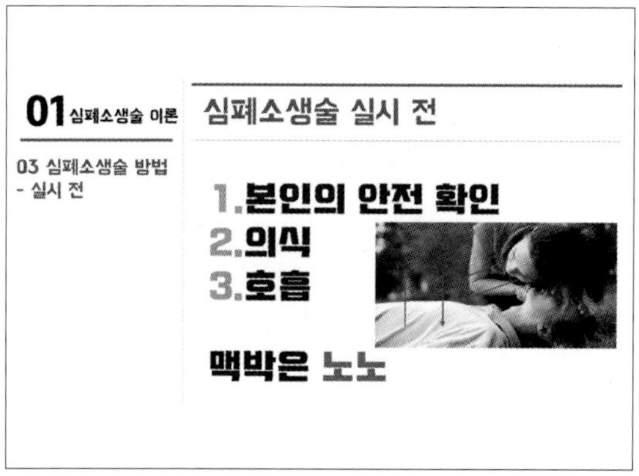
01 심폐소생술 이론
심폐소생술 실시 전
03 심폐소생술 방법
- 실시 전
1.본인의 안전 확인
2.의식
3.호흡
맥박은 노노

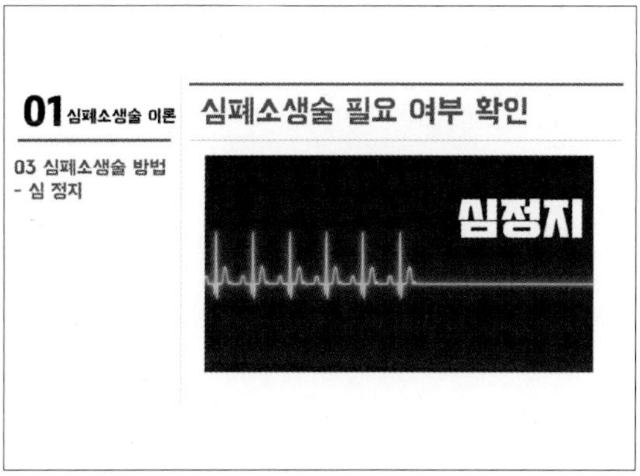
01 심폐소생술 이론
심폐소생술 필요 여부 확인
03 심폐소생술 방법
- 심 정지
심정지

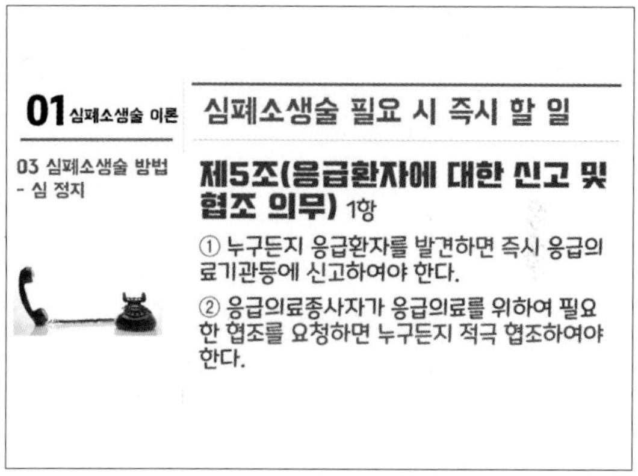
01 심폐소생술 이론
심폐소생술 필요 시 즉시 할 일
03 심폐소생술 방법
- 심 정지
제5조(응급환자에 대한 신고 및 협조 의무) 1항
① 누구든지 응급환자를 발견하면 즉시 응급의료기관등에 신고하여야 한다.
② 응급의료종사자가 응급의료를 위하여 필요한 협조를 요청하면 누구든지 적극 협조하여야 한다.

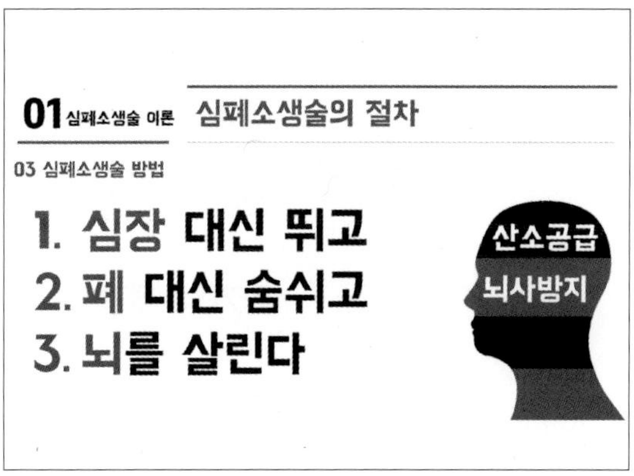
01 심폐소생술 이론
심폐소생술의 절차
03 심폐소생술 방법
1. 심장 대신 뛰고
2. 폐 대신 숨쉬고
3. 뇌를 살린다
산소공급
뇌사방지

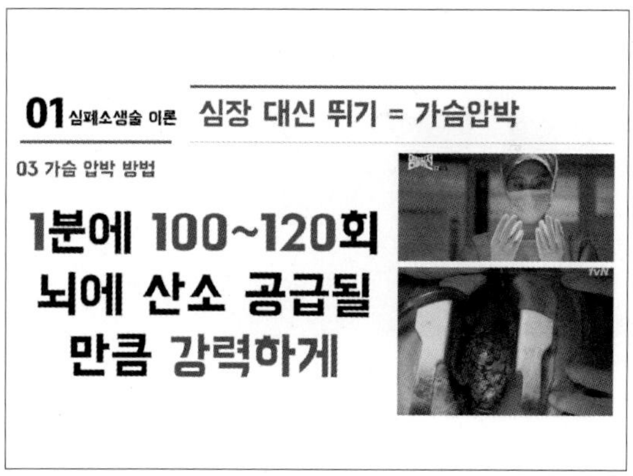
01 심폐소생술 이론
심장 대신 뛰기 = 가슴압박
03 가슴 압박 방법
1분에 100~120회
뇌에 산소 공급될
만큼 강력하게

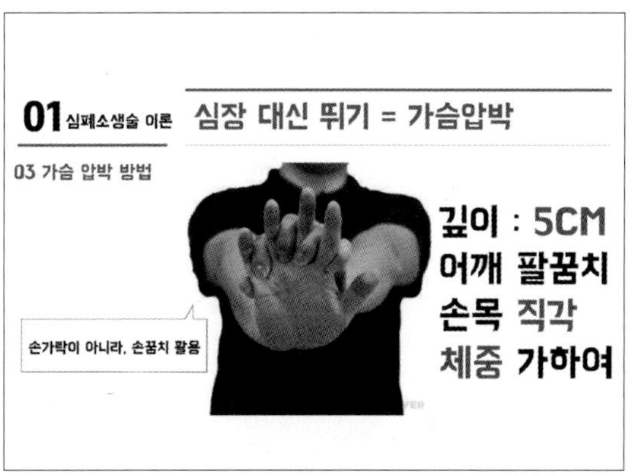
01 심폐소생술 이론
심장 대신 뛰기 = 가슴압박
03 가슴 압박 방법
손가락이 아니라, 손꿈치 활용
깊이 : 5CM
어깨 팔꿈치
손목 직각
체중 가하여

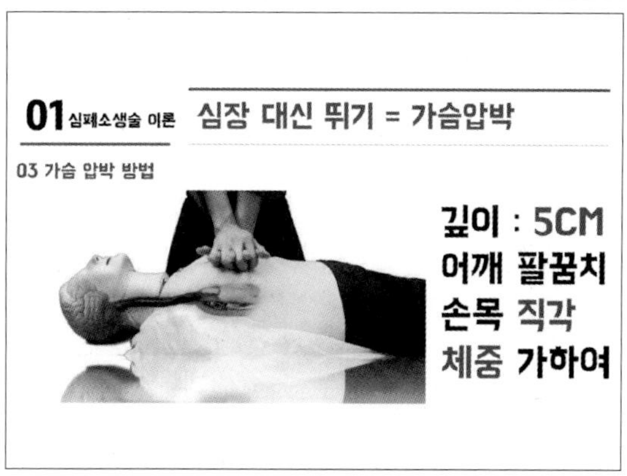
01 심폐소생술 이론
심장 대신 뛰기 = 가슴압박
03 가슴 압박 방법
깊이 : 5CM
어깨 팔꿈치
손목 직각
체중 가하여

01 심폐소생술 이론 **심장 대신 뛰기 = 가슴압박**

03 가슴 압박 방법

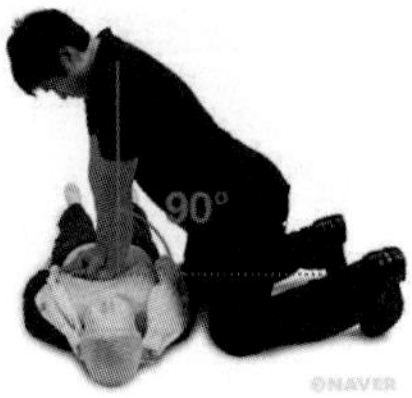

깊이 : 5CM
어깨 팔꿈치
손목 직각
체중 가하여

01 심폐소생술 이론 **심장 대신 뛰기 = 가슴 압박**

03 가슴 압박 방법

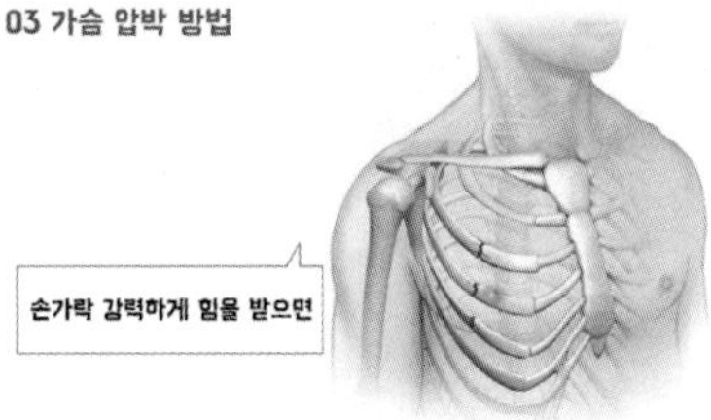

01 심폐소생술 이론 **응급의료법에 의한 보호**

03 가슴 압박 방법

제5조의2(선의의 응급의료에 대한 면책)

생명이 위급한 응급환자에게 다음 각 호의 어느 하나에 해당하는 응급의료 또는 응급처치를 제공하여 발생한 재산상 손해와 사상(死傷)에 대하여 고의 또는 중대한 과실이 없는 경우 그 행위자는 민사책임과 상해(傷害)에 대한 형사책임을 지지 아니하며 사망에 대한 형사책임은 감면한다.

01 심폐소생술 이론 **폐 대신 숨쉬고**

04 인공호흡 방법

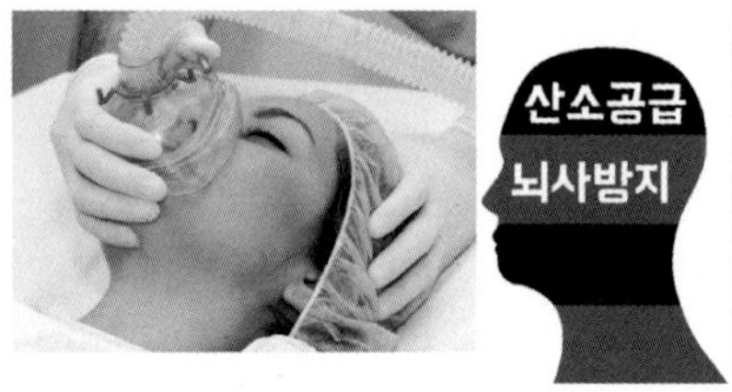

01 심폐소생술 이론 **폐 대신 숨쉬고**

04 인공호흡 방법

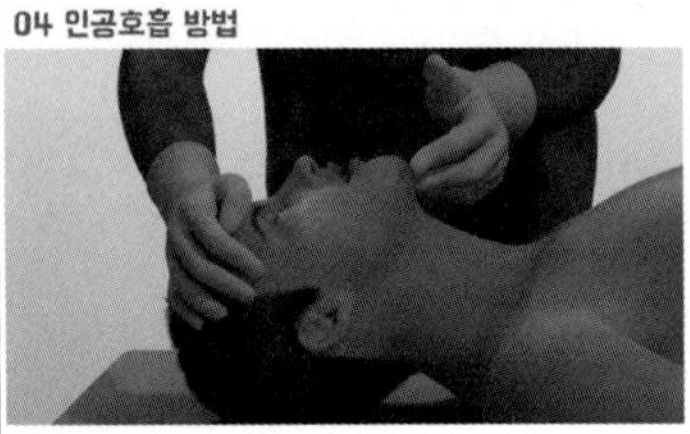

기도 확보

이마 뒤로
턱 위로

01 심폐소생술 이론 **폐 대신 숨쉬고**

04 인공호흡 방법

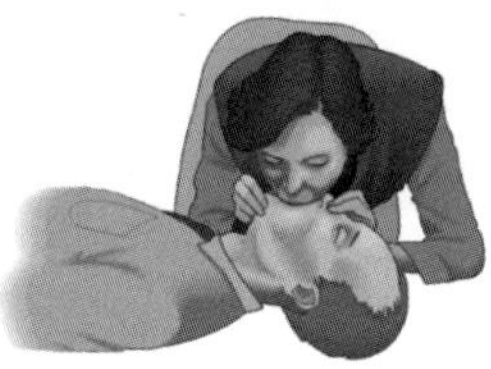

보통 호흡

1초 간격 2번

손가락 떼기

01 심폐소생술 이론 **보통 호흡을 하는 이유**

04 인공호흡 방법

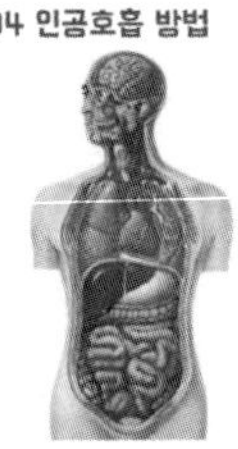

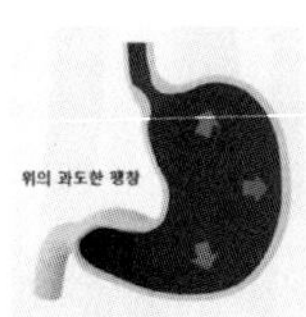

위 팽창

심장, 폐 압박

구토 가능

01 심폐소생술 이론 **가슴압박 - 인공호흡**

04 심폐소생술 방법

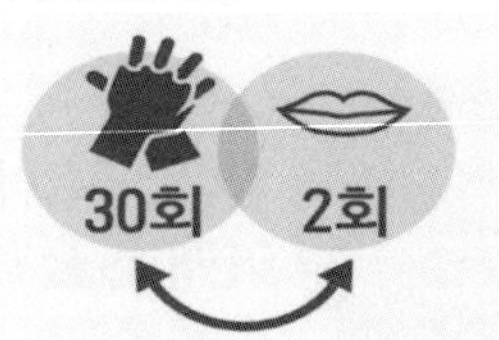

1. 2회 산소 채움
2. 산소 심장으로
3. 산소 채운 혈액 뇌와 전신으로 공급

01 심폐소생술 이론 자동제세동기

05 자동제세동기의 정의

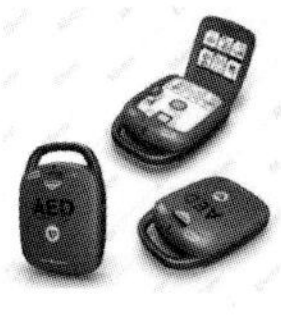

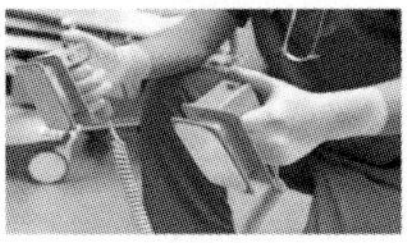

自動 자동
除 제
細動 세동
器 기

01 심폐소생술 이론 자동제세동기 除 제

05 자동제세동기의 정의

미세한 움직임을 제거한다

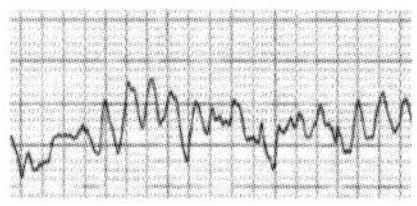

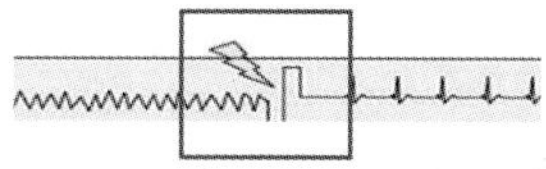

01 심폐소생술 이론 자동제세동기 細動 세동

05 자동제세동기의 정의

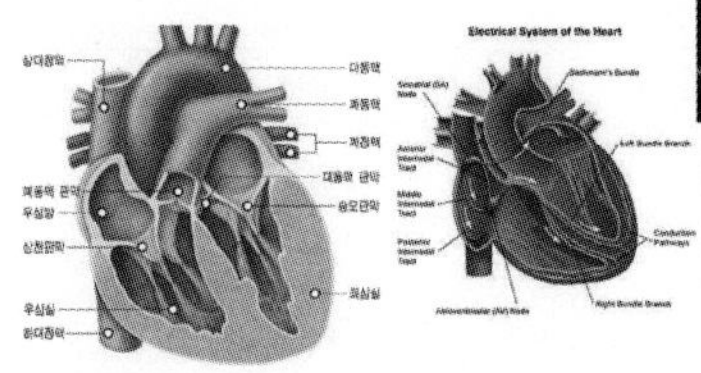

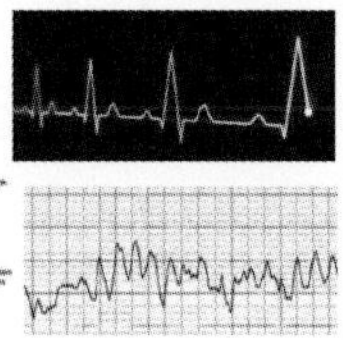

01 심폐소생술 이론 자동제세동기 사용 순서

05 자동제세동기 사용 방법

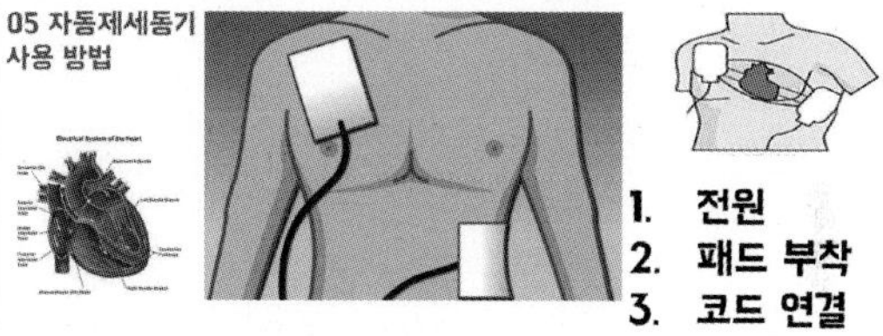

1. 전원
2. 패드 부착
3. 코드 연결

01 심폐소생술 이론 회복자세 OR 119 올때까지 계속

05 자동제세동기 사용 방법

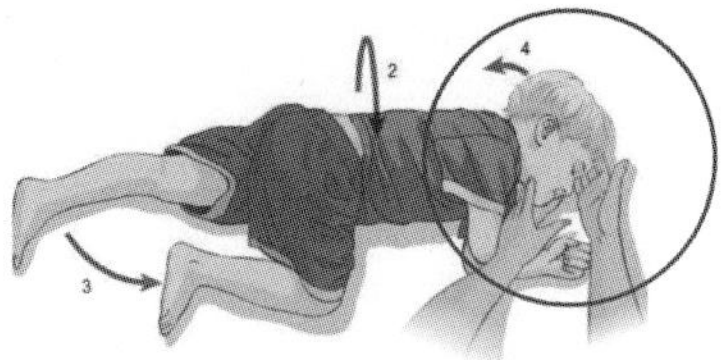

01 심폐소생술 이론 수업 마무리 평가 및 다음 시간 준비

1. 심폐소생술은 심장과 폐를 되살려 ( )의 기능을 보존하고자 한다.
2. 가슴 압박의 위치는? ( )와 ( ) 사이 ( ) 아래 1/2이다.
3. 가슴 압박의 속도는? ( )회~( )회 이다.
4. 가슴 압박 시 깊이는 ( )cm이다.
5. 119대원이 도착하기 전까지 가슴압박( )회 인공호흡 ( )회를 반복
6. 자동제세동기(심장충격기)의 사용 순서는?
   가. 패드 부착 나. 전원 켜기 다. 코드 연결 라. 방송 듣기

01 심폐소생술 이론 수업 마무리 평가 및 다음 시간 준비

1. 심폐소생술은 심장과 폐를 되살려 (뇌)의 기능을 보존하고자 한다.
2. 가슴 압박의 위치는? (유두)와 (유두) 사이 (가슴뼈, 흉골) 아래 1/2이다.
3. 가슴 압박의 속도는? (100)회~(120)회 이다.
4. 가슴 압박 시 깊이는 (5)cm이다.
5. 119대원이 도착하기 전까지 가슴압박(30)회 인공호흡 (2)회를 반복
6. 자동제세동기(심장충격기)의 사용 순서는? 나 라 가 다
   가. 패드 부착 나. 전원 켜기 다. 코드 연결 라. 방송 듣기

01 심폐소생술 이론 다음 시간 비쥬얼씽킹 학습

심폐소생술 목적

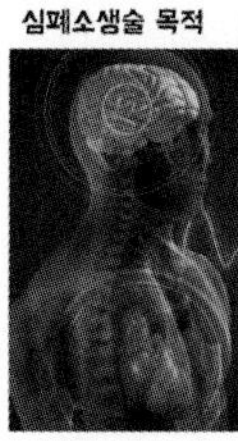

가슴 압박 방법& 깊이, 속도, 횟수 등

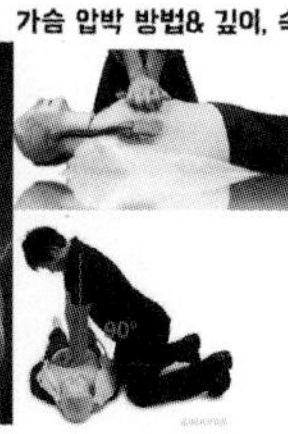

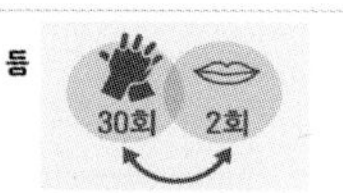

자동제세동기(심장충격기) 사용 방법, 주의사항

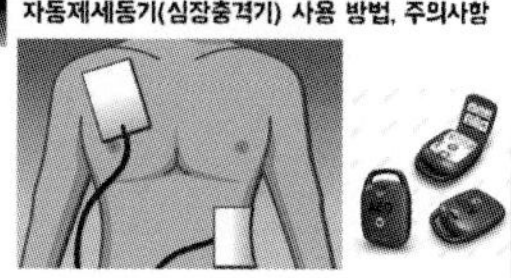

출처: 한국학교보건교육연구회 제12회 보건교육연구대회 수상 지도안(2022). 부산 양동여중 장소담 보건교사.

정신건강: 소중한 생명

지도일시	○○○○년 ○○월 ○○일	단원	정신건강	지도대상	고등학교 1학년
학습주제	소중한 생명	장소	1학년 1반 교실	지도교사	○○○
수업 자료	동영상 〈누가 내 얘기 좀 들어줄래?〉, 학생 활동지 〈고요속의 외침〉, 〈○○○ 자격증〉				
학습 목표	1. (역할극) 자살시도 가능성으로 도움이 필요한 상황임을 설명할 수 있다. 2. 자살하려는 상황을 접했 때 도울 수 있는 방법을 2가지 이상 열거할 수 있다.				

과정	교수-학습 활동	지도 시 유의점 (수업자료)
도입 (10)	□ 동기유발 동영상 〈누가 내 얘기 좀 들어줄래?〉를 보고 사례자의 상황에 대해서 알아본다.	- 동영상
전개 (30)	□ 학습활동 전개 1. 청소년의 자살에 대한 이해 • 청소년 자살 행동의 특징에 대해 알아보기 • 청소년 자살의 행동징후에 대해 알아보기 • 청소년 자살의 위험요인 및 보호요인 알아보기 2. 역할극 대본 꾸미기 및 역할극 시연 【활동 1】 고요 속의 외침 • 사례 중에 선택하여 대본 꾸미기 • 대본을 꾸민 후 모둠별로 역할극 시연하기 3. 역할극에 대한 토론 및 평가 【활동 2】 ○○○ 자격증 • 역할극 작업을 하면서 모든 구성원의 우수한 부분에 대해 자격증을 수여한다. • 도움이 필요한 상황이 어떤 때인지 발표한다. • 도움이 필요할 때 도울 수 있는 방법이 무엇인지 역할극을 보면서 깨달은 것을 발표한다. 4. 도움이 필요할 때 요청할 수 있는 방법의 안내	- 용어를 간략하게 설명한다. - 역할극 대본 협의 시 서로의 의견이나 생각을 존중한다. - 인물의 입장이 되어 생각해보고 느낌을 말하도록 한다.
정리 및 평가 (10분)	□ 정리하기 • 형성평가(진실 혹은 거짓, 초성 맞추기 등)를 통해 학습내용을 확인한다. • 역할극을 통해 새롭게 알게된 점 등을 발표하여 경험을 공유한다.	

【 활동 1 】 고요 속의 외침 – 역할극 대본 꾸미기

1 제시된 사례 중 하나를 선택하여 역할극을 꾸며봅시다.

- 4~6명의 인원이 한 모둠으로 활동할 수 있도록 모둠을 정한다.
- 역할극의 사례를 제공하여 준 후, 활동지에서 주어진 단어카드 등을 사용하여 역할극 대본을 완성한다.
- 역할극 대본을 완성하면 각자의 역할을 정하고, 역할에 맞는 소품 등을 준비한다.
- 모둠별로 역할극을 시연해보인다.

사례 ❶

친구관계가 신경 쓰이는 A. A는 친구가 자기와 같이 있으면 심심하지는 않을까, 자기를 싫어하게 되지는 않을까, 친구의 반응이 심드렁하면 속으로 절망하고, 친구한테 잘 보이려고 오버하고, 친구한테 버림받지 않으려고 하다 보니까 진정한 자기 자신은 숨기게 되고 가식적인 모습만 보이게 되는 것 같아 고민이 많다. 양보만 하고, 하라는 대로 해주다 보니 정작 자신의 의견은 웬만하면 표출하지 않게 되어 답답하고 힘들다고 한다.

사례 ❷

얼마 전 동생이 자살한 B. B의 동생은 어머니와의 단순한 싸움 때문에 자살했다고 한다. 그 일이 있은 후 이젠 본인이 죽고 싶다고 한다. B의 아버지는 군인이신데 강압적이고 자기중심적이며 자매에게 공부에 대한 스트레스를 많이 주었다고 한다. 어느 날 B의 어머니가 휴대폰으로 동생이 만화를 본다고 혼내셨고, 꾸중을 들은 동생은 "내가 죽어버리겠다"라며 B와 B의 어머니가 보는 앞에서 베란다로 달려가 그대로 뛰어내렸다고 한다. 그 후 아버지는 술을 드시면 B에게 화를 내고 심한 욕을 한다고 한다. B는 이런 대우를 당하느니 죽고 싶다는 생각이 든다고 한다.

사례 ❸

곧 고교 진학을 앞 둔 C. 자신과 형의 성적에만 관심 있는 부모님은 자녀의 성적이 좋지 않으면 언제나 화를 내고 욕을 하신다고 한다. 부모님은 성적에만 관심이 있고 C가 학교에서 무엇을 하는지, 몇 학년인지, 누구랑 친한지, 전혀 궁금해하지 않으신다고 한다. C는 자신이 무엇을 잘못한 건가 한심한 생각이 든다고 한다. 공부를 했는데 결과가 좋지 않게 나오니, 시험을 볼 때마다 자살하고 싶다는 생각이 들며 시험을 볼 때가 가장 무섭다고 한다.

제시된 문장카드를 활용하여 역할극 대본을 꾸며봅시다.

내가 사라져 줄게	내가 보여줄 거야, 만족하길 바래	아무것도 내 상황을 바꿀 수 없어!	다음 세상에서는 해결할 수 있을거야
○○아(야). 힘든 일 있어?	○○아(야). 요즘 어떻게 지내?	내가 도와줄 일이 있어?	넌 지금 ○○○한 상태구나

대본

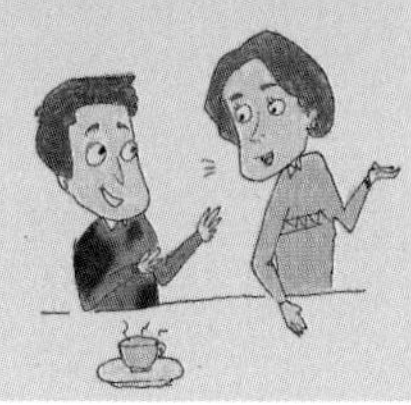

Tip

역할극 작업 시 유의사항

- 대본작업 시 서로의 의견이나 생각을 존중하며 다투지 않도록 한다.
- 시연 시에는 조용하게 경청하여 내용을 이해하도록 노력한다.
- 시연된 행위에 대해서 옳고 그름을 따지지 않도록 주의시킨다.
- 평가 시에는 타인의 감정을 상하게 하거나 비난하지 않도록 주의시킨다.

【 활동 2 】 ○○ ○ 자격증

❹ 자격증 수여식을 한다.

- 모둠의 모든 학생이 상대 학생에게 수여한다.
- 상대 학생의 잘하는 분야에 맞춰서 창의적으로 작성한다.
- 자격증을 만든 후 서로에게 직접 전달하는 수여식을 가진다(배경음악이 있거나 격려 분위기면 더 효과적이다).

○○○ 자격증

성 명

위 사람은 ○○○한 분야에서 최고의 달인 자격을 갖추었으므로
이에 이 자격증을 수여합니다.

취득일 20 년 월 일

- 자신(타인)에게 도움이 필요한 상황이 어떤 때인지 발표한다.
- 자신(타인)에게 도움이 필요할 때 도울 수 있는 방법이 무엇인지 깨달은 것을 발표해본다.

* 자료: 대구광역시 교육청(2014). 고등학생을 위한 정신건강증진 교육자료.

정신건강: 청소년기의 특성

지도일시	○○○○년 ○○월 ○○일	단원	정신건강	지도대상	고등학교 1학년
학습주제	청소년기의 특성	장소	1학년 2반 교실	지도교사	○○○
수업 자료	동영상 영화 〈써니〉 예고편 학생 활동지 〈나의 뇌 방 그려보기〉				
학습 목표	1. 청소년기의 개념을 설명할 수 있다. 2. 청소년기 특성을 3가지 이상 열거할 수 있다.				

과정 시간(분)	교수-학습 활동	지도 시 유의점 (수업자료)
도입 (10)	□ 동기유발 〈써니〉 동영상을 시청한 후 누구나 겪는 성장과정에 대해 의견을 나누어본다. ☞ 우리 부모님 시절의 청소년의 모습과 지금 성인이 된 부모님의 모습을 비교하여 의견 나누기	- 동영상
전개 (30)	□ 학습활동 전개 1. 청소년기의 개념 및 정의 • 용어에 따른 정의 • 학자에 따른 정의 【활동 1】 나의 뇌 방 그려보기: 나는 무슨 생각을 하고 있을까? - 내가 중점적으로 생각하는 나의 뇌구조를 적어보고 옆 사람과의 유사점과 차이점에 대하여 생각 나누기 2. 청소년의 특성 • 신체발달 특성 • 인지발달 특성 • 사회심리발달 특성 3. 청소년기의 뇌 발달 • 뇌간 • 변연계 • 대뇌피질 【활동 2】 뇌 방 리모델링 하기 - 자신의 뇌 방을 긍정적이고 구체적으로 리모델링 해보자.	- 청소년기의 변화는 개인차가 있으며 누구나 거쳐 가는 과정임을 강조한다.
정리 (10)	□ 정리하기(형성평가) • 청소년기의 개념을 설명할 수 있다. • 청소년기의 특성을 3가지 이상 열거할 수 있다.	

【 활동 1 】 나의 뇌 방 그려보기 – 나는 무슨 생각을 하고 있을까?

❶ 나의 뇌 방 그려보기

- 자신이 최근 중점적으로 생각하고 있는 주제들을 관심도에 따라 방 크기에 맞추어 채워나가 봅시다.

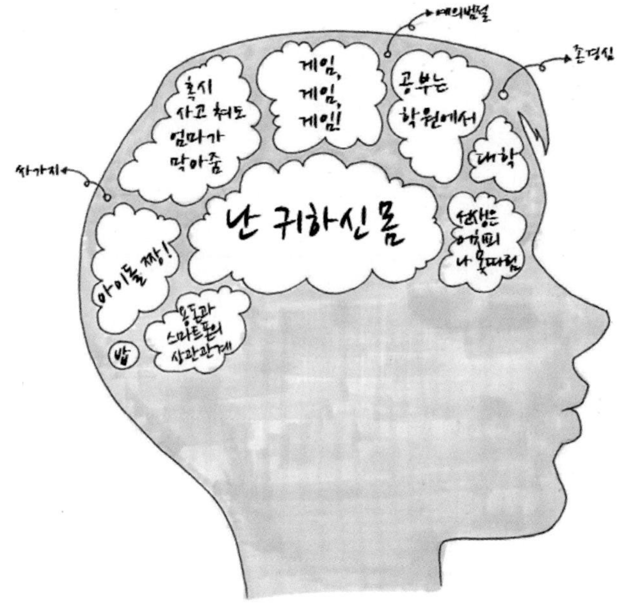

Tip

활동 시 유의사항

- 최근 자신이 가장 중점적으로 생각하고 있는 영역이나 활동을 중심으로 큰 방부터 순서대로 관심사를 채워나가도록 설명한다.
- 나의 뇌 방 그리기를 옆 사람과 바꾸어보고 유사점과 차이점에 대해 이야기를 나누어볼 수 있도록 한다.

【 활동 2 】 뇌 방 리모델링하기

나의 뇌 방을 긍정적인 생각으로 바꾸어 봅시다.

[학생활동지: 뇌 방 리모델링하기]	
예) 생각 없음	☞ 미래에 대해 생각하기(나의 꿈과 꿈을 실현하기 위한 구체적 행동들)
예) 놀 궁리	☞ 크리스마스 파티 계획하기
•	☞
•	☞
•	☞
•	☞
•	☞

위의 긍정적인 생각으로 나의 뇌 방을 새롭게 꾸미거나 구체적으로 표현하여 적어봅시다.

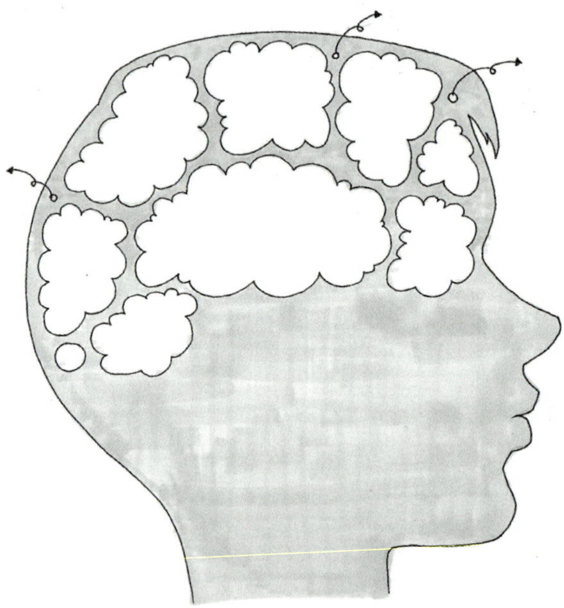

* 출처: 대구광역시 교육청(2014). 고등학생을 위한 정신건강증진 교육자료.

산업장 보건교육

1 산업보건의 개념

1) 산업보건의 정의

산업보건이란 노동으로 인한 인간의 건강 및 작업환경의 문제를 자연과학적 지식에 바탕을 두고 사회보건학적 측면에서 접근하는 분야라 할 수 있다. 국제노동기구(ILO)와 세계보건기구(WHO) 공동위원회에서는 산업보건을 '모든 직업에서 일하는 노동자의 육체적·정신적·사회적 건강을 고도로 유지·증진시키며, 작업조건으로 인한 질병을 예방하고, 건강에 유해한 취업을 방지하며, 근로자를 생리·심리적으로 적합한 작업환경에 배치하여 일하도록 하는 것'이라고 정의하고 있다.

그러나 최근 1,2차 산업의 특정 직업병을 예방하는 것뿐만 아니라 자영업자, 일용직 근로자, 특수고용근로자 등 다양한 직종의 근로자들의 건강과 생명을 보호하고, 건강을 유지·증진하기 위한 개념이 중요시 되면서 산업보건의 개념이 직업건강으로 확대되고 있다.

2) 건강증진직장의 정의

최근 근로자의 건강에 영향을 미치는 요인이 물리적 작업환경에서 개인의 생활습관과 직장의 조직이나 문화와 같은 사회심리적 변수 및 지역사회와의 관계 등으로 확대되면서 전통적인 산업보건의 개념에서 탈피하여 삶의 터 접근방식에 기반을 둔 건강증진직장(comprehensive workplace health promotion)의 개념이 대두되고 있다.

세계보건기구(WHO)에서는 '건강한 직장은 모든 근로자의 건강, 안전, 복지(well-bing)와 직장의 지속가능성(sustainability)을 보호하고 향상하기 위하여 근로자와 관리자가 협력하여 끊임없이 물리적 환경 및 직장의 조직문화를 포함하는 사회심리적 작업환경과 관련한 건강, 안전, 복지에 관한 문제 및 직장의 개인적 건강자원, 근로자, 근로자 가족 및 지역사회 구성원의 건강을 향상시키기 위하여 지역사회에 참여하는 방법을 개선해나가는 직장'이라고 정의하였다.

2 산업장 보건교육의 목적

우리나라는 짧은 기간의 산업화를 바탕으로 산업장 노동인구가 증가하였고, 노동력의 유지·증진을 통한 생산성과 품질향상이 중요시되었다. 그리고 인력관리를 통해 산업체의 합리화가 추구되면서 산업보건관리가 근로자의 권익보호 및 인권문제로 중요하게 대두되면서 산업보건의 중요성이 더욱 강조되고 있다.

산업보건의 목표는 일과 사람의 조화를 도모하는 것인데 개인의 건강이 직업에 의해 영향을 받는다는 점을 고려할 때 근로자의 건강상태를 평가하고 이에 대한 직업의 유해성을 판단하는 것이 필수 요건이라 할 수 있다.

산업장에서의 보건교육은 근로자가 안전하게 업무를 수행할 수 있도록 지식과 기능 습득을 목적으로 한 교육훈련과 안전성과 건강을 발달시키는 보건교육을 포함한다. 보건교육은 근로자에게 건강에 관한 기본 지식의 습득뿐만 아니라 건강행위를 실천할 수 있도록 학습경험을 제공하게 된다. 또한 보건교육은 작업장의 유해·위험요인에 대한 지식을 습득하고 이에 대처할 수 있는 능력을 도움으로써 산업재해를 예방하고 근로자의 생명과 신체를 보호하는 인도적 입장뿐만 아니라 나아가 산업장의 생산성을 향상시키는 데 목적을 두고 있다.

표 3-1 산업장 보건교육의 활성화로 기대할 수 있는 효과

• 질병으로 인한 결근율 감소	• 이직률 감소와 직무 만족도 향상
• 직장 내 안전사고 발생률의 감소	• 근로자의 생산성 증가
• 질병과 사고로 인한 의료비 지출 감소	• 산업장 이미지 향상

3 산업장 보건교육의 수행전략

산업장에서 보건교육이 효과적으로 이루어지고 성과를 올리기 위해서는 교육대상자에 대한 적합한 교육내용, 교육방법, 교재, 교육시간, 소요예산 등에 대하여 충분히 고려하여 계획하는 과정이 필요하며 이에 따른 보건교육의 업무흐름은 [그림 3-4]과 같다.

보건교육의 계획은 연 단위로 월별 보건교육 내용이 계획되어야 하며[표 3-2], 주제, 대상자, 교육장소, 소요예산 등은 미리 관련 부서와 협의하여 계획 수립 시 반영하도록 한다. 그리고 보건교육을 시행할 시 [표 3-3]에 제시한 일반적 원리를 고려하여야 한다.

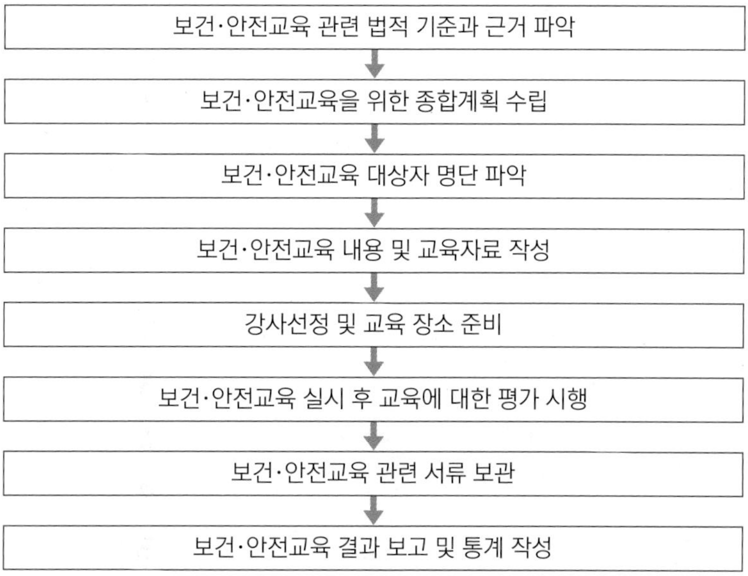

그림 3-4 산업장 보건교육의 업무흐름도
출처: 고용노동부(2017). 건설업 보건관리자 실무가이드.

표 3-2 **산업장 보건교육 연간(월별) 계획안 예시**

교육시기	교육내용	비고
1월	동절기 건강장해: 동절기 안전보건관리대책, 계절별 유행성 질환 예방방안 및 건강관리요령	
2월	금연 및 절주: 금연 및 절주, 규칙적 운동을 통한 개인건강관리	외부강사 초빙
3월	해빙기 건강장해: 황사나 미세먼지 발생 시 건강장해 예방요령 및 중금속 배출에 좋은 식품	
4월	직무스트레스: 직무스트레스의 올바른 관리를 위한 생활습관 개선	
5월	근골격계 질환 예방: 근골격계 질환 예방을 위한 올바른 작업 자세 및 작업 전 스트레칭의 효과	
6월	밀폐 공간 질식재해 예방: 장마철 안전보건관리대책, 밀폐공간 작업 시 질식 재해 예방 및 응급조치 요령	
7월	혹서기 건강장해: 혹서기 건강관리대책 및 폭염으로 인한 온열질환 대응 요령	
8월	식중독 예방: 고온다습한 날씨에 따른 음식섭취 주의 및 개인위생관리로 식중독 예방, 올바른 손 씻기	
9월	유해화학물질: 작업장 내에서 사용하는 유해화학물질의 유해위험성 및 적합한 보호구, 보호구 착용방법	

-계속

표 3-2 연간 안전보건교육 계획안 예시

교육시기	교육내용	비고
10월	응급처치: 비상 상황 시 대응요령, 심폐소생술 및 AED 작동방법, 응급 처치의 중요성	
11월	화재 예방: 건조한 날씨에 따른 화재예방 및 소화기 사용법, 작업장 내 지정된 장소에서 흡연, 금연의 효과	외부강사 초빙
12월	뇌·심혈관 질환 예방: 동절기 옥외 작업 시 발병위험도 높은 뇌·심혈질환의 예방요령 및 기초질환인 고혈압 관리방안	

출처: 산업안전공단(2017). 건설업 보건관리자 실무가이드.

표 3-3 산업장 보건교육 시 고려해야 할 일반적 원리

고려사항
• 근로자나 사업장의 건강에 관한 지식, 태도, 행위 등을 바람직한 방향으로 변화시키는 데 목적이 있다. • 실제 경험과 비슷한 학습 환경에서 이루어질 때 그 효과가 매우 크다. • 다른 분야와의 협조적인 노력이 있어야 한다. • 근로자의 건강에 대한 태도, 신념, 습관, 금기사항 등의 제반사항을 미리 알고 있어야 한다. • 보건교육의 양과 질을 측정할 수 있는 평가지표의 준비가 필요하다. 사전평가, 중간평가, 사후평가 등을 실시하여 재계획에 반영한다. • 개인이나 부서의 욕구 또는 흥미에 따라 실시해야 효과적이다. • 연령, 교육수준, 경제수준 등에 맞게 실시해야 한다. • 단편적인 지식이나 기능을 전달하는 것이 아니라 일상생활에서 응용될 수 있도록 하는 것이며, 인간의 신체적, 정신적, 사회적 측면의 조화를 고려하여 실시해야 한다. • 대상자가 교육에 자발적으로 참여하도록 한다. • 보건문제의 해결은 일정한 공식이 없는 창의적인 과정이라고 설명할 수 있다. • 보건교육자는 교육자로서 충분한 자질과 사명감이 있어야 한다. • 보건교육의 내용은 근거가 확실해야 한다.

출처: 산업안전공단(2012). 보건관리 실무 가이드라인.

1) 산업장 보건교육 계획 수립

① 교육종류 및 대상자 파악

- 수행해야 할 교육이 정기교육인지, 채용 시 교육인지, 특별안전보건교육인지 파악
- 교육대상 인원 등 파악하고, 대상자의 성별, 연령, 작업경력, 학력, 결혼상태 등의 인구학적 특성과 작업종류, 작업장 환경 등 환경적 특성 파악

② 교육요구 조사

- 업무와 관련된 요구: 작업장 순회, 근로자 상담, 작업환경 관련 자료, 유해물질 취급현황 및 직업 관련 건강진단 결과, 산업재해 발생현황 등을 통하여 파악
- 근로자 개인건강과 관련된 일반적인 요구: 음주나 흡연실태, 운동습관, 식습관, 건강진단결과 및 기타 건강관련 행태 및 자료 등을 통해 파악

③ 교육주제 선정

- 「산업안전보건법 시행규칙」 제33조 제1항 관련 [별표 8의2]에 명시된 교육 내용 참고
- 편중되지 않는 주제와 충분한 자료 수집 후 실시되는 효과적인 교육을 위하여 연계획에 의하여 계획적으로 실시되는 것이 바람직

④ 교육방법 선택

- 집단교육: 교육실을 이용한 강의식 교육과 시범을 통한 교육, 현장실습, 사내 전산망을 통한 교육 등 여러 종류로 구분
- 개별교육: 면담 등으로 이루어지며, 개인의 비밀에 속하는 건강문제 해결에 도움을 주고자 할 때 사용, 자주성과 비밀을 보장하고 문제해결에 도움을 줄 수 있도록 신뢰성이 있어야 함

⑤ 소요예산 수립

- 강사 초빙료, 장소 대여료, 음료 준비, 교육매체의 구입이나 수행 시 필요한 물품의 구입, 각종 사무용품의 구입 등의 예산 수립

⑥ 연간 교육계획안 작성

- 연간 교육계획안은 현장의 대상자 유형이나 당해 연도 산업보건계획에서 강조되는 요인을 고려하여 작성

⑦ 교안 작성

- 모든 계획이 수립되면 세부적인 교안 작성
- 교안에는 교육 주제, 장소, 시간, 교육자명, 대상, 교육목표, 교육내용, 방법, 매체, 평가방법 등을 포함
- 교안은 정해진 시간 내에 해결 가능한 분량으로 작성
- 도입, 전개, 마무리로 구분하여 시간 배정을 적절히 하도록 함

⑧ 교육평가

- 과정평가: 보건교육의 계획에서부터 실행, 그리고 실행 후까지 각 과정마다 부족함 없이 실행되고 있는지에 대한 평가
- 결과평가: 교육 실행 후 계획된 교육목표에 근접해 가는 과정을 정기적으로 평가
- 종합평가: 목표치에 도달한 정도와 개선사항, 다음 계획에 반영할 사항 등에 대하여 종합적으로 평가

⑨ 기록 및 서류의 보관

- 법정 교육의 이수시간이 부족하지 않도록 교육시간을 적절히 배분하여 교육실시 근거자료와 함께 보관
- 근거자료로 교육계획안, 실시보고서, 평가자료, 교육 참석자 서명 등을 보관

2) 보건교육의 강사자격

사업주가 「산업안전보건법」에 따라 자체적으로 보건교육을 진행할 경우 교육을 할 수 있는 사람은 안전보건관리책임자, 관리감독자, 안전관리자, 보건관리자, 안전보건관리담당자, 산업보건의, 공단에서 실시하는 강사요원 교육과정 이수자, 산업안전지도사 또는 산업보건지도사, 산업안전·보건에 관하여 학식과 경험이 있는 자이다.

3) 보건교육 자료 이용

「산업안전보건법」 제29조에 따라 사업장 내 안전보건교육을 실시하는 경우 「산업안전보건법 시행규칙」 [별표 5]에 따라 교육대상에게 필요한 교육내용을 포함하는 교육자료(교재 및 교안)를 준비하여야 하며, 이때 교육자는 안전보건공단에서 개발하여 보급하는 교육자료를 활용할 수 있다.

안전보건공단 홈페이지의 안전보건자료실에는 4,000여 개의 안전보건콘텐츠가 사업장의 업종, 근로자의 직종, 13개국 외국인 근로자별로 책자, 교안, 리플릿, 동영상 등의 다양한 자료들로 준비되어 있다.

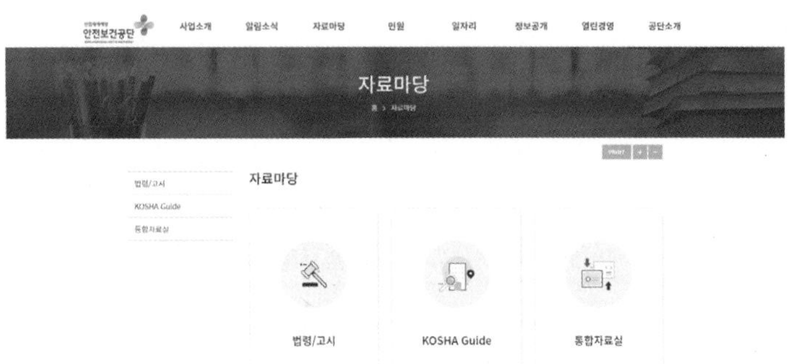

[안전보건공단 홈페이지_자료마당]

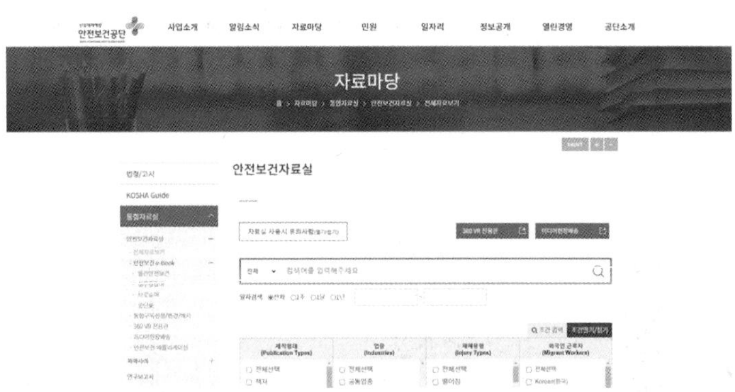

[안전보건공단 홈페이지_안전보건자료실]

그림 3-5 안전보건공단의 안전보건자료실
출처: 안전보건공단 홈페이지 https://www.kosha.or.kr/kosha/info/lawNotice.do

4 산업장 보건교육 계획서

근로자의 요통 예방을 위한 스트레칭

대상	사무직 근로자	일시	○○. ○○.○○. 오후 3시	장소	소강당
학습주제	요통 예방을 위한 스트레칭				
학습 목표	1. 스트레칭을 설명할 수 있다. 2. 요통 예방을 위한 스트레칭을 실시할 수 있다.				

단계	세부목표	학습내용	교육방법	교육매체	시간(분)	비고
도입	요통 환자의 현황을 설명한다.	• 요통 환자의 현황	동영상	빔프로젝트 컴퓨터	3	퀴즈
	스트레칭의 정의를 설명한다.	• 스트레칭의 정의	강의		5	
전개	스트레칭의 방법을 설명한다.	• 스트레칭의 방법 - 동적 스트레칭 - 정적 스트레칭 • 스트레칭 시 주의사항 - 긴장을 푼다. - 반동을 쓰지 말고 천천히 움직인다. - 적당한 자극을 유지한다. - 호흡을 멈추지 않는다. - 옆사람과 자신을 비교하지 않는다. - 매일 간단한 동작부터 실시한다.	강의		7	
	요통예방을 위한 스트레칭의 방법을 설명한다.	• 요통예방을 위한 스트레칭 서서하는 스트레칭, 허리 구부리기 벽짚고 팔굽혀펴기, 다리 굽혔다 펴기 몸통 돌려주기 • 허리돌려주기, 가슴 내밀기, 전신 스트레칭 • 의자에 앉아서 하는 스트레칭	시범		8	
	요통예방을 위한 스트레칭을 시행한다.	요통예방을 위한 스트레칭 연습	연습		15	
정리 및 평가		• 요약정리 - 스트레칭을 설명할 수 있다. - 요통예방을 위한 스트레칭을 시범보일 수 있다. • 근로자 시범 및 평가	근로자 시범		7	

〈산업장 보건교육 교안 예시〉

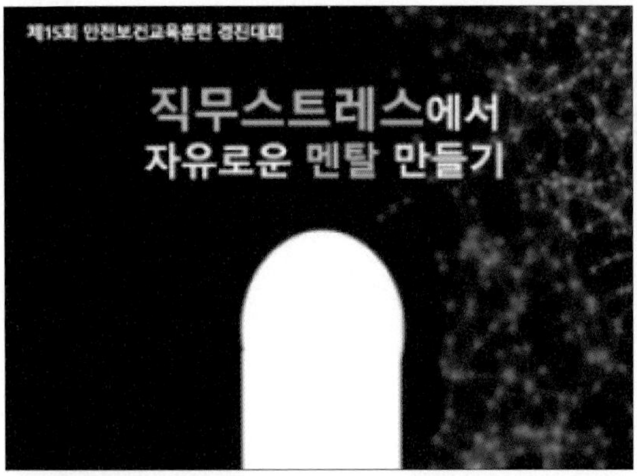
제15회 안전보건교육훈련 경진대회
직무스트레스에서
자유로운 멘탈 만들기

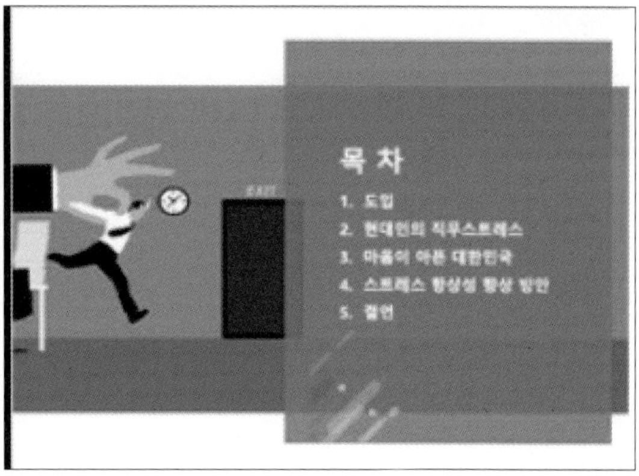
목 차
1. 도입
2. 현대인의 직무스트레스
3. 마음이 아픈 대한민국
4. 스트레스 향상성 향상 방안
5. 결언

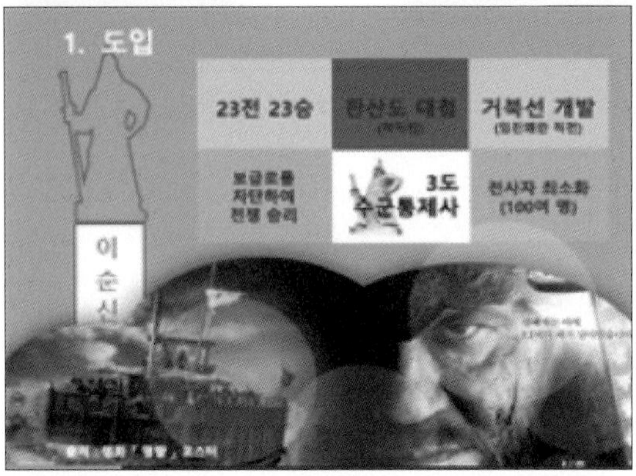

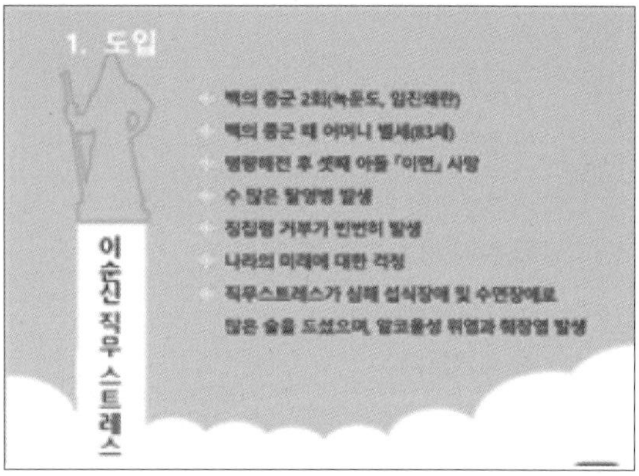

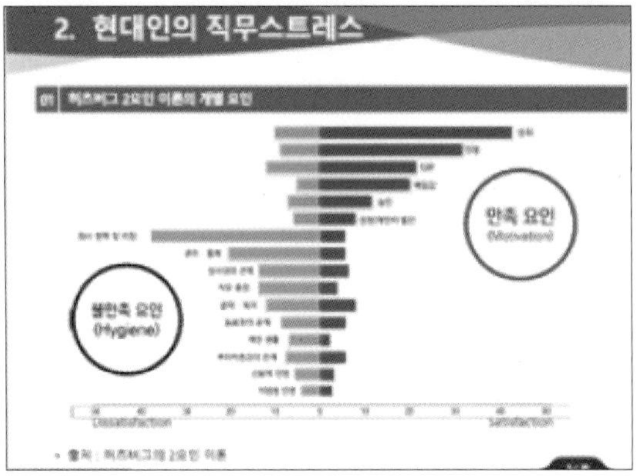

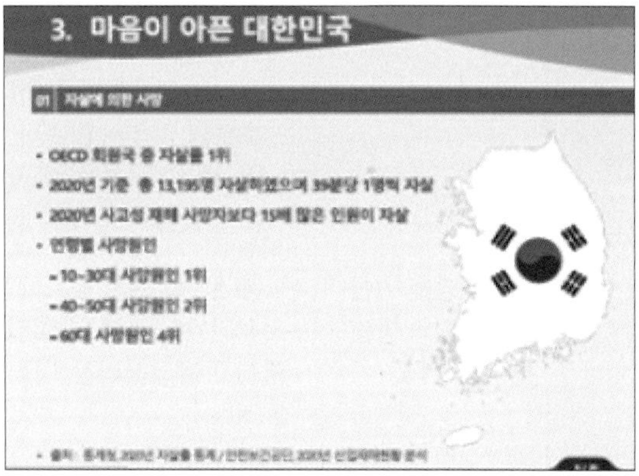

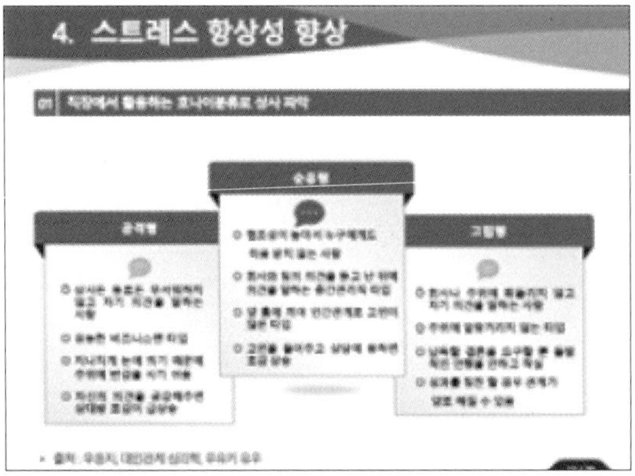

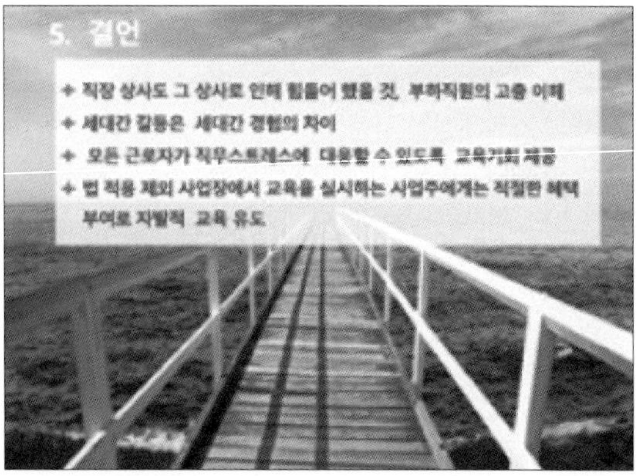

출처: 산업안전공단(2022). 안전보건교육훈련 경진대회.

안전보건교육 일지 예시

[앞면]

결재	담당	부서장	대표

안전보건교육 일지

작성일자: 20　　년　　월　　일　　작성자:

<table>
<tr><td>교육의 구분</td><td colspan="5">1. 정기안전보건 교육(매분기 6시간 이상)　　2. 채용시 교육(8시간 이상)
3. 작업내용 변경시 교육(2시간 이상)　　4. 특별안전보건 교육(16시간 이상)
5. 기타(　　　　　　　　　　) 교육</td></tr>
<tr><td rowspan="4">교육인원</td><td>구분</td><td>계</td><td>남</td><td>여</td><td>교육미실시 사유</td></tr>
<tr><td>교육 대상자수</td><td></td><td></td><td></td><td rowspan="3"></td></tr>
<tr><td>참석인원</td><td></td><td></td><td></td></tr>
<tr><td>교육 미실시자수</td><td></td><td></td><td></td></tr>
<tr><td>교육과목</td><td colspan="5"></td></tr>
<tr><td>교육내용</td><td colspan="5"></td></tr>
</table>

<table>
<tr><td rowspan="2">교육강사 및 장소</td><td>성명</td><td>직책</td><td>교육실시장소</td><td>비고</td></tr>
<tr><td></td><td></td><td></td><td></td></tr>
<tr><td>특이사항</td><td colspan="4"></td></tr>
</table>

[뒷면]

명단

연번	소속	성명	서명	연번	소속	성명	서명
1				25			
2				26			
3				27			
4				28			
5				29			
6				30			
7				31			
8				32			
9				33			
10				34			
11				35			
12				36			
13				37			
14				38			
15				39			
16				40			
17				41			
18				42			
19				43			
20				44			
21				45			
22				46			
23				47			
24				48			

안전보건교육 계획서(안)

결재	담당	부서장	대표

202 년도 안전보건교육 계획서

과정명	구분	일정(월)												교육기관	교육시간	교육대상자	주관부서	비고(변경사항)
		1	2	3	4	5	6	7	8	9	10	11	12					
	계획																	
	실적																	
	계획																	
	실적																	
	계획																	
	실적																	
	계획																	
	실적																	
	계획																	
	실적																	
	계획																	
	실적																	
	계획																	
	실적																	
	계획																	
	실적																	

참고문헌

강갑원 외(2008). 교육심리학의 이론과 실제. 시그마프레스.

강경숙 외(2018). 보건교육학. JMK.

강기수, 백승화(2015). 교육학 개론. 공동체.

강영미 외(2015). 보건교육학. 수문사.

고용노동부(2022). 안전보건교육 안내서.

공은숙 외(2015). 보건교육학. 정담미디어.

권성호(2011). 교육공학의 탐구(제3판). 양서원.

김미환 외(2018). 교육학개론. 동문사.

김봉임 외(2014). 신개념 보건교육학. 고문사.

김수환 외(2017). 디지털 리터러시의 교육과정 적용 방안 연구. 한국교육학술정보원 연구 보고 KR 2017-4.

김영임 외(2009). 보건교육. 한국방송통신대학교출판부.

김인수(1978). Lewin의 위상심리학의 특징, 영향, 비판 및 공적점. 부산교육대학논문집.

김제한 외(2011). 교육심리학. 양서원.

노석준 외(2016). Dale H. Schunk 저. 학습이론: 교육적관점(제7판). 아카데미프레스.

류지헌 외(2013). 교육방법 및 교육공학. 학지사.

박성익 외(2021). 교육공학과 수업. 교육과학사

박영임 외(2006). 건강증진과 보건교육. 수문사.

법제처국가법령정보센터(2021). 국민건강증진법 시행령 제18조의2 제4항 관련 한국보건의료인국가시험원 보건교육사 응시자격(http://www.kuksiwon.or.kr/Examination/)

법제처국가법령정보센터(2022). 국민건강증진법 시행규칙 제7조의2 관련 한국보건의료인국가시험원 보건교육사 응시자격(http://www.kuksiwon.or.kr/Examination/)

보건교육건강증진연구회(2021). 건강증진을 위한 보건교육학. 현문사.

보건복지부, 한국건강증진개발원(2021). 2021년 지보건소 모바일 헬스케어 사업안내서.

보건복지부, 한국건강증진개발원(2021). 2021년 지역사회 통합건강증진 사업 총괄안내서.

산업안전공단(2017). 건설업 보건관리자 실무가이드.

산업안전공단(2022). 안전보건교육훈련 경진대회.

서영주 외(2020). 성인 대상 한국어판 단축형 건강정보이해능력 측정도구의 타당도와 신뢰도 검증. 지역사회간호학회지, Vol. 31, No. 4, 416-426.

성태제 외(2013). 최신교육학개론. 학지사.

안양희 외(2017). 보건교육학(제3판). 현문사.

안옥희 외(2016). 보건교육학(제3판). 니드엠케이.

안옥희 외(2018). 보건교육학, 메디컬사이언스.

안옥희 외(2020). 지역사회간호학(개정판). 현문사.

양숙자 외(2022). 지역사회간호학 I&II(제3판). 현문사.

위키백과(2016). Wikimedia Foundation, Inc.

이갑순 외(2006). 보건교육. 현문사.

이경희 외(2017). 보건교육학, 수문사.

이영란 외(2017). 보건교육학(제3판). 수문사.

이영란 외(2021). 보건교육학(제4판). 수문사.

이유정 외(2022). 보건교육학, 고문사.

이인숙 외(2020). 학습자 중심 수업을 위한 교육방법 및 교육공학. 문음사

이주열(2020), 교육학개론, 양서원.

이홍자 외(2018). 보건교육방법론. 수문사.

이화여자대학교 교육공학과(2008). 교육방법 및 교육공학.

임승빈(2013). 블룸의 디지털 텍사노미. 한국교육학술정보원.

임철일 외(2011). 교육공학. 한국방송통신대학교출판부.

정문희 외(2014). 신개념 보건교육학(제4판). 계축문화사.

정범모(1971). 교육과 교육학. 배영사.

정순례 외(2013). 학습이론의 이해와 적용. 학지사.

조명숙 외(2021). 보건교육학, 현문사.

지역사회보건간호학 편찬위원회(2022). 최신 지역사회 보건간호학1&2. 수문사.

진위교 외(1988), 교육방법.교육공학, 서울:정민사.

최금진 외(2015). 교육학 개론. 양서원.

최연희 외(2018). 보건교육학. 정담미디어.

최정임, 장경원(2015). PBL로 수업하기. 서울: 학지사

최철용 외(2009). 교육학개론. 양서원.

편집부 저(2011). 인간과 교육. 은하출판사.

한국교육공학회(2005).

Ajzen, I.(2005). Attitudes, personality and behavior(2nd Edition). England: Open University Press. McGraw-Hill.

Ala-Mutka, K. (2011). Mapping digital competence: Towards a conceptual understanding. Sevilla: Institute for Prospective Technological Studies, 7-60.

Barrows, H. S., & Myers, A. C. (1993). Problem-based learning in secondary schools. Unpublished monograph. Springfield, IL: Problem-Based Learning Institute, Lanphier High School and Southern Illinois University Medical School.

Bruning, Schraw & Norby, 2011

Dale, E. (1969). Audiovisual methods in teaching. third edition. NY: Holt, Rinehart and Winston.

Gagné R. M. & Briggs L. J.(1979), Pricciples of instructional design, New York:Holt, Rni hart & Winston.

Glanz, K., Rimer, B. K., Viswanath, K.(2015). Health behavior and health education: Theory, research, and practice(5th ed). california: Jossey-Bass.

Hoban, C. F., Hoban Jr, C. F., & Zisman, S. B. (1937). Visualizing the Curriculum, New York, The Cordon Company.

Howland, J. L., Jonassen, D., & Marra, R. M. (2012). Goal of technology integrations: Meaningful learning. Meaningful learning with technology, 1-19.

Kaplan, R.(1972). The School Health Division's Position on Health Education, School Health Rev, 3(4), 4-10.

웹사이트

국가법령정보센터. https://www.law.go.kr/

대한산업보건협회. www.kiha21.or.kr

직업건강협회. www.kaohn.or.kr

한국건강증진개발원. https://www.khealth.or.kr/

한국보건의료인국가시험원. https://www.kuksiwon.or.kr/

http://2joohee.tistory.com/entry/Thorndike-학습의-법칙

http://wkprc.eva.mpg.de/english/files/wolfgang_koehler.htm

http://wkprc.eva.mpg.de/english/files/wolfgang_koehler.htm

https://kiasherosjourney.wordpress.com/2016/04/23/was-skinner-a-psychopath/

찾아보기

ㅁ

ㅂ

ㅅ

ㅇ